"核"你一起医学揭秘

主　编　李亚明　安　锐　陈　萍

主　审　耿建华　强永刚

副主编　徐白萱　余　飞　边艳珠

　　　　潘卫民　管　樑

秘　书　邓怀福

科学出版社

北　京

内 容 简 介

　　《"核"你一起医学揭秘》首次从普通人的角度为切入点，通过五个部分，即防护篇、仪器篇、诊断篇、治疗篇及放射性药物篇，详细介绍了核医学在日常辐射防护、疾病诊断、治疗及科学研究中的应用，对相关问题或话题进行了详细的阐述。本书能够让普通人对核医学有更好的了解和熟悉，也帮助各临床科室的医师了解核医学，认识核医学在临床实践中的重要作用，从而更好地为患者服务。

　　本书图文并茂，实用性和指导性强，是临床科医师、患者及普通大众不可多得的科普参考书。

图书在版编目（CIP）数据

"核"你一起医学揭秘 / 李亚明，安锐，陈萍主编.—北京：科学出版社，2017.6

　ISBN 978-7-03-053316-6

Ⅰ.①核… Ⅱ.①李… ②安… ③陈… Ⅲ.①核医学–普及读物 Ⅳ.①R81-49

中国版本图书馆 CIP 数据核字（2017）第 128937 号

责任编辑：张天佐　胡治国 / 责任校对：郭瑞芝
责任印制：李　彤 / 封面设计：陈　敬

斜 学 出 版 社 出版
北京东黄城根北街 16 号
邮政编码：100717
http://www.sciencep.com

北京科印技术咨询服务有限公司数码印刷分部印刷
科学出版社发行　各地新华书店经销
*
2017 年 6 月第　一　版　　开本：787×1092　1/16
2022 年 1 月第三次印刷　　印张：12 1/2
字数：289 000

定价：65.00 元
（如有印装质量问题，我社负责调换）

《"核"你一起医学揭秘》编委名单

（按姓氏笔画排序）

刁尧	中国医科大学附属第一医院	李雪娜	中国医科大学附属第一医院
万强	西南医科大学附属医院	杨晖	中国人民解放军总医院
马伦	深圳市第六人民医院	杨超	中国人民解放军总医院海南分院
王旭	郑州大学第一附属医院	杨吉琴	宁夏医科大学总医院
王身坚	海南医学院第一附属医院	肖子正	中山大学附属肿瘤医院
王泽民	包头市中心医院	吴永港	中南大学湘雅二医院
王治国	沈阳军区总医院	何山震	广东省人民医院
王珍珍	桂林医学院附属医院	何婷婷	中国人民解放军总医院海南分院
王超群	海南省人民医院	余飞	同济大学附属第十人民医院
文方明	海口市人民医院	沈智辉	中国人民解放军总医院
邓怀福	广州医科大学附属第一医院	宋春丽	北京房山中医医院
卢彦祺	桂林医学院附属医院	张大水	海南医学院第一附属医院
付巍	桂林医学院附属医院	张旭初	北京大学人民医院
边艳珠	河北省人民医院	张秀梅	河北医科大学第二医院
邢岩	上海交通大学附属第一人民医院	张国建	内蒙古医科大学附属医院
向湘	广州医科大学	陆克义	山西医科大学第一附属医院
刘斌	四川大学华西医院	陈刚	上海交通大学医学院附属瑞金医院
刘亚超	中国人民解放军总医院	陈萍	广州医科大学附属第一医院
刘红红	中国人民解放军总医院	陈瑜	桂林医学院附属医院
刘家金	中国人民解放军总医院	陈志军	江西省肿瘤医院
安锐	华中科技大学同济医学院附属协会医院	邵付强	西南医科大学附属医院
孙雯	海南医学院第一附属医院	武娟	包头市中心医院
孙文伟	吉林大学中日联谊医院	武兆忠	广州医科大学附属第二医院
劳业兴	广州医科大学附属第一医院	范文博	厦门大学附属第一医院
苏莉	湖北省孝感市中心医院	范素云	同济大学附属第十人民医院
苏新辉	厦门大学附属中山医院	欧晓红	四川大学华西医院
李艳	中国中医科学院西苑医院	周杰	吉林大学附属吉林医院
李健	桂林医学院附属医院	周艳丽	包头市中心医院
李凡勇	广州医科大学附属第一医院	赵子龙	包头市中心医院
李从心	北京协和医院	赵雪芹	桂林医学院附属医院
李凤岐	潍坊市人民医院	郝喜燕	内蒙古医科大学附属医院
李亚明	中国医科大学附属第一医院	胡佳	华中科技大学附属协和医院

胡玉敬　河北省人民医院
侯　鹏　广州医科大学附属第一医院
贺　丹　海南省人民医院
耿建华　中国医学科学院肿瘤医院
贾　强　天津医科大学总医院核医学科
党浩丹　中国人民解放军总医院
徐白萱　中国人民解放军总医院
徐微娜　中国医科大学附属盛京医院
殷艳海　海南省人民医院
高燕峰　包头市中心医院
黄　蕤　四川大学华西医院
黄占文　西南医科大学附属医院
黄定德　第三军医大学附属西南医院

黄斌豪　广东省江门市中心医院
麻广宇　中国人民解放军总医院
彭祖光　广东肇庆市第一人民医院
彭添兴　厦门大学附属第一医院
董　萍　天津医科大学第二医院
董梦杰　浙江大学附属第一医院
韩彦江　南方医科大学南方医院
程　兵　郑州大学第一附属医院
温广华　浙江金华市中心医院
强永刚　广州医科大学
管　樑　上海交通大学医学院附属瑞金医院
廖　宁　广西科技大学第二附属医院
潘卫民　海南医学院第一附属医院

序

　　亲爱的读者，由科学出版社组织国内数十位专家编著的《"核"你一起医学揭秘》一书与您见面了。本书围绕着核医学有关话题，以通俗易懂的语言与您一起了解核医学在保障人类健康、疾病诊治中的方方面面，和您一起步入核医学的奇幻世界。

　　核医学是利用放射性核素发出的核射线进行疾病诊断、治疗和研究的学科和专科。到2016年，它来到我国已有60个年头，在医院临床中服务于病人已58年。在许多医院里，它已经独立成科，称为核医学科。数十年间，以核医学的奠基和创始人王世真院士为代表的一大批杰出的核医学专家为中国的核医学发展和建设做出了不懈的努力和贡献，为人类的健康事业做出了无私奉献。

　　人们对"核"的知晓往往是通过一些核事故、核武器、核辐射等开始的，更留下了一些对"核"的恐惧，甚至误解，常常不解的是为什么核射线还可以来到医院为保障人类的健康、诊治疾病服务。

　　本书在医用核仪器和技术、核药物、核医学诊断、核医学治疗、核医学辐射安全等方面通过数百个通俗易懂的问题和话题，全面系统地介绍和讲解了核医学的原貌，揭开了它的面纱，展现了核医学先进的诊疗技术和临床应用价值。我相信，当您阅读了本书之后，一个全新的核医学会给您留下深刻的印象，您会感谢核医学及核医学工作者对人类健康事业做出的努力，您会与更多的人分享您了解到的核医学知识。

　　尊敬的各位作者，感谢您为消解人们的疑惑、为普及和介绍核医学知识做出的贡献。这本书凝结了中国核医学工作者的心愿——让人们科学地认识核医学，热爱核医学，与核医学做朋友。

　　本书难免有不足之处，我们一定继续努力，为核医学的科普工作贡献自己的一份力量。

李亚明

2017年1月于沈阳

目 录

第一部分 防 护 篇

一、什么是"核医学"?

核医学是利用放射性核素发出的核射线进行疾病诊断、治疗和研究的学科。在我国许多医院里已独立成科，称为核医学科。在我国，核医学步入医院之初，也曾被称为"同位素室"、"同位素科"。

通常情况下，核医学科有医师、护士、技术和工程人员等，设置了门诊和病房，有显像设备、化验设备、功能测定仪等。医生们会应用核射线通过照相、化验、功能测定等多种技术和方式对许多疾病进行诊断，通过放射性药品和设备进行多种疾病的治疗。

在许多医院的核医学科里，有教授、副教授等专家和老师，他们要在大学的教学课程里给大学生、研究生授课，也会招收硕士和博士研究生。

我国核医学的奠基和创始人王世真院士及一大批杰出的核医学专家为中国的核医学发展和建设作出了不懈的努力和卓越的贡献。

（李亚明　李雪娜）

二、地球中的放射性与核医学中的核素

我们知道地球已经有 40 多亿岁的年龄了，据科学家推测：在地球形成之前宇宙空间曾发生过一次剧烈的"大爆炸"。宇宙空间发生"大爆炸"的"尘积物"当时被烧成火红火红的，经过几十亿年的"沉积"便形成了现在的宇宙太空，地球仅仅是一个微不足道的"小球体"而存在着。

几十亿年过去了，地球表面的温度降低了，但地球的球心仍然是火一样的滚烫，地球表面存在着许许多多的物质，这些物质由很多的元素组成，"光"也是一种"物质"，但"光"与这些物质分离开了。

自地球存在以来，地球及地球坐落的空间就一直存在着"各种式样的核素"，包括放射性核素和非放射性核素，也有宇宙射线和宇生"核素"，等等。现代科学发现地球表面存在着 2000 多种核素，其中 1700 多种都是具有放射性的核素，人类自地球上出现以来就一直生活在含有放射性的环境中，我们人类无法改变地球的组成和它的存在，但是人类已经习惯这种含有放射性的地球和宇宙空间。

地球环境中的"辐射"指一束束微观粒子的发射（释放）过程，这些微观粒子包括电子、质子、中子、光子、介子及某些原子核或某些原子等。如果这种"粒子辐射"穿过人体或者某种物质时，能使被穿过的物质发生电离或者激发，那么我们就把这类辐射称为"电离辐射"，因为它们都能够使被穿过的物质发生电离，所以还给它们起了一个通俗名称叫"放射线"，或者分别叫它们为 X 射线、α、β、γ 射线和电子束等。

但也有一些"辐射"穿过物体时不发生电离或者激发作用，而是以产热等其他方式损失能量，我们称它们为非电离辐射，比如，激光辐射、热辐射、手机辐射等。

核医学中使用的核素一般都是能使被穿过的物质发生电离或激发作用的核素，这种核素衰变后发出的射线能使物质电离，所以叫它们"医用放射性核素"。

但核医学研究中有时也会用到稳定性核素或者叫稳定性同位素，如 ^{13}C、^{16}O、^{18}O、^{15}N 等，他们不会再发生衰变产生放射线，这些稳定性核素必须要用质谱仪才能测量到它的存在。

（强永刚　陈　萍）

三、走进核医学——了解核辐射的分类

我们把人类环境中的电离辐射分为天然电离辐射和人工电离辐射。天然电离辐射是自地球存在以来就伴随着人类生存环境中的电离辐射，主要包括宇宙射线和地壳陆地辐射及室内外环境中的氡产生的电离辐射等，这种天然存在的电离辐射也称为天然本底辐射，我们人类没有办法不受到这类天然电离辐射的照射。

但随着科学技术发展，人类自己又制造或发现了一些电离辐射或放射性核素。伦琴首先发现了 X 射线，1903 年，居里夫妇和贝克勒尔由于对放射性的研究而共同获得诺贝尔物理学奖，后来居里夫人因发现元素钋和镭再次获得诺贝尔化学奖。

现在全世界使用的放射性核素已经接近 2000 种，包括我们人类生产出来的一些自然界以前根本不存在的放射性核素，这些核素已经在核医学诊疗疾病中大量使用，比如 ^{15}O、^{18}F 等放射性核素。

近一个多世纪来，人类陆续在医疗、能源、工业、农业、地质、考古、军事等行业乃至日常生活中不断开发利用电离辐射技术，人类接受的人工电离辐射照射在大幅度地增加。

放射性核素已经在临床核医学广泛使用了半个多世纪，为人类疾病的诊疗做出巨大的贡献。

（彭祖光）

四、"核"而不同——人类与核医学技术和睦相处

核医学的出现已有半个多世纪的发展历程，但如今仍然有许多人由于对放射性不够了解，一些人谈"核"色变，一旦有核事故发生，人们很容易陷入"核恐慌"之中。

其实核医学是研究放射性核素医学应用的一门造福于人类的交叉学科，是现代核技术与生命科学相结合的产物，它极大地促进了医学科学的发展，是医学现代化的重要标志之一。

核医学科诊疗技术主要包括核素显像、体外检测及核素治疗三大部分，其中核素显像应用涉及全身各个器官，核医学检查在现代医学诊断疾病中有着不可替代的作用。

举例来讲：在肿瘤的 X 射线影像诊断中，如果肿瘤太小，单纯用 X 线检查不易发现，会出现误诊或漏诊，但这些肿瘤细胞其实已经出现了功能和代谢水平的变化，这些肿瘤细胞摄取"氧气"的能力明显增加了，我们可以将氧的放射性同位素标记物作为"诊断探针"注射到病人体内，这些肿瘤细胞团就会摄取更多的"放射性氧"，我们就可以通过现代化的

核医学扫描设备，发现这些高摄取"放射性氧"的细胞团，这种诊断方法可以早期发现更小肿瘤（肿块）而进行早期诊疗。

由于现代化的核医学技术不是靠以往的形态学（肿块或病灶的大小）来诊断疾病，使得核医学在医学影像诊断方法上获得了重大突破，在临床医疗有着重要的应用价值和发展前景。

那么选择核医学检查应遵守什么原则呢？医生在这里告诉大家，核辐射固然对人体有一定的损伤，但是核医学的检查时辐射量一般都较小，对人体没有大危害。我国《电离辐射防护及辐射安全基本标准》中对病人的管理规定是这样论述的：

（1）病人是否需要做核医学检查需要考察该项检查的正当性，若放射性检查使病人获得的利益大于该检查带来的弊端，即"利大于弊"，那么对于病人来说就是正当的，是应该进行的检查。

比如一个肿瘤病人做核医学检查可能更早期发现肿瘤，虽然病人受到了少量放射性照射，但却发现了肿瘤，若不及时做该项检查可能会延误诊断和治疗，病人最终可能会因病情加重而死亡，这种受到了少量放射性照射的危害肯定小于死亡的危害，那么这种核医学检查就被认为是正当的，但国家标准要求告知病人这种放射性检查方法"有可能带来的潜在危害"。

（2）我国《电离辐射防护及辐射安全基本标准》还规定，医生对病人负有选择检查的方法的责任和义务，即检查方法的最优化。它的含义是：同样都是放射性检查，哪种检查方法使病人受到的照射剂量最低就首选哪种方法，如果非放射性检查方法也能诊断该疾病，就应该选择非放射性检查方法。

目前，国际组织对核医学技术的应用要求是：只要核医学诊疗方法对于病人带来的风险小于诊断获得的效益，即利益大于弊端，就被认为这种检查是正当的，是可以使用的诊断方法。

（文方明）

五、人类生活在天然本底辐射与医疗照射的共存环境之中

曾经有一个神秘的传说："危险的宇宙射线将会贴近地球穿过，请你今晚 12:30 点钟务必关掉手机，否则会造成身体伤害，请转发这条消息给你所关心的人。"

这种神秘的射线到底是什么？宇宙射线又是什么？它真的像传说中那样吗？让科学去解开这个谜底吧。

在人类生存的环境中，广泛存在的声、光、电波、X 射线、γ 射线、α 粒子、β 粒子、中子等，这些微观粒子都具有一定的能量，它们在自然界中具有一定的贯穿本领称为辐射。

我们人类世世代代都是跟天然存在的放射性物质生活在一起，我们生存的地球、我们住的房子、我们呼吸的空气、我们喝的水和吃的食物，或者我们身体的内部都是具有一定的放射性，这种存在的放射性称为天然本底辐射。

宇宙射线是来自宇宙空间的"放射线"，它包含来自银河系中被称为初级宇宙射线的各种高能粒子，以及初级宇宙射线进入地球大气层后，与大气层中原子核相互作用产生级联

效应或次级核反应所形成的次级宇宙射线，如宇生放射性核素 ^3H、^7Be、^{14}C、^{22}Na 等。

地球上的天然放射性核素分为宇生放射性核素和原生放射性核素。宇生放射性核素主要是由于宇宙射线与大气层和地球表层原子核相互作用而产生。原生放射性核素是自地球存在以来就存在于地壳里的放射性核素。地壳陆地表面的土壤、岩石、水、大气乃至包括人体在内的生物组织和植物组织中，都存在天然的原生放射性核素，对人体照射影响较大的主要原生放射性核素有铀系、钍系、锕系核素及 ^{40}K、^{87}Rb 等。

自古以来人类就生活在充满天然电离辐射照射的环境中，而且随着社会的进步，人们接受天然电离辐射照射的平均量还会因人为活动的时空变化而增加。例如，越来越多的人乘坐飞机旅行，由于飞行高度的改变就增加了宇宙射线的照射；地下空间的开发利用增加了地壳 γ 辐射和氡的照射；建筑材料、室内装修材料（天然石材）及室内滞留时间的增加也加大了人类接受氡和其他原生放射性核素照射的份额。

人工电离辐射指随着科学技术发展，由人为原因增加的电离辐射照射。近一个多世纪来人类陆续在医疗、能源、工农业、地质、考古、军事等行业乃至日常生活中不断开发利用电离辐射技术，人类接受的人工电离辐射照射大幅度增加。

现在的人工电离辐射包括医疗诊断与治疗、核技术研究及教学、核反应堆及其辅助设施、核试验沉降物污染、核工业职业照射、一般工业应用（工业探伤、料位计等）、核与辐射事故意外照射、国民经济中民用产品（电视机、烟雾探测器），装饰性建筑材料等。

核医学检查就是人工电离辐射的一种医疗照射，当我们生病的时候，就要到医院去做各种类型的检查和治疗，你可能需要拍摄一张 X 线片，也可能需要到核医学科或放射治疗科做一些诊断或治疗，这已经成为现在人类生活的一部分，没有人在生病时拒绝去医院接受诊断和治疗，接受少量的放射线检查并不是什么可怕事情。

那么，上面的"传说"就不攻自破了，因为宇宙射线"无时无刻"都有射线射向我们的地球表面，这些宇宙射线在进入地球表面时，由于受到大气层、地磁场和建筑物的屏蔽作用已经很弱了，当宇宙射线掠过大气层时人类根本不会感觉到它的存在。

根据国际原子能机构给出的数据，在海平面上测到宇宙射线年有效剂量为 0.24 毫西弗（mSv），它仅占天然电离辐射的年有效剂量（2.42 mSv）的 10%，不会对我们人类健康造成大的伤害。由于宇宙射线本身就是天然本底辐射的一部分，是伴随着人类生存的电离辐射，所以并不可怕，上为文：的传说是不可信的谣言。

（向 湘 孙 雯）

六、乘飞机旅行与核医学检查哪个剂量大呢？

当乘客乘飞机旅行时，由于飞机上升到一定海拔高度，乘客接受到宇宙射线的剂量会增加，因此我国把航空空勤人员执行飞行任务期间（飞行高度在 8000 米以上）所接受的宇宙辐射照射规定为职业照射。

乘客乘飞机旅行受到的天然辐射照射不属于职业照射，但乘客受到的天然辐射照射肯定是增加了。根据 2008 年联合国原子辐射效应科学委员会（UNSCEAR）估算数据，环境中各种辐射来源所致的全球人均年有效剂量约为 3.0mSv，其中 80%（2.4 mSv）来自天然辐射（包括宇宙射线），19.6%（约 0.6 mSv）来自诊断性医疗照射，其余的 0.4%（约 0.01 mSv）来自其他人工辐射源（图 1-1）。

我们每个人所受到天然辐射剂量的大小可能有一些差别，这主要因其居住地、日常饮食偏好及其他生活方式而定。

在医疗照射中，UNSCEAR 报道每年全世界约有 31 亿人次接受放射诊断（人均年有效剂量为 0.62 mSv），有 3270 万人次接受核医学检查（核医学人均年有效剂量 0.031 mSv），510 万人次接受治疗性照射。

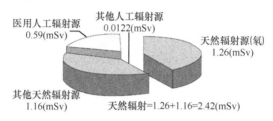

图 1-1 世界人口平均电离辐射的年有效剂量分布

那么在放射诊断中，核医学检查受到的剂量与乘坐飞机旅行的剂量到底哪个大呢？医生们查阅了 IAEA 和 UNSCEAR 文献，综合起来举例说明更有说服力。

核医学诊断所用的放射性核素一般选择半衰期短和辐射剂量低的核素，目前 UNSCEAR 报道全世界核医学检查人均有效剂量的平均值约为 0.031（mSv），它低于一次胸部 CT 检查的剂量 8.0（mSv）和一次头颅 CT 检查的剂量 2.0（mSv）。即使是特殊核医学病人的陪护者，他们所接受的最大剂量也非常低。

我们对比一下乘客一次乘坐飞机旅行的剂量（数据来自：我国空勤人员宇宙辐射控制标准 GBZ140—2002）：

（1）北京—美国旧金山：0.043（mSv）（宇宙辐射的有效剂量）。

（2）北京—布鲁塞尔：0.068（mSv）（宇宙辐射的有效剂量）。

（3）北京—广州：0.0068（mSv）（宇宙辐射的有效剂量）。

（4）上海—广州：0.0037（mSv）（宇宙辐射的有效剂量）。

通过对比可以看出，如果按照 2008 年 UNSCEAR 给出的核医学检查均值为 0.031（mSv）计算，一次普通核医学检查病人的受照剂量小于北京飞往布鲁塞尔旅行宇宙辐射剂量，也小于北京飞往旧金山的宇宙辐射剂量。

核医学的照射是剂量较低的照射，由于核医学检查是具有正当理由的医疗照射，如果在规定的地点接受核医学，对周边健康人群没有大的影响，病人本身所接受的照射是在人体可接受的安全范围内，对病人健康不会产生重大影响。

但医生们仍强调，注射药物后的病人体内是带有一定限量放射性核素的，应避免与其他人近距离长时间身体接触，这些病人不应该到公共场所活动，女性病人应禁止哺乳一段时间，应避免亲吻婴儿或小孩，做到以上几点，可避免对家人或朋友造成潜在辐射危害。

（强永刚 陈 萍）

七、元素周期表中有很多的信息——你了解元素和核素的区别吗？

我们知道元素周期表里有许多种元素，但是这些元素在自然界里却以多种形式存在，比如元素周期表里的第一个元素是氢（H）元素，而自然界里的 H 元素却以 ^1H、^2H 和 ^3H 三种形式存在，我们把这三种形式的氢（H）统称为（叫）"核素"。

为什么既是元素却又叫核素呢？

原子核物理学家们告诉大家，原来元素周期表是按照原子核里的"质子数目"多少排列的，比如氢（H）的原子核里只有一个质子，所以排在元素周期表的第一位，氦（He）原子核里有两个质子就排列在元素周期表的第二位。科学家们进一步发现原子核里除了有质子外，大部分原子核里还有中子存在，质子和中子共同组成了经典学说中的"原子核"，同时在原子核外还有许多电子包围着它，这就是经典的原子的结构和组成。

科学家们研究还发现，^1H、^2H 和 ^3H 原子核里都各有一个质子，但是 ^1H 原子核里没有中子，^2H 原子核里却有一个中子，^3H 原子核里有 2 个中子。为了区分它们，物理学家们规定：凡是原子核里只有一个质子的都叫"氢（H）元素"，而又依据原子核里中子的有无和多少，分别又将 ^1H、^2H 和 ^3H 称为"氢核素"。

核物理学家们又给 ^1H、^2H 和 ^3H 分别起了一个外号，^1H 叫氕（piē），^2H 叫氘（dāo，也叫重氢，用符号 D 来表示），^3H 叫氚（chuān，也叫超重氢，用符号 T 来表示）。由于它们在元素周期表里面的位置相同，所以叫它们"同位素"。

由 ^3H 与氧组成的水是具有放射性的水，也称为氚水；由 ^2H 与氧组成的水是有一定毒性的水，又称为重水；^1H 与氧组成的水就是普通的水了。

（强永刚　陈　萍）

八、你知道这些"核医学"相关辐射安全制度和机构吗？

国际组织对"辐射安全"建立了一些指导和约束性的"国际机构"。这些机构主要有联合国原子辐射影响科学委员会（UNSCEAR）、国际原子能机构（IAEA）、国际辐射防护委员会（ICRP），以及世界卫生组织（WHO）等。

联合国原子辐射影响科学委员会（United Nations Scientific Committee on the Effects of Atomic Radiation，UNSCEAR）的职责：每年或不定期向联合国大会提交科学评估报告，评估全球电离辐射的水平与影响，为电离辐射防护提供科学基础。

国际原子能机构（International Atomic Energy Agency，IAEA）是国际原子能领域的政府间科学技术合作组织，同时兼管地区原子安全及测量检查，并作为世界各国政府在原子能领域进行科学技术合作的机构；其重要职能是出版相关的科技书籍和刊物，涉及与核有关的多方面内容。

国际辐射防护委员会（International Commission on Radiological Protection，ICRP）是促进辐射防护科学发展的公益性团体，已成为一个有关放射防护的权威机构，旨在总结国际放射防护科学研究和经验，提出建议书和出版物，ICRP 是有关国际组织和各国制订放射防护标准的基础。

我国也针对放射卫生防护制订了专门的法律法规及国家标准（《电离辐射防护与辐射源安全基本标准（GB18871—2002）》），我国的放射卫生防护法律法规是我国放射卫生监督管理的法律依据和评价基础，归属于国务院所属的国家质量监督检验检疫总局和国家标准化管理委员会。中华人民共和国国家标准是对重复性事物和概念所作的统一规定，以科学、技术和实践经验的综合成果为基础，以特定形式发布，作为共同遵守的准则和依据。国家标准分为强制性国家标准（GB）和推荐性国家标准（GB/T）；国家职业卫生标准（GBZ）分为强制性国家职业卫生标准（GBZ）和推荐性国家职业卫生标准（GBZ/T）。

（陆克义）

九、辐射安全的"度量单位"——辐射防护常用量

不同领域的"量"都有各自的度量单位。比如，长度有长度的单位：米（M），重量有重量的单位：千克（Kg）。为了度量电离辐射对物质产生效应的大小，国际组织也定义了一些表示电离辐射剂量大小的量。

电离辐射最基本的度量是吸收剂量（D），吸收剂量的含义是单位质量被照射物质所吸收各种射线的平均能量。吸收剂量的国际制单位是：焦耳/千克（J/Kg），但国际组织又给它起了一个"外号"（国际制单位专名）叫"Gy"，这个"外号"的中文译名叫"戈瑞"，它比国际制单位（焦耳/千克）更为常用而且不会被误解。比如，一个小孩给妈妈端来一盆热水泡脚，妈妈的脚重 3 千克，脚吸收热水的能量为 1 焦耳，这种焦耳/千克不能区分是热水授予的能量还是电离辐射授予的能量，但如果使用"外号"（Gy），就一定代表是电离辐射授予的能量。

在吸收剂量广泛使用之前，国际上也曾经用过照射量（R）来评价"人体剂量"，现在已经淘汰了照射量评价指标，因为照射量仅反映 X 或 γ 射线照射空气辐射场中电荷的量，空气辐射场量并不能直接反映人体组织吸收的辐射剂量，而且照射量只适用于 X 或 γ 射线，其他射线不能使用。

在吸收剂量使用一段时间后，人们发现吸收剂量在评价不同类型射线照射时也存在局限性，比如用 5Gy 中子和 5Gy X 射线分别全身照射小鼠，它们吸收剂量是相同的，但是中子照射的小鼠一周后死亡了，而 X 射线照射的小鼠经救治存活了。

经过研究，放射生物学家们发现不同种类射线产生的生物效应是不同的，吸收剂量乘以不同射线的"辐射权重因子 W_R"之后才可以用于评价不同射线照射损害，因此提出了一个新的剂量概念"当量剂量（H）"。

当量剂量是评价放不同射线生物效应涉及"危险度"的一个辐射量，当量剂量的国际单位与吸收剂量相同，但为了区别它与吸收剂量的不同，也给它起了一个外号叫：希沃特（Sv）。

后来人们又发现不同组织器官对射线的敏感性也不同。为此又引入组织权重因数（W_T）来衡量这种剂量引起的不同结果。比如，用 10（Sv）当量剂量 X 射线分别照射同一只狗的骨髓和大腿皮肤，这只狗的骨髓损伤较大，但大腿皮肤损伤要轻得多。如何评价不同组织

器官对射线涉及生物效应的"剂量"？剂量学家们又提出了"有效剂量（E）"的概念，有效剂量是把生物体各个器官分别受到的照射剂量乘以各个器官的组织权重因数（W_T）后，折算为相当于该生物体全身照射的"剂量"。

从上述可以看出，生物体各组织器官的当量剂量乘以相应的组织权重因数（W_T）后得到的积就是所谓的"有效剂量（E）"，它是作为一种建立在参考值基础上的防护量，有效剂量的国际单位仍然用希沃特（Sv），但含义和应用条件与当量剂量完全不同。

在核医学科，病人的受照剂量除了使用吸收剂量、当量剂量和有效剂量评估外，还常用待积剂量（Committde dose）来评价病人体内放射性核素持续衰变造成病人体内照射剂量。

待积剂量是待积吸收剂量、待积当量剂量和待积有效剂量的通称。待积的含义是核素进入体内后等待积分求解累积剂量的最大值，使用微分法则求解极大值，其定积分可以参考核素的半衰期和代谢参数选择 50 年或 70 年极限。

待积剂量比较复杂，涉及核素在人和动物体内吸收、分布和代谢规律，一般需要专业人员参与估算。

（陆克义）

十、放射性核素若是"枪"，诊疗中人体组织细胞就是"靶"

自 1895 年伦琴发现 X 射线和 1896 年居里夫妇和贝克勒尔发现天然放射性核素以来，原子核和放射线技术就开始在医学上广泛使用，它们已经走过了 100 多年的历史。如果放射性核素进入人体并到达疾病发生的组织或器官，医生们通过放射性扫描仪器就能发现患病的部位，核医学就是利用这一原理进行疾病诊断的。

在放射性核素用于诊疗疾病的同时，这些核素发出的核射线也可能造成健康组织的损害，如果把放射性核素比作是"枪"，那么放射性核素发射的 α、β、γ 粒子就是"子弹"，被辐射粒子击中的人体组织或细胞敏感区域就是"靶"。碘-131（^{131}I）治疗甲状腺癌就是利用 ^{131}I 发射的 β、γ "子弹"来杀灭肿瘤细胞的。

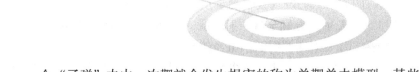

一个"子弹"击中一次靶就会发生损害的称为单靶单击模型，某些生物大分子、小病毒、细菌等被一次击中就会发生结构性损害。

有的病毒、细菌、酵母菌落和哺乳动物细胞具有多细胞系统，他们被击中一次（靶）可能还不会死亡，造成的损伤可能会慢慢地自身修复，就需要多个靶各被击中一次才会死亡，它们的损伤和死亡遵循多靶单击模型才能解释清楚。

还有些组织细胞内单击和多击效应同时存在才可能出现损伤，比如细胞核内的 DNA 双链断裂损伤模型就属于这一类，科学家也称之为线性—平方模型。

目前国际组织一致认为，辐射效应就是放射线发射的粒子击中了某些分子特定（靶）

结构的结果，造成了细胞的损伤和死亡，组织器官如果出现大量的细胞损伤和死亡，在临床上就会产生疾病或器官功能障碍，这种作用如果用于杀灭肿瘤细胞就是肿瘤放射治疗学；如果损伤到了健康的细胞和组织就要开展放射损伤防护研究，这门学科被称为放射防护学。

（刘　斌）

十一、"子弹"击中人体——直接破坏作用

根据放射线对生物体的损伤按效应出现的时间不同，可归纳为原发效应和继发效应；如果按损伤的机制不同又可分为直接损伤效应和间接损伤效应。

直接破坏作用是指放射线将能量直接传递给被照射的生物分子，使其电离和激发，损害核酸、蛋白质、酶和脂类等生命物质的结构和功能。由于生物大分子结构的非均一性导致能量在分子内不同区段沉积不均匀，故生物分子吸收能量后产生的损伤常常局限于分子内一定部位或较弱的化学键上。

电离辐射对核酸大分子的直接破坏作用，主要引起碱基的破坏或脱落、单链或双链断裂、氢键破坏、螺旋结构中出现交联，或核酸之间、核酸与蛋白质之间出现交联。

电离辐射对蛋白质的直接作用可引起蛋白质侧链发生变化，氢键、二硫键断裂，导致高度卷曲的肽链出现不同程度的伸展，空间结构改变。

"子弹"击中人体的直接破坏生物大分子的作用遵循多靶单击模型理论，往往有多个部位被放射线的粒子击中造成组织结构化学键的断裂才会发生损伤效应。

（强永刚　陈　萍）

十二、"散弹"射向人体——间接破坏作用

假如一个人死亡了，火化后的骨灰只有体重的 3.5%，说明人体组织 80% 以上由水分子组成。生理学研究发现，人体内的水主要分布于细胞内液和各种体液中，而人体其他有形成分含水量较低。

在放射性损伤机制中，放射线的粒子或光子直接击中细胞核内生物大分子的实际概率很低，所以直接破坏人体组织并不是放射线破坏人体的主要方式，而间接破坏作用才是放射线破坏人体组织的主要形式。

间接破坏作用的含义是放射线的能量直接沉积于生物体中的水分子，而不是单一的生物大分子。辐射沉积的能量能够引起水分子发生辐射分解，进而产生自由基等很多活性基团，如 H^+、OH^-、eaq^-（水化电子）、H_2、H_2O_2 等，这些自由基等活性基团可进一步诱发生物大分子的损伤，它是通过水的辐射降解产物间接作用于生物分子引起损伤的。

在间接破坏作用中，自由基是指能够独立存在、并具有一个或多个未配对电子的原子、分子、离子或原子团。这些活性基团中尤以 OH^- 和 eaq^- 破坏作用最强，它们会组成一个非常小的"团队"，我们称这个小的"团队"为"刺团"，"刺团"去破坏人体组织使生物大分子受到损害。如细胞膜脂类过氧化、细胞蛋白质氧化、脱氢、结构变化、化学键断裂、失

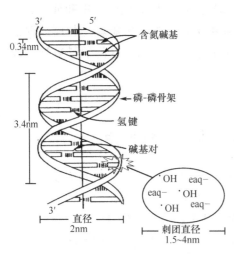

图 1-2　"刺团"破坏 DNA 示意图

活,蛋白质交联与聚合,糖分子链断裂和失活,DNA、RNA 的碱基、核酸结构破坏,单双链断裂等。

这个"刺团"往往发生在很小的反应体积内,其平均直径约为 1.5 纳米（nm）左右,反应发生的时间为被照射的 $10^{-14} \sim 10^{-10}$s 范围内,平均每个"刺团"约含有 6 个左右的自由基等活性基团,在"刺团"内部水的自由基还可发生复合,导致次级产物 H_2 和 H_2O_2 的形成。图 1-2 是"刺团"小团队间接破坏人体细胞 DNA 的示意图。

（强永刚　陈　萍）

十三、核医学检查患者的辐射剂量如何估算?

核医学中患者的辐射剂量主要是内照射剂量估算,当放射性核素进入体后,这些核素在体内会按照自身核衰变规律和生理性排泄双重作用下逐步减弱,经过一段时间后这些放射性核素才能衰变和代谢掉。核医学检查的患者只有在体内放射性核素衰变时才会造成人体剂量。

由于放射性核素在体内衰变和排泄是一个"双重衰泄"的复杂过程,用一般的测量仪器只能测量瞬时的剂量,难于准确测量病人几天甚至几年的累积剂量。因此,不同的算法估算核医学患者剂量差别较大。2009 年我国《放射性核素摄入量及内照射剂量估算规范（GB/T 16148—2009）》和 2012 年我国《临床核医学的患者防护与质量控制规范（GB16361—2012）》均给出了临床核医学成年患者体内摄入某核素活度与有效剂量估算的"参数值",比如:

^{18}F-FDG 参数值:1.9×10^{-2}（mSv·MBq^{-1}）

^{99m}Tc-MIBI 参数值:　7.9×10^{-2}（mSv·MBq^{-1}）

^{99m}Tc-MAA 参数值:　1.1×10^{-2}（mSv·MBq^{-1}）

该参数值的含义是:若静脉注射了 1MBq 某种放射性核素,它会造成人体内多个器官或组织受到照射,分别计算该核素在人体内多个"分布器官"50 年内的累积剂量,然后将各器官累积剂量再分别乘以它们的组织权重因数,使这些分散在各器官组织中的剂量"归一化"为相当于全身均匀照射的"剂量"——有效剂量。

虽然一次核医学检查的"核素"不可能在体内滞留 50 年,但在计算时必须按照国际组织规定的积分时间进行积分,求解累积剂量的最大值;儿童的积分时间还规定为 70 年。

由于核医学剂量估算复杂而烦琐,所以科学家们通过大量的放射毒理学实验,并应用计算机技术将摄入"单位活度"放射性核素对应的全身有效剂量预先计算出来,我们可以通过该参数估算患者受到的有效剂量。

举例来说，如果按我国标准提供的上述"参数值"估算，一次核医学 PET 检查，^{18}F-FDG 注射量按（3.70～5.55 MBq/kg）计算。那么，体重 45～85 kg 的受检者有效剂量约为：（3.7×45）×1.9×10^{-2} ～（5.55×85）×1.9×10^{-2}（mSv）= 3.16～8.96（mSv），两者平均值为 6.06（mSv）。目前新型 PET/CT 检查，^{18}F-FDG 用药量已经减少到 185 MBq/人，估算患者的有效剂量仅为 3.5（mSv）。

若一次肺断层显像（SPECT），^{99m}Tc-MAA 最大用量按国家指导水平值（GB18871—2002）200 MBq 静脉注射量，则病人的全身有效剂量为：200 ×1.1×10^{-2}=2.2（mSv）

上述几种核医学扫描检查患者的有效剂量平均值约为：4.1（mSv），但该平均值并不能代表我国核医学扫描患者的有效剂量分布情况全貌。

比如 UNSCEAR 于 2008 年报道，德国肺灌注显像和骨扫描（^{99m} Tc）为 1.2（mSv）和 3.5（mSv）；日本为 4.0（mSv）和 5.1（mSv）。甲状腺扫描（^{131}I）：瑞士为 25（mSv），瑞典为 8（mSv），罗马尼亚为 32.4（mSv）。我国核医学数据在 UNSCEAR 2008 年的报道中没见到统计数据。

以上讨论说明，世界核医学检查患者的剂量分布差异较大，不能以点盖全貌，我国也需要大数据调查值才能反映我国核医学剂量分布。

（强永刚　潘卫民）

十四、来到医院的核射线

在医院使用核射线的目的是要延长病人生命，改善病人的生活质量，提高病人的生活能力；人们不应把医疗核射线的辐射及剂量混同在日常情形下的核射线辐射限值下来讨论。否则，就如同把在医院外斗殴中用刀刺破腹部与医院医生为切除肝癌而切开腹部的手术一起来讨论切开腹部是对，还是不对。因此，不必担心医疗用核射线是有益，还是有害。

在疾病诊断中，只要受检者因施用医疗核射线检查而获益，这个施用的医疗核射线辐射剂量就是适宜的，就是低剂量，因此，不必担心医疗核射线是否适宜的。

放射与核医学影像诊断相关的核射线辐射属于医疗用核射线辐射范畴，产生的辐射当量剂量远小于"低剂量"值 100 mSv。

2017 年年初，世界权威杂志发文表述，"低剂量"下的核射线不但不会增加被照人群的患癌风险。反而，因人体的积极修复，这个人群的患癌风险低于普通人群。

（李雪娜　李亚明）

十五、"一次核医学检查相当于 30 年的天然辐射量照射"，这种说法错在哪里？

目前，社会上流传"一次核医学检查相当于一个人 30 年的天然辐照剂量"，这"相当于在日本福岛核电站泄漏的第二天照射一整天的剂量"。还有人说"核医学检查危害很大，真正的医学专家从不支持病人去做核医学检查"等。做核医学检查真的像社会上传说的那么可怕吗?

带着这些问题我们走访了从事放射防护研究的专家,他们的回答是:"这些社会流传的信息缺乏科学知识,医疗照射与天然照射和事故性照射没有可比性"。那么核医学检查的辐射剂量有多大呢? 我们还是通过上述的剂量估算来分析说明吧。

由于世界经济发展的不均衡性,目前,WHO 把世界各国按照每名医生与人口比值和医疗水平现状划分为 4 级保健水平,发达国家归于 1 级保健水平,如美国、加拿大和日本等国,2008 年我国在 1~2 级保健水平范围内。

2008 年 UNSCEAR 报告书统计,"全世界每年约有 3270 万人次接受了核医学检查,核医学检查患者年有效剂量:1 级保健水平国家均值为:0.12 mSv/人;2 级保健水平国家均值为:0.0051 mSv/人;3~4 级保健水平国家均值为:0.000047 mSv/人。这些数据统计全世界核医学检查的年剂量平均值(1997—2007 年间)仅为:0.031mSv"。

从数据看出不同的国家和保健水平,核医学患者年有效剂量差别非常大。但世界核医学检查的年有效剂量呈逐步增高趋势,1988 年统计核医学检查的年有效剂量平均值为 0.015 mSv/人,2000 年为 0.03 mSv/人,2008 年为 0.031mSv。

由于核医学检查有诊断性扫描也有核素治疗,同时世界各国诊疗设备和剂量估算方法等也存在着很大差异,使得核医学检查有效剂量统计值变化较大,美国于 2006 年报道的核医学扫描检查患者有效剂量统计值已达到 0.8 mSv/人,还有一些国家报道心肌显像、骨和甲状腺扫描的有效剂量均值达到了 6.0mSv/人。

我国在 2008 年 UNSCEAR 报告书并没有提供核医学剂量数据,我们通过我国标准(GB16361—2012)提供的方法,计算 ^{18}F-FDG(PET)和 ^{99m}Tc-MAA(SPECT)核医学检查患者有效剂量平均值约为 4.1(mSv),该值明显高于 UNSCEAR 报道值(0.031mSv),但我国仍没有中国核医学剂量的大数据支持,仅凭估算的 ^{18}F-FDG 核医学等剂量来评估,尚不能代表我国核医学检查平均值全貌。

另外,世界人口平均年接受的天然本底辐射剂量均值为 2.42 mSv/人,按我们估算一次核医学有效剂量平均值 4.1mSv 是高于世界平均天然本底辐射均值,但这也仅相当于在平均海拔高度生活 1.7 年的天然本底辐射照射,它并不是社会上传说的"相当于一个人 30 年的天然辐照剂量"。

但如果按照 UNSCEAR 提供的世界核医学平均值数据:0.031mSv 做比较,那么一次核医学检查的剂量又明显低于世界天然本底辐射剂量均值(2.42 mSv/人),它仅相当于一年天然辐射剂量的 1.3%,即一年天然本底辐射剂量相当于一次核医学检查均值的 77 倍。

从另一个层面分析,核医学患者剂量与天然本底辐射比较,如果对比物不同将会得出不同的结论。调查发现,世界天然本底辐射也分为不同的层次;比如,伊朗(拉姆萨尔)高本底地区的天然本底辐射年平均值为 10.2 mSv,该地区最大值为 260 mSv;中国广东(阳江)高本底地区天然辐射年平均值为 3.51mSv,最大值为 5.4 mSv;印度(喀拉拉邦)天然本底辐射年平均值为 3.8mSv,最大值为 35 mSv。如果分别拿这些数据做对比又可得出不同的结论。

综上对比,可以看出上文中观点的不合理性表现在如下几个方面:

(1)医疗照射属于有正当理由的计划照射,当患者受照时"利益大于弊端"才会接受核医学检查,也就是说接受这种照射对患者是必要的、应该的;它是以诊断疾病、挽救患者生命为前提的照射。

（2）核医学的患者照射并没有"剂量限值"标准要求，就是说病人接受的剂量大小应该视病情而定，它的目的是发现疾病和治疗疾病，保障人民的身体健康，患者接受核医学检查的剂量大小由医学专家根据诊疗疾病的需求而定，不存在超过国家"标准剂量"问题。

（3）天然辐射照射属于现存照射，是人类不能选择的天然本底照射，它与核医学属于计划照射类型完全不同；日本福岛核电站泄漏照射属于事故性照射，是不应该接受的照射，因此，它们三者之间根本没有可比性。

通过上述的分析提示我们的核医学工作者，肿瘤病人接受放射治疗的剂量更大，一次PET/CT 检查，CT 的有效剂量也会比核医学检查大，为什么没有人"炒作"它可能带来的伤害效应呢？因为人们明白，这种照射是为了挽救患者的生命。

那么，核医学检查为什么就有这些传闻呢？核医学检查难道不是为了挽救患者的生命吗？

显然，核医学检查是一个新事物，大家对核医学的了解还很不够，关于核医学的科学普及工作也没有做好，我们必须加强核医学知识的普及，提高人民群众的科学知识和核安全素养，只有大家知道了核医学是干什么的？核医学在医学影像学中有哪些作用和特点？什么情况下患者需要做核医学检查？让公众了解核医学检查也是一种比较安全的放射性检查手段，夸大核医学的放射效应会限制核医学与 CT 技术的发展，当大家了解了这些基本知识后，社会上谣传就会不攻自破了。

（李凡勇）

十六、了解核辐射的损伤——急性外照射放射病

外照射急性放射病是指人体一次或短时间（数天）内分次受到大剂量放射线照射引起的全身性疾病。外照射急性放射病仅在少数事故时受较大剂量照射才会发生，核医学患者诊疗性照射不会发生。

引起外照射急性放射病的主要是穿透力较强的 X 射线、γ 射线、电子束、中子流等，按其辐射来源不同可分为如下几个原因。

1. 医疗照射 医疗照射指为了诊疗某些疾病使病人受到的照射。比如，医师对肿瘤病人进行的局部或全身大面积照射；再如，某些疾病需要骨髓移植，在造血干细胞移植前，为抑制免疫排斥反应，医师给病人做的全身或全淋巴结照射的预处理，可以造成"医源性"急性放射病。

2. 异常照射 异常照射包括事故照射和应急照射两大类。事故照射是指在核事故中人员受到的非自愿情况下的、意外的被动性照射。比如，放射源丢失或被盗，如果放射源与人员紧密接触可引起急性放射病。在异常照射中，还有一种照射叫应急照射。

应急照射是在紧急情况下人员受到的照射，包括紧急情况直接导致的非计划照射及为减轻紧急情况后果而采取行动的人员受到的有计划的照射，比如，核电站事故发生后，为了减少人员或群众的更大伤亡，一些"人员"为排除险情时受到的照射，这种照射往往是工作人员在知情下自愿接受的照射。

3. 核武器爆炸照射 这种照射是核战争和核试验时人员或群众受到的照射。如日本广

岛和长崎上空原子弹爆炸，大约有几万人受到核爆放射性照射。在核试验中有时可造成环境放射性污染，其中 1954 年美国在比基尼岛上空进行氢弹试验，由于风向估计错误，使附近的马绍尔群岛上空的 239 名居民及 28 名美军士兵受到落下灰的污染，引发皮肤放射损伤和急性放射病。

外照射急性放射病按病人受照射剂量大小、症状、病程特点和严重程度一般分为骨髓型、肠型和脑型 3 个类型（具体分型和表现见表 1-1）。

表 1-1　外照射急性放射病分型

型别	剂量（Gy）	临床表现	主要病理变化	治疗	预后
骨髓型	1～10	出血、感染	骨髓抑制、空虚	对症治疗，骨髓移植	可治愈，有死亡
肠型	10～50	高热、腹泻、电解质失衡	肠上皮细胞分裂停止，上皮细胞脱落	对症治疗	接受剂量低的尚可治疗，极易死亡
脑型	>50	震颤、惊厥、共济失调	脑炎、脑水肿、血管炎、小脑颗粒细胞变性等	对症治疗	死亡

外照射急性放射病的诊断主要依据受照史、照射剂量的大小、临床症状和体征的轻重、血象改变的速度和程度等综合判断。诊断最关键环节是：准确地估算患者接受的剂量的大小，如能确定剂量的大小，放射病的诊断即可成立，并可对预后进行评估。单凭临床表现不能诊断放射病，必须结合受照射剂量大小综合判断。

对于医疗照射，一般使用 X 射线、β 射线和 γ 射线照射进行诊断和治疗，由于 X 射线、γ 射线和 β 射线电子束的辐射权重因数均为 1，所以 UNSCEAR 给出的剂量单位 mSv 约等同于 mGy。一般来讲，一次核医学影像学诊断检查病人受到的剂量较低，接受核医学检查这个剂量的医疗照射不会引起急性放射病。

（强永刚　陈　萍）

十七、国外发生的一起"奇特怪病"？

1997 年，在格鲁吉亚首都第比利斯附近的利洛地区，发现正在进行培训的一批边防哨兵得了莫名其妙的皮肤病，表现为皮肤色素沉着、脱屑、瘙痒、毛细血管扩张，未查出与寄生虫病原因有关。

格鲁吉亚的医生们始终找不到这种疾病的原因，最后不得不将 11 名士兵送往法国和德国的专门医院进行诊疗，血液检查提示 11 名士兵白细胞均有不同程度的降低，淋巴细胞染色体畸变率高于正常人群，骨髓增生活跃，免疫功能指标降低。

法国和德国的专家们进行了专门的会诊，这 11 名士兵被诊断为：可疑放射性皮肤损伤。为此，法国和德国的医学机构派出了流行病、皮肤病和放射病等专家到格鲁吉亚兵营去做辐射流行病学调查，他们走访了兵营区与周边区域，收集了空气、水和土壤样品进行检测，后来在一个前苏联军事基地废弃旧兵营里发现有几枚不完整的放射源，这几枚放射源存放在已经损坏了的铅罐里，一些士兵常到这里抽烟、小便和聊天，由于士兵平时的活动范围很大，法、德专家们很难准确估算士兵们受照射的剂量大小，该事件未造成士兵死亡，但远后效应一直在观察中。

后来格鲁吉亚的科技人员在第比利斯以西约 300 公里的马特浩吉村又发现多枚废弃的

放射源，科技人员担心还有放射源被前苏联遗弃，就开展了较大规模的巡查，结果在靠近黑海的另一个军事基地也发现了两个埋在沙地中的放射源，这些放射源如不及时处理将会造成另外的潜在危害。

上述事件提示，有些国家在放射源购买、使用和处置方面存在着管理不善的缺陷。我国环保部门对放射源实行了"从源头到坟墓"的全程化管理，核医学科从购买、使用、转让到废弃放射源都有全程档案记录，一般不会发生类似的事故。

但我国临床医生大多没有经过放射损伤和放射病的严格训练，教学中存在课程设置缺陷，如果出现格鲁吉亚士兵那样的皮肤病，医院的医生们可能也难以做出正确诊断，需要放射性职业病专家的配合才行。

（强永刚　陈　萍）

十八、罕见的一例内照射放射病——"俄罗斯特工"

2006 年在英国政治避难的原俄罗斯特工人员亚历山大·利特维年科，因身体不适住进医院，他不断呕吐，大量脱发，检查表明中枢神经、心脏、肾和骨髓都遭到不同程度的伤害，英国专家在他的尿液里发现了极高含量的放射性核素钋-210，他到过的酒吧、寿司店、住处和其他一些地方都发现了钋-210 的痕迹，他曾搭乘过的民航飞机上也发现了钋-210 的痕迹，他的一名女伴体内也被检测出了钋-210。利特维年科曾供职于俄联邦安全局，于 2000 年到英国寻求政治避难，2006 年 10 月获得英国公民身份。

鉴定结果：体内放射性核素内污染，属于投毒性核恐怖暗杀事件，造成较大面积的放射性环境污染，病人患急性内照射放射病 23 天后死亡。

从疾病的诊断来谈，这是一例典型的内照射放射病病例，受污染核素为钋-210，该核素是一种毒性极高但在自然界非常稀有的物质，它的物理半衰期为 138.4 天，钋-210 衰变后放出 α 粒子，目前把电子束、光子（X 和 γ 射线）和介子归类为低 LET 辐射，把质子、α 粒子、中子和重带电粒子归类为高 LET 辐射（图 1-3）。

α 粒子的最大特点是质量大，运动较慢，穿透性弱，一张纸就能阻挡 α 粒子的透过，但 α 粒子有足够时间在短距离内引起被照射物质电离，属于高 LET 辐射，一旦钋-210 核素进入人体内，其衰变后放出 α 粒子就能造成很大伤害。

俄罗斯特工人员亚历山大·利特维年科就是一例典型的内照射放射病人，体内的放射性损伤与核医学核素进入体内类似，但核医学检查所用的核素都是经过严格选择的，不会使用毒性强大的 α 衰变

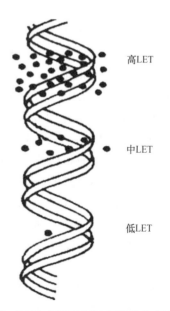

图 1-3　DNA 中不同 LET 射线的电离密度

放射性核素的，钋-210 的内污染情况只会出现在核事故、暗杀行动、"脏弹"的核或放射恐怖袭击事件中。

核医学科不会使用 α 衰变放射性核素，这种 α 衰变的内照射放射病根本不可能在医院核医学内出现，大家不必担心。

十九、小剂量放射线照射没坏处，而且还有好处——是真的吗？

大剂量电离辐射对人类健康的影响已有定论，但对小剂量低剂量率生物效应，特别是低水平电离辐射的致癌效应，由于它涉及核能与核技术开发应用，辐射防护措施与经济投入，人类健康生活等问题，长期以来这一问题在有关学术团体、学者间还有争论。

其实，低剂量刺激效应是很多环境有害因子都具有的一种普遍现象，比如，某些微量元素和维生素，高剂量摄入时有害，低剂量不但对机体有益而且是必需的。

后来发现低剂量电离辐射也有兴奋性效应，不少学者用植物种子、原生物种、哺乳动物等实验证实了电离辐射刺激现象的存在，可刺激生物生长、发育，还发现有增强动物和人体的免疫功能，降低肿瘤发生率等现象，被称为兴奋性效应。

人们还发现低剂量预照射可以对另一次高剂量照射产生适应现象，与不接受照射的动物相比较，造血淋巴组织的损害明显减轻了。

但也有人对这些研究结果提出质疑，认为它是受照射细胞经历其退化坏死过程中的一个短暂的生活机能增强阶段，实质是促进早期衰老或初期损害阶段后出现的过度代偿性增强的结果。

ICRP 辐射防护专家认为低水平辐射是指低剂量和低剂量率的条件下的照射，就人群照射而言，低剂量指 0.2Gy 以内的低 LET 辐射或 0.05Gy 的高 LET 辐射，而低剂量率则指 0.05mGy/min 以内的各种照射。UNSCEAR 2010 年报告已将低剂量率更改为：0.1mGy/min 以内的低 LET 照射。

目前，世界范围年平均天然辐射剂量为 2.4（mSv/人），某些国家的一些地区陆地辐射超过正常变化范围，被称为高本底辐射地区。

世界四个高本底地区，它们分别是伊朗（Ramsar）、巴西（Guarapari）、印度（Kerala）和中国（广东阳江地区）。Ramsar 在伊朗的北部，一些居住区居民天然辐射本底平均值达到了 260 mSv/年，是全世界天然本底辐射地区居民接受照射剂量最高的地区。

我国广东阳江地区属于高本底地区，由独居石、花岗岩被冲刷沉积后形成，土壤中铀、镭、钍含量为对照地区的 4～7 倍；当地空气吸收剂量率比对照地区高 4 倍。我国 2 次调查癌症标化死亡率（人/10^5）分别为 48.82 和 51.09，白血病为 3.02 和 3.39，该地区肿瘤死亡率稍低于对照地区，但差别无统计学显著性。

高本底地区儿童先天愚型 0.87‰，高于对照地区的 0.18‰。居民外周血淋巴细胞染色体非稳定性畸变频率随剂量增加而增长，DNA 双链断裂（DSB）频率增加，免疫功能测定高于对照地区。

印度、巴西和中国高本底地区的研究结果表明，尽管高本底地区居民受到天然照射剂量是对照区居民的数倍，末梢血染色体畸变率增加，但是迄今并没有看到高本底地区居民癌症发病率增加的证据。

关于低剂量照射与肿瘤的关系，UNSCEAR 2010 年报告仍认为，即便是低剂量辐射时也存在着 DNA 变异可能，会增加诱发癌症的风险。

但中国和印度天然本底辐射流行病学调查不支持这一结论，UNSCEAR 当前对现有证据权衡后，仍倾向于支持低剂量和低剂量率照射相关癌症和诱发变异成分的非阈值反应。

对中国和印度调查结论的解释为：①低剂量辐射的适应性反应可能对癌症的发展更具抵抗力（适应性反应）；②辐射对免疫系统的作用，可能识别并摧毁异常细胞，影响癌症的发生或发展；③辐射对细胞 DNA 的稳定性产生了持久的、可传递的影响（基因组不稳定性），或激发了从受损细胞向未受损的邻界细胞传送信号（旁效应）。

目前该领域争论的焦点是：①应该是低剂量同时也是低剂量率照射；②低剂量有益；③超过阈值有害；④线性无阈有害几种观点。

应当注意的是医学影像学中的剂量，比如一次胸部 X 线摄影的剂量约为 1mGy（我国调查值）和核医学患者的较低剂量，但它们尚难满足低剂量率照射的要求，还不能得出 X 线摄影等照射对人体有益的结论。

（强永刚　陈　萍）

二十、有纲、有目、有原则，放射学检查更安全

在伦琴发现 X 射线的第二年里，X 射线成像技术就快速广泛地应用于疾病的临床诊断，但人们当时并不知道放射线也存在着伤害，除了用于疾病的诊断外，当时有人将拍摄的 X 线片作为礼物送给友人，欧洲的一些著名鞋店销售商采用 X 射线透视技术照射顾客的脚部来判断鞋子的大小，后来人们发现一些受到放射线照射的人员出现脱发等放射损伤的表现，才开始引起人们对放射损伤和防护的关注。

在核医学及其他领域的电离辐射应用中，我国规定"辐射防护的目的是：在不过分限制对人类产生照射的有益实践基础上，有效地保护人类健康，防止有害的确定性效应的发生，并将随机性效应的发生率降低到可接受的水平，以推动合理地应用防护手段来降低辐射带来的伤害，使任何辐射照射保持在可以合理达到的尽可能低的水平（as low as reasonably achievable，ALARA）。"

为了实现辐射防护目的，对于放射性应用引起的照射提出了辐射防护的三项基本原则：①辐射实践的正当化；②辐射防护的最优化；③个人剂量限值制度。这三项基本原则是相互关联的，在实践中不可偏废任何一项，它们构成了放射防护体系的主体。

根据核事故对环境的长期影响，近年来 ICRP 还提出了对潜在照射和对业已存在照射的干预措施，并补充增加了"保护当代和后代"的基本原则，要求必须保护当前和今后的人类环境免于辐射危险，要求全球都要为维持生物的多样性而努力，以确保物种得到有效保护和繁衍，要保护自然栖息地、群落和生态系统的健康与现状。

核医学医疗照射在本质上是患者在不同程度知情同意情况下自愿接受的，患者个人同时是直接健康利益与辐射危害的共同受体。确保对患者利大于弊，净效益为正，是医疗照射的首要目标，同时应恰当地考虑到对放射工作人员和其他人员的辐射照射危害。由于医用辐射实践的独特性质，对患者的医疗照射，需要采取与其他计划照射情景不同的、更加细致的正当性判断方法。

为了使医疗照射更安全，我国核医学工作者提出了医疗照射防护的基本原则。包括：

①放射学诊疗的正当性原则；②医疗照射的最优化原则，和/或③潜在危害告知义务与医疗照射指导水平。

核医学的医疗照射对于病人来讲，国际上和我国都没有对病人照射制定"剂量限值"标准。它的含义是病人受到医疗照射的剂量大小由执业医师根据病情需要来确定；但正当性和最优化各有不同层次，病人受到的照射必须有正当理由的照射。

医疗照射指导水平与诊断参考水平含义相同，它们不是剂量限值，仅对专业安全判断做出补充，不能用于判断医疗质量的好坏。

（强永刚　陈　萍）

二十一、放射线诱发的"旁效应"——科学上的新挑战！

长期以来，人们一直认为被照射动物细胞才会产生伤害，而未被辐照的细胞则不会受到影响。然而，近年来"旁效应"的发现则打破了这一传统观点。

通俗地讲，旁效应的含义是照射 A 但未被照射的 B 也出现了放射效应。它对我国一些放射损伤标准提出了挑战，比如，放射性皮肤疾病诊断标准规定：必须是发生在受照射的部位，且超过了规定的剂量阈值方可诊断为"放射性皮肤损伤"。

旁效应的发现起于 1992 年，当时生物学家 Nagasawa 发现中国仓鼠 1%卵巢细胞受到 α 粒子照射时，却有 30%～50%的细胞发生姐妹染色体互换，而 Ezow 用 α 粒子随机照射 20%的人鼠杂交瘤细胞，却产生比预期结果高出 3 倍的突变频率，有的甚至发现在低剂量 α 粒子作用下，旁观者细胞的基因突变频率 5 倍于被单个 α 粒子击中的细胞，于是人们提出了"旁效应"概念。

电离辐射诱发的旁效应指未直接受照细胞产生与受照细胞相同或相似的辐射生物效应。辐射旁效应涉及到姐妹染色体交换、DNA 双链断裂、细胞存活、增殖、凋亡、细胞生长阻滞、细胞转化、基因突变、基因表达和基因组不稳定性等多个方面。

旁效应的特点是：①高 LET 辐射所致旁效应比低 LET 辐射强烈；②一般相同组织的旁观者细胞才可能产生旁效应；③旁效应不仅局限在最初几代细胞，还可涉及后代细胞；④旁效应属于非靶效应，其中一些效应对细胞有害，而另一些对细胞无害，这取决于产生旁效应信号的细胞类型和接受信号的细胞类型。

电离辐射诱发的旁效应的机制可能有：①辐射诱发产生活性氧自由基；②受照射介质的效应；③与细胞间通讯或信号传导有关因素，以及细胞因子包括 TNF、IL-1、IL-8、TGF-1 等均在诱导旁效应过程中发挥作用。

经过二十余年的探索，旁效应的现象及其机制已逐渐被人们所了解，越来越多的文献报道关于体内旁效应特征的研究，并已经证实在生物体内辐射诱导的旁效应不仅能发生在相邻组织，还可发生在远源器官。

辐射旁效应的发现对传统的以线性外推方式建立起来的辐射防护学理论也提出了挑战，其研究已成为辐射生物学领域的热点。

（强永刚　潘卫民）

二十二、育龄妇女做放射学检查有特殊要求吗?

每年有成千上万的妊娠患者接受了放射线检查。据估计,在接受 X 射线检查的全部育龄妇女中,约有不到 1%可能是孕妇,但她们当时并不知道自己已经怀孕。

因此,根据 2006 年国务院发布的"449 号文件"和卫生部令第 46 号令,要求"开单医生"在考虑为育龄妇女开据放射学检查报告单时,必须了解和询问女性病人怀孕状况。这里的"开单医生"是指临床内、外、妇、儿等学科的医生,而不是单一的影像学科医生,因为开单和交费后病人才会到影像学科去做放射学检查。

我国要求,除临床上有充分理由证明需要进行的放射学检查外,应避免对怀孕或可能怀孕的妇女施行会引起其腹部或骨盆受到照射的放射学检查。

对于育龄妇女应首先问明是否怀孕,了解月经情况,对于确认未怀孕的妇女,可进行任何符合正当性要求的检查;但对于妊娠尚无法排除的育龄妇女,腹部照射宜区分高胎儿剂量(高于 10mGy)检查和低于 10mGy 检查,在告知病人此类放射学检查可能会带来的潜在危害后,与病人商议审慎选择放射学检查。

对于确认怀孕的孕妇,由于 X 射线检查(子宫内照射)存在诱发胎儿出生后的"非健康的危险",必须优先考虑采用非电离辐射的替代成像手段,特殊情况下使用放射学检查时,放射科工作人员应与申请医师进行必要的磋商,进一步核实拟申请检查的正当性,决定是否可将这种检查推迟到分娩之后。

这种检查的正当性需要考虑:一是检查可对母亲带来临床利益,也可能对胎儿有间接的利益;二是推迟检查可能对胎儿带来的健康风险大小。如果经复核,该检查仍考虑具有正当性并确需实施,应尽一切努力将胎儿剂量降低到与达到诊断目的的最低水平。

医生对育龄妇女进行最优化判断时,要注意避免病人做不必要的重复性检查,以前拍摄的影像学资料应尽可能利用,能用非放射性检查方法诊断的就不应该选择放射性检查方法,尽量以 X 射线摄影代替透视检查。

通常情况下,一次诊断放射学和核医学检查不会产生导致畸形和智力减退的照射剂量,但在宫内或儿童期受到诊断水平的照射,有可能引起癌症发病的增加。

因此,我国《放射诊疗管理规定》(卫生部令第 46 号)中明确规定:不得将放射性核素显像检查和 X 射线胸部检查列入对婴幼儿及少年儿童体检的常规检查项目;对育龄妇女腹部或骨盆进行核素显像检查或 X 射线检查前,应问明是否怀孕;非特殊需要,对受孕后的 8~15 周的育龄妇女,不得进行下腹部放射影像检查。

(强永刚　陈　萍)

二十三、怀孕了,却发现曾拍摄过 X 线胸片,是否考虑终止妊娠?

笔者在工作中经常会碰到一些青年女性,她们通过写信、打电话、委托朋友的方式询问:"最近发现自己怀孕了,但在一个月前体检中拍摄过胸片或患病时做过放射学检查",她们急不可待地希望医生们给出答案。这个问题有点棘手,病人需要的答案是:"留下孩子或终止妊娠"——刻不容缓。

　　我国规定孕妇在没有充分证据表明疾病可能累及心肺的情况下，分娩前进行常规胸部X射线检查是不正当的。

　　然而对于工作单位常规体检中的X线检查常常是群体性和福利性的，对群体性是正当的，而对个别人可能未必都符合正当性原则。因此，国家标准明确规定："孕妇分娩前，不应进行常规的胸部X线检查"。

　　放射生物学的大量研究证实细胞的放射敏感性与细胞的分裂活动成正比，由于胎儿细胞分裂活跃所以对射线更为敏感，因此我国规定在妊娠8～15周时，非急需不得实施腹部尤其是骨盆部位的X线检查，原则上不对孕妇进行X线骨盆测量检查，如确实需要也应限制在妊娠末三个月内进行，并在医嘱单上记录申请此项检查的特殊理由，经有资格的放射科专家认同后方可实施。

　　但对一度未察觉自己已怀孕的患者进行的照射往往会引起其焦虑不安，担心辐射对胎儿可能产生的影响，甚至提出终止妊娠。

　　在孕妇有这种顾虑的情况下，应由医学专家和放射防护专家为其提供咨询，必要时尽可能准确地估算吸收剂量及相应的胎儿危险度，在听取专家意见之后，方可审慎做出是否终止妊娠的决定。

　　对于这一问题的研究进展，当前国际辐射防护委员会的观点是：在胎儿吸收剂量低于100 mGy的情况下，基于辐射危险而做出终止妊娠的决定是缺乏正当性的。

　　在妊娠第8～15周宫内受照射剂量在100～500mGy范围内时，应慎重考虑畸形、发育迟缓、中枢神经系统损伤和IQ下降的危险度；如果胎儿吸收剂量刚刚超过100mGy，而其父母多年来渴望生育子女，他们可能不希望终止妊娠，在医师给予适当的意见后，应由胎儿的父母做出决定。

　　我国于1996～1998年间做过的全国放射学诊断抽样调查中：X线胸部透视的体表剂量约为3mGy/次，胸部透视（群检）为2.5mGy/次，胸部摄影为1mGy/次，腹部摄影为3.2mGy/次，脊椎摄影为9.2mGy/次，骨盆摄影为1.7mGy/次，头颅CT摄影为42mGy/次，腰椎CT摄影为18mGy/次，腹部CT摄影为13mGy/次；我国核医学检查平均给药活度值为：277～925MBq/次，核医学病人受照射剂量难以准确测量，UNSCEAR 2008年给出的世界核医学检查辐射剂量的平均值约为0.031 mGy，以上数据可供评价时参考。

（强永刚　潘卫民）

二十四、甲状腺癌增多与放射线接触有关吗？怎样科学地评价？

　　我国某医院妇产科三名中年女医生同时被确诊为甲状腺癌，她们怀疑是楼上骨科使用移动式C臂X光机射线泄露所致，这三名女医生在楼下该环境中已经工作了6年，故提出投诉。

　　此事件在媒体报道后引起了全国的震动，广大群众、医务人员、放射学家和放射防护专家都参与该事件的大讨论，"事件"也引起我国卫生管理部门的高度重视。

　　由于"事件"引起了三名女医生同时罹患甲状腺癌，是偶然因素？其他因素？还是放射性因素引起的肿瘤在国内影响较大，社会反响强烈。

经辐射防护权威部门对 X 光机周围辐射剂量，包括三名女医生工作环境泄露辐射进行了三次严格检测，认为该环境辐射水平符合《电离辐射防护与辐射源安全基本标准》（GB18871—2002）的要求，那么如何解释三名医生同时患甲状腺癌，它与放射性因素完全没有关联吗？

该"事件"的解答有三个方面问题需要讨论：①电离辐射引起的随机性效应不存在剂量限值，三名女医生没有理由接受来自任何周围环境的医疗照射。②辐射防护权威部门检测结果认为该环境辐射水平符合国家标准，不存在 X 射线泄露辐射。③三名女医生同时罹患甲状腺癌如何解释？X 光机使用单位在辐射安全防护和质量控制方面是否存在一些问题？

目前我国和国际组织制订"辐射安全标准"都是基于线性无阈模型（LNT）建立的，LNT 的含义是：假设在较低剂量范围内，当辐射剂量大于零时，受到照射人员的癌症和遗传疾病风险增高（在高于本底水平以上），此时生物效应发生率与受照射剂量之间呈线性关系，并将以一种简单成比例的方式表现出来。

在放射防护学上我们把放射性引发的肿瘤、遗传和细胞突变效应统称为随机性性效应（图 1-4），而将放射性引发的其他效应统一称为确定性效应（如白细胞下降、脱发、眼睛白内障等）。确定性效应是可以预防的，只要不超过国家标准的人体照射确定性效应就不会发生。

但是，即使不超过国家标准的人体照射却不能保证随机性性效应不发生，即肿瘤和遗传效应不发生。当受照射剂量很低时（低于国家标准值）肿瘤和遗传效应发生也很低，但发生率不会为零值。

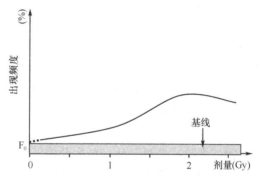

图 1-4　辐射引起的随机性性效应（阴影表示非受照人群的对照发病率；虚线部分表示向低剂量的外推，此处缺乏相应效应的可靠证据）

根据这种理论推测，三名女医生工作场所的楼上有骨科的 X 线机，辐射防护权威部门检测结果认为该环境辐射水平符合国家标准，不存在 X 射线泄露辐射。其含义是此次测量低于国家标准规定的泄露值，但没有说明 X 射线泄露测量值为零，因此，三名女医生罹患甲状腺癌不能完全排除与 X 射线照射无关。

二是随机性效应的发生（肿瘤和遗传效应）与受照射剂量大小无关，即使受照射剂量很低（不超过国家标准值）也有可能被诱发，只是诱发肿瘤的发生率极低，它可能与肿瘤自然发生率接近，但一般不予考虑。

三是其他因素引起，三名女医生同时患病可能属于偶然因素。

目前我国环境的大气污染、雾霾、空气毒物、生活压力、食品污染、碘盐等都可能引起肿瘤发生率增加。高分辨率 B 超技术的突破使得原来不易发现的甲状腺肿瘤和小的结节现在都被诊断出来了。全国近年来甲状腺肿瘤发生率陡然增加，女性发病率高于男性，20～50 岁青壮年已是甲状腺瘤的高发人群。

近几年在体检中发现 50%成年人有甲状腺瘤或结节，甲状腺瘤发病率升高可能与现代医学彩超技术的发展有密切关系，致癌因素与环境中多种因素有关，非单一放射性照射因素，国外也发现甲状腺肿瘤有明显增多趋势。

综合考虑认为，三名女医生同时罹患甲状腺癌，其他工作人员没有发现甲状腺病变，工作场所人员也没有发现有其他放射性损伤的证据，尚不能确定为单一放射性因素引起。

（强永刚　陈　萍）

二十五、你知道放射防护历史发展的四个历程吗？

自 1895 年伦琴发现 X 射线以来，放射学技术已经走过了 120 年历程，从伦琴发现 X 射线到放射学诊断的医学应用，一百多年来它经历了从无防护条件、简单个人防护、简单隔离防护和隔室操作防护四个阶段的发展过程。

如果用图来表示，图 1-5 就是典型的 X 射线诊断防护发展过程示意图。

第一个阶段是图 1-5a，早年医生和病人是在无任何防护条件下进行的 X 线摄影过程，因为那时候人们还不知道放射性对健康人的照射有伤害，医生操作和病人在同一个室内进行，无任何个人防护和屏蔽防护，这段时间里医生们付出的巨大的代价。比如，1897 年在巴尔干战争期间，部队军医们用 X 线技术发现体内子弹和骨折病人，当时认为该行为类似于普通光线照射，仅比光的波长短约 1000 倍而已，不考虑放射线损害。1898 年英国伦敦皇家医院的医生 Harnack 和 3 名助手，在没有任何防护的条件下开始使用 X 线机，5 年后他们全部出现放射损伤，其中一名死亡，一名患双手放射性皮炎最终截肢。

第二个阶段是图 1-5b，医生开始采用简单铅橡胶围裙和铅手套等个人防护用品进行 X 射线透视检查，操作医生和病人仍在同一个室内进行，而且两者相距很近。这一阶段主要为放射线滥用阶段。比如，20 世纪 30～40 年代，美国人用 X 射线照射来治疗儿童胸腺增大症导致胸部和甲状腺癌；伦敦一家医院用 X 射线治疗了 1432 例强直性脊柱炎患者，那个年代 X 射线照射的治疗时间要持续两个小时左右，病人受照射剂量非常大。当时的西方媒体还吹嘘"神秘 X 射线"能够缓解疼痛，承诺可以治疗多种疾病，包括治疗皮肤瑕疵的美容疗法、治疗阳痿和药物成瘾性的治疗，等等。

第三个阶段是图 1-5c，此时医院应用了简易铅合金防护装置的 X 线摄影过程，医生对病人摆位完成后，可以在相对较安全的屏蔽后面操作，它是过渡到隔室 X 线检查的操作前期，但操作医生和病人还在同一个室内，属于简单隔离防护。但此阶段仍然有大量不正当应用，比如。欧洲和美国的一些鞋店销售商还用简易"X 线试鞋镜"（X-ray Shoe Fitter）照射顾客的脚部，以确定鞋子的大小。

第四个阶段是图 1-5d，是现代隔室 X 线检查的操作过程，操作医生和病人分别在两个房间进行，有防护墙和通过铅玻璃窗观察病人，用麦克风和视频装置进行交流。但此阶段仍然有一些没有正当理由的照射，比如这张图片所示，非患者进入了 X 射线拍摄现场，属于非正当理由的照射。

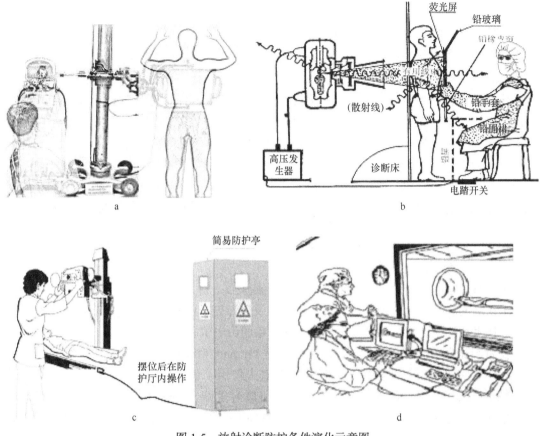

图 1-5　放射诊断防护条件演化示意图

（强永刚　陈　萍）

二十六、你知道我国医疗照射的现状和存在的问题吗？

我国的"X 线设备"引进比较早，1896 年，梁启超先生第一个把伦琴发现了 X 射线这一最新的物理学发现介绍到了中国，当时的翻译名为"生光物电——透骨像"，上海的《万国公报》也以"光学新奇"为题报道了 X 射线发现的消息。

据史料记载，1897 年 12 月苏州博习医院（教会医院）就从美国引进了我国历史上较早的一台简易"X 线机"；上海嘉永轩主人于 1899 年从欧洲进口的 X 线机，曾在上海当众演示产生了较大的社会反响；1901 年广州的博济医院引进了一台 X 线诊断机。

1919 年美国圣路易斯的华盛顿大学霍奇（Hodges）博士在在洛克菲勒基金会支持下，在中国协和医学院开始了放射学工作，我国医疗照射防护经历了：从无防护条件下操作、简单个人防护用品条件下操作、简单隔离防护和隔室操作防护四个阶段的发展过程。

我国医疗照射防护的总趋势是：受检人数逐年增多，技术装备越来越好，职业放射人员接受的辐射剂量越来越小（介入、骨科复位和粒子植入医师除外），放射防护的重点从原来的单纯关注医务人员，转向了同时关注医生和病人的共同防护安全。

目前我国放射诊断中存在的问题是：①医疗照射正当性原则重视不够，放射诊断的阳性率偏低，患者自身防护措施没有落实；②介入操作和放射性粒子植入医生的个人剂量仍然较大；③医疗照射指导水平控制病人剂量未得到重视，一些单位滥用 X 线检查项目；④放射治疗医学物理师存在严重不足，质量控制措施缺乏或未得到落实；⑤辐射事故（或事件）时有发生，事故（或事件）未按规定程序上报，存在瞒报、漏报现象；⑥服用放射性药物的核医学患者随意走动，核素治疗患者无留观病床，造成其他无关人员受到照射；⑦医院放射性粒子植入治疗管理混乱，违章乱用现象较普遍；⑧医疗照射潜在危害告知义务在医院没有落实，临床医师和放射学医师的安全文化素养有待提高。

（强永刚　陈　萍）

二十七、放射性碘-125（^{125}I）粒子肿瘤植入治疗——家属需要防护吗？

笔者曾接诊一位患者，确诊为前列腺癌，其家属非常紧张，医生认为可以使用放射性碘-125（^{125}I）粒子植入肿瘤内部进行治疗。

医生对其家属解释说："随着医学技术的不断发展，肿瘤治疗手段逐渐多样化，对于不能手术切除的肿瘤病灶，现在可通过近距离的放射性粒子植入治疗进行有效地杀伤肿瘤细胞，该技术从探索到现在日益成熟，已有几十年的历史了。"

据资料记载，最早是 1933 年由美国医生 Graham 和 Singer 将放射性"氡"粒子永久性种植在患者的支气管残端；以后相继又有人使用了放射性镭粒子、金粒子、碘粒子和钯粒子，其中放射性碘-125（^{125}I）粒子目前最为常见。它被放在一个金属钛壳里，密封后制成像小学生使用的铅笔芯粗细，长度不到 5 毫米的"小短棒"，医生们称它为"上帝粒子"。

医生将患者 CT、MR 片所显示的肿瘤大小输入到一个三维立体定向计划治疗系统里，还原成一个与肿瘤实际大小的立体图像，然后按一定距离，制订粒子植入计划，再用一套特殊的器械，象"布雷"一样，把放射性粒子直接放置到肿瘤内部或放在外科手术后切不干净的肿瘤区域、亚肿瘤区域，以及可能转移的淋巴组织中永久埋入这些放射性粒子，这些放射性粒子衰变时放出的射线能够杀死肿瘤细胞。

形象点说，每个碘-125（^{125}I）粒子就像一个"小太阳"，在肿瘤内部持续发出的射线能够杀死肿瘤细胞，截断肿瘤细胞扩散的途径。医生风趣地解释说"埋藏的放射性粒子就像西瓜籽，而肿瘤就是那个小西瓜"，碘-125（^{125}I）粒子放射出的射线在组织内穿透距离很短，绝大部分的辐射能量在距离 10 毫米内被吸收，具有良好的适形性和安全性，这种治疗方法已广泛用于前列腺癌、脑瘤、肝癌、肺癌、胰腺癌及盆腔等部位肿瘤的治疗，取得了较好的近期疗效和姑息性治疗效果。

患者家属还是不放心，不停地询问医生："如果家里有碘-125（^{125}I）粒子植入的患者，特别是植入了几十甚至上百粒粒子的患者，家属真的不需要防护了吗？"

医生的回答是，需要防护但不必过度担心，只要我们掌握好防护的基本要领，患者家属是很安全的。

医生进一步解释说："碘-125（^{125}I）放射性粒子的辐射随着与患者距离的增大而迅速减少的，在植入 2 小时后，距离为 1 米时，测得的剂量约为室内天然本底辐射剂量的 100倍；距离为 4 米时，测得的剂量接近室内天然本底辐射剂量；但在 0.25 毫米厚度铅橡胶屏蔽碘-125（^{125}I）粒子植入区域的条件下，体表处测得的剂量相当于未屏蔽时 2.5～3 米处测量值；在 0.5 毫米铅橡胶屏蔽的条件下，体表测得的剂量几乎接近天然本底。同时放射性粒子的辐射剂量随着时间的推移而越来越小，在 6 个月后在体表处测得的剂量已基本接近室内天然本底剂量。"

但医院医生还是要求病人出院后，陪护者和探视者与病人长时间接触时，距离至少应保持在 1 米远处，儿童和孕妇不得与病人同住一个房间，在手术后的最初 2 个月病人要避免接近孕妇儿童，要保持 2 米以上的距离。

对于护理医生来讲，各项护理操作应尽可能集中进行，尽可能减少与放射源接触时间。前列腺癌患者植入放射性粒子，1 个月后才可以恢复性生活，但建议使用安全套，防止粒子脱出导致辐射环境污染。

（黄　蕤）

二十八、核医学检查及治疗安全吗？

1945 年第二次世界大战末期，2 颗原子弹"小男孩"和"胖子"分别在日本广岛和长崎引爆，第一次让世人见识到了核裂变的巨大威力。1986 年切尔诺贝利核事故及 2011 年日本福岛核电站的核泄露事故，加剧了世人的核恐慌。新闻媒体大幅度地报道核辐射地破坏力及核污染的长期影响，加之国内缺乏基本辐射科普教育，最终让社会公众甚至是医务人员对核辐射的恐惧心理达到了谈"核"色变的地步。

目前大医院的核医学科已是常设科室，核医学检查已成为一种重要检查手段，简单来讲，核医学检查（如 PET/CT 用的 ^{18}F-FDG 和骨扫描用的 ^{99m}Tc-MDP）和治疗（如分化型甲状腺癌用的 ^{131}I-碘化钠）所常用的放射性核素都能发出 γ 和 β 射线，属于电离辐射。^{18}F-FDG 的物理半衰期约为 109 分钟，^{99m}Tc-MDP 的物理半衰期约为 6 小时，加上经尿液等排出，^{18}F-FDG 的有效半减期约 1 小时，^{99m}Tc-MDP 的有效半减期约 2～3 小时。经过 5 个有效半减期后，放射性活度已经降低为原来的 3%左右，10 个有效半衰期后降低为原来的 0.1%左右，可以忽略不计。也就是说做 ^{18}F-FDG PET/CT 和 ^{99m}Tc-MDP 骨扫描的病人，经从注射药物起，分别在 10 小时和 24 小时之后身上的辐射就基本上消失。

那么，核医学诊疗中辐射对患者及接触人群安全吗？

客观地说电离辐射作用于生物体后会产生一定生物学效应，是否只要受到电离辐射照射就会产生损伤效应呢？

科学研究告诉我们，人如果短时间内接受不同剂量的照射会产生不同的后果，如接受 4～8Gy 全身照射（不是局部照射），一般会造成骨髓造血系统损伤，但在可治疗范围内；造成出血综合征的主要原因是：①凝血功能障碍；②血管通透性增加；③血管脆性增加；④血小板数量和质量上的改变，其主导环节是血小板的数量减少和功能低下。

接受全身照射剂量在 10～50Gy 内一般为肠型放射病，病理学出现肠上皮细胞分裂停止，上皮细胞脱落，高热、腹泻、电解质失衡，10Gy 左右照射剂量尚可救治，剂量再大很容易死亡。如受到 50Gy 以上的全身照射为脑性放射病，已无生还可能。应当注意的是这些损伤效应都是全身照射引起的，而医疗照射主要是局部照射，应当把它们区分开来。

那么核医学患者对其接触人群所能产生的剂量情况如何呢？有文献研究报道，即便长时间近距离与受检者接触，所受到的辐射剂量也很低。比如，B 超医生给刚注射 ^{18}F-FDG PET/CT 或 ^{99m}Tc-MDP 骨扫描受检者进行检查，0.5 小时内 B 超医生所受剂量约 35μGy（约等于坐十几个小时飞机所额外接受的宇宙辐射剂量）。实际上当核医学受检者或接受核素治疗的病人在检查结束或治疗结束出院后，体内的放射性水平已经在相当低的水平，一般不会对周围接触人群造成影响。

所以，常规核医学检查和治疗产生的辐射量都在严格控制的范围之内，合理范围内应用核医学检查和治疗，给受检者或患者的获益远远大于损伤，同时也不会对周围人员造成辐射损害。特别是医务人员，要做到正确认识核医学，不传谣，不谈"核"色变，就可以避免不必要的恐慌，也有利于核医学在疾病的诊疗中发挥更大的作用。

（肖子正）

二十九、放射性药物生产运输过程对周边环境有何影响？

了解放射性药物的生产运输过程对周边环境有什么影响，我们就要先了解一下核医学科的药物生产运输的流程。

医学上使用的放射性核素大多数是人工制造的，生产过程有三个来源：核反应堆、加速器和放射性核素发生器。

反应堆是最强的中子源，利用核反应堆强大的中子流轰击各种靶核，可以大量生产用于核医学诊断和治疗的放射性核素。医学中常用的反应堆生产的放射性核素有：^{99}Mo、^{113}Sn、^{125}I、^{131}I、^{32}P、^{14}C、^{3}H、^{89}Sr、^{133}Xe、^{186}Re、^{153}Sm 等。

回旋加速器能加速质子、氘核、α 粒子等带电粒子，这些粒子轰击各种靶核，引起不同核反应，生成多种放射性核素，如 ^{11}C、^{13}N、^{15}O、^{18}F、^{123}I、^{201}Tl、^{67}Ga、^{111}In 等。

放射核素发生器指从长半衰期的核素（称为母体）中分离短半衰期的核素（称为子体）的装置。医学中常用的发生器有：^{99}Mo–^{99}Tc^{m} 发生器、^{188}W–^{188}Re 发生器、^{82}Sr–^{82}Rb 发生器、^{81}Rb–^{81}Kr^{m} 发生器等。^{99}Mo–^{99}Tc^{m} 发生器是核医学科最为常见的发生器，又称母牛发生器。

放射性药物生产运输和使用对周边环境有影响吗？我们知道核医学科常用的放射性核素中由回旋加速器所生产短半衰期的核素：^{18}F、^{11}C、^{13}N、^{15}O 等由于半衰期短，不利于运输，都是医院现场生产或配置使用，所采用的原料都是稳定核素，所以是比较安全的。

^{99m}Tc、^{131}I 等核医学科常用的核素则往往由厂家生产配送，它们在储存和运输时都有专门的容器，这些容器都具有极强的屏蔽防护作用，国家对放射性核素运输都有严格的规定，一般不存在放射性泄漏或污染，不会对公众造成伤害。

但在生产制备放射性药物的过程中会产生放射性废物，放射性废物不能以普通废弃物的方法进行处理，要根据废物的性状、体积、所含放射性核素的种类、半衰期等情况分别进行相应处理。

核医学科放射性污染的固体物质包含如安瓿、棉签等。最简易的处理方法是放置衰变法，等放射性活度降低到达标水平后，可作为非放射性废物处理，不达标的固体废物则交由环保部门处理。

医院核医学科生产过程均是在通风橱进行的，产生的含挥发性废物，均通过通风橱排气口排向大气。所用通风橱排气口高出周围最高建筑物，并且加装了高效过滤装置，由环保监督严格控制下的使用可以保证排除的废气达到环境保护的要求。只要做好各项防范措施，控制好"三废"排放节点，保证废物达标排放，是能够保持周围环境良好，确保核医学科为人类造福。

（彭添兴）

三十、核医学科的放射性"子弹"？它们的威力如何？

有人说核医学科有辐射，能发射出放射性"子弹"，可到底都是些什么放射性"子弹"？他们的威力如何？

科学家通过电磁场对射线的分解实验，人们得知放射性核素这种"枪"可以发射出三种类型的子弹，将之命名为：α射线、β射线、γ射线。

α射线的本质为带正电的粒子流，该粒子称为α粒子，它由两个质子和两个中子组成。

最早发现的β射线为高速运动的电子流，但是后来又发现了能发射"正电子"的核素，因此，β射线包括两种"子弹"：负电子和正电子。

γ射线的本质为一束"光子"的流动，属于电磁辐射，它的性质和X射线很相似。

核医学科最常用的放射性核素有三种：^{99m}Tc、^{131}I、^{18}F。^{99m}Tc发射单一能量的γ射线，射线能量为140keV，^{99m}Tc的衰变产物为^{99}Tc，而它（^{99}Tc）发射的是β射线。^{131}I发射$β^-$和γ射线。^{18}F发生正电子衰变，并发射511 keV的"双光子"的γ射线。

放射性"子弹"的威力有多大呢？

α射线的穿透能力最弱，它很容易被物质吸收，一张薄纸或健康的皮肤就能将α射线全部挡住，在空气中也只能穿透几个厘米，并不可怕；但α衰变核素若进入人体，它的电离本领最强，对人体内组织破坏能力较大。因此α射线对人体不考虑外照射损害，但如果α核素进入体内则危害较大。

β射线的穿透能力比α射线强，对人体可造成外照射危害，但它很易被有机玻璃、塑料、薄铝片等材料屏蔽阻挡。同时，因β粒子比α粒子质量小，速度快，电荷少，因而电离作用也就比α射线小得多，约是α射线的百分之一，因此，β射线这种"子弹"对人体组织的内照射比α射线小。

γ射线的穿透能力很强，是β射线的50～100倍，是α射线的1万倍，要完全阻挡或吸收γ射线这种"子弹"需要很厚的屏蔽。但γ射线的电离能力最弱，只有β射线的十分之一，α射线的千分之一，而且不会滞留在体内。所以，对于γ射线主要是防护外照射。

如果你对核医学科放射线"子弹"和它的威力大小有了一定的了解，对核医学的工作性质有所了解，做到心中有数，没有必要对它产生恐惧心理了，核医学的临床应用是科学技术进步的标志，普及核医学知识我中有你，你中有我。

（彭添兴）

三十一、内外兼修之内照射

提起辐射许多人唯恐避之不及,然而在人类的发展进程中,不可避免地要接触到辐射,并利用辐射造福人类,所以要求我们在保障人员安全的情况下合理利用辐射。

众所周知,辐射可分为外照射和内照射,外照射能通过时间、距离、屏蔽三种方法保障工作人员健康安全,而在辐射环境下如何尽量避免放射性核素的内照射,你知道吗?

核医学中常见的核素有 ^{99m}Tc、^{131}I、^{32}P、^{89}Sr、^{123}I 和 ^{18}F 等,工作人员在日常的诊断和治疗工作中,需要对被放射性核素标记的多种放射性药物进行不同的操作和处理,由于放射性药物属于非密封源,核医学工作人员在相关操作过程中存在发生内照射的风险。

核医学医生告诉你,核素的内照射主要通过以下手段进行防护。

1. 切断内照射摄入人体的途径　放射性核素可以经由吸入、食入或通过完好皮肤、伤口进入体内,从而造成放射性核素的体内污染,放射性核素摄入到体内以后,将沉积、滞留在它们所亲和的组织或器官,对其产生辐射剂量,造成危害,一直到它完全被排出体外为止。因此,内照射危害不容忽视,避免内照射,应严格控制内照射摄入途径。

(1)为了避免易挥发放射性核素(如 ^{131}I)吸入体内,在接触放射性核素或在放射性核素贮存场所时,应佩戴专用口罩。

(2)为了避免放射性核素食入或通过皮肤、伤口进入体内,应在接触放射性核素前穿戴好密封防护服并佩戴手套,严禁徒手对放射性核素进行操作和处理。

2. 严格控制工作场所环境污染　严格控制工作场所环境污染,应做到以下几点:

(1)通过静态隔离或动态隔离降低空气中放射性核素浓度。静态隔离是指通过用一个物理屏障(如手套箱等)把放射性核素局限在某一空间内操作,防止放射性废物进入工作环境;动态隔离是利用某种气体动力系统(如在通风柜内),防止放射性物质进入工作环境。

(2)保证工作场所通风良好,实际工作中有些操作是不可能完全隔离的,(如 ^{131}I 溶液,挥发性强)工作场所必须有良好的通风,增加新鲜空气流通降低工作中场所空气中的放射性浓度。

(3)对某些气体放射性核素,在工作场所使用物理或化学吸附剂,从而有效降低空气中放射性污染核素浓度。

(4)安装放射性污染检测仪,及时监测工作场所放射性污染情况,如发现异常情况,应及时处理。

(5)保持操作用品、工具表面清洁,避免由于操作用品、工具转移,造成人体、工作服、地面等污染,从而放射性物质经由口、皮肤转移至体内,形成内照射。

辐射防护需要内外兼修,如果你做到这几点,在核医学工作将是安全的。

(贺　丹)

三十二、你知道吗：人类的进化竟然离不开放射性因素？

神州系列飞船的成功给我们带来了无尽的骄傲，一直关注中国航天事业的你一定知道在神十、神十一船舱内搭载了一些特色农作物和药材种子，而在神十一船舱内还有一批特殊的乘客，它们就是此前为人们所关注的蚕宝宝。科学家们为什么要带上它们去遨游太空呢？这是因为在外太空中，辐射和微重力环境能够加速促进生物的基因变异，能够从中选育出一批高产、高抗病性或具有其他优势的新品种，在这一批蚕宝宝的后代中，也许会诞生出一批抗寒、体型增大或者吐出少见色蚕丝的新品系。

人类是在放射性环境下生存发展进化而来，放射性元素存在于宇宙万物之中，包括赖以维持生命的空气和水。无论是在各类岩石和土壤中，还是在一切江河湖海的水中和大气中，都有不同数量的放射性元素存在。自古人类开始，地球一方面依赖自身的磁场在很大程度上抵挡了宇宙的大部分射线，保护人类不受大剂量辐射，另外一方面，来自地球不同区域天然辐射无处不在。不仅人类生活在这样一个充满辐射的环境中，我们地球上生活的每一种生物都无时无刻地接受着这样的影响。

人类从四肢行走到双下肢行走，再到会利用工具，再到钻木升起第一团篝火，经历千万年的变化，现代人已经可以坐在敞亮的办公室内，坐在一台超级计算机面前思考和计算宇宙的起源。

但人类进化的每一处细微的变化无一不是来自环境的影响。当直立行走的人类能够看得更远，摘到更高处的果子，当利用工具能够便捷高效地获得食物，当更智慧的人类拥有更多的资源，他们将更能适应环境。在不断进化发展的过程中，这些行为能够记录和遗传的根本在于优势基因的形成和保留，而基因的改变与环境密切相关。

与外太空相比，人类繁衍生息的地球始终拥有一个相对温和的辐射环境。一个基因位点的突变，一个基因表达的形成，一个基因表型的固定和环境适应需要的大量的辐射积累、长时间作用和偶然保留，人类的进化正是每一个这样基因表型的固定适应的过程。这样的过程注定不会惊天动地，它们是那样的慢长，以至于地球上的每一种生物几代、几十代都难以察觉，甚至于会忽略改变的存在，否认辐射的作用，而这些又是真真切切的现实。

电离辐射为生物种群包括人类的创造出了无数的变异，再借着物竞天择之手，形成了如今数不胜数的物种及高度进化的人类。

飞上太空的蚕宝宝，它们生命的下一段旅程也许就会绚烂地破茧而出，而人类在漫长的进化旅程中，或许无法经历这段惨烈的历程，但从历史长河来看，人类的进化必然离不开辐射的作用。如果你问为什么有些人拥有乌黑的秀发，有些人拥有深邃的蓝眼睛，有些人拥有麦黄色的肌肤，那一定是基因的不同，那一定是辐射的积累导致了基因的改变。

生命闪耀于宇宙最初的起因便是"辐射"，人类进化得如此精彩，也是如此，让我们关心辐射，了解辐射，让我们更多地利用辐射造福于人类和我们的生活。

（苏新辉）

三十三、巧用三招　轻松搞定外照射

1. 惹不起，躲得起的距离防护　外照射是指电离辐射源发出的射线从体外对人体的照射。放射源发出的射线看不见、闻不到、摸不着。而放射性物质亮晶晶的，看起来很漂亮，有的是圆形的、球形的，有的像金属链，非常美，闪闪发光。有电离辐射标志的，立即远离它，尽快报警；没有看到标示的，也要提高警惕，千万不要当它是宝贝。惹不起，还是能躲得起的。空间防护是十分有效的防护措施，增大人体与放射源之间距离的措施多种多样，常用的是使用灵活可靠的长柄操作工具，或者采用遥控设施远距离操作，操作室也要求有一定的面积和室高。

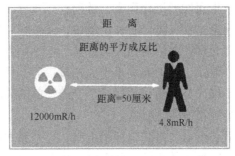

由于人体受到外照射的剂量或剂量率与距离的平方成反比，对于外照射来说，离开放射源的距离增大1倍，照射量（或率）则减少到原来的1/4。所以说距离产生美，到底有多美，我们一起看这张图吧：当你在放射源边上 1 厘米时，你所受到的照射剂量为12000mGy/h，而当你仅仅是距离它 50 厘米时，你所受到的照射剂量仅为 4.8mGy/h。因此尽可能的远离辐射源，就能有效的减少照射。

2. 速战速决的时间防护　现在都提倡人性化管理啦，可是核医学科的住院病人都只能单独的呆在一间病房内，不准外出，还不准探视，偶尔准许探视了还规定探访时间少许 30分钟。有人不理解这是为什么。

今天就跟大家说说辐射防护的第二秘诀：时间防护。

分化型甲状腺癌患者服用 [131]I 后，自身就成为一个放射源了，如果自由活动的话，那么就会对周边环境及邻近的人员造成不必要的辐射。所以根据相关法规，[131]I 单次治疗的剂量超过 400MBq，应为患者建立辐射隔离区。辐射隔离的时间至少不低于 48 小时。所以说单独一间辐射隔离病房恰恰是人性化的体现。而探视时间的限制正是保护患者亲朋好友的一项手段，毕竟他们是不需要进行放射治疗的，是不应该接受辐射的。

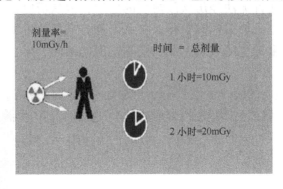

在放射性场所，人员受到的外照射累积剂量正比于他在该区域内的时间。因此，除非工作需要，应避免在电离辐射场中作不必要的逗留；即使工作需要，也须尽量减少在电离辐射场中逗留的时间。为了缩短受照时间，在进行有关操作之前，应作好充分准备，操作时务求熟练、迅速。在某些场合下，如抢修设备或排除事故，工作人员不得不在强辐射场内进行工作，且可能持续一段时间，此时应采用轮流、替换办法，限制每个人的操作时间，将每个人所受照的剂量控制在拟定的限值以下。如上图所示，剂量率为 10mGy/h，如果时间增加一倍，那么剂量率也增加一倍为 20mGy 了。因此，对于接受放射性核素治疗的患者我们建议：远离工作 1 周；20 天内避免近距离接触孩子和孕妇；第一周内每天公共场合内行走不超过 1 小时。

3. 坚甲厉兵的屏蔽防护　屏蔽防护是在放射源与人体之间设置能够吸收放射线的屏障物，以减少辐射对人体的照射剂量。虽然依靠时间防护和距离防护可以有效减少职业人员个人受照剂量，然而医学上的许多诊疗方式是近台操作，无法使用距离防护手段，如介入放射性操作、放射粒子植入等，屏蔽防护就是其有效的防护措施。医疗照射的屏蔽防护能够为职业人员和公众提供一种较为安全的工作环境。

屏蔽防护厚度的选择受到屏蔽材料、射线类型与能量、源活度和对屏蔽以后要求达到的可接受的剂量率等因素的影响。低能 β 射线不需屏蔽，高能 β 射线（^{32}P）采用低原子序数的材料，中子的防护一般采用石蜡、铅。外防护主要是 γ 射线，β 射线防护主要是防止体表被 β 射线源污染。γ 射线的穿透能力强，因此对 γ 射线和 X 射线通常用较高原子序数的屏蔽材料，如铅、铁、水泥等。屏蔽物可以是固定式或移动式，固定式的有防护墙、地板、天棚、防护门和观察窗等，移动式的包括盛装容器、各种结构的手套箱、防护屏风、铅防护眼镜和铅砖以及含铅的橡胶围裙、手套、帽子、背心、衣裤等。如同核电站，在核反应堆上都有个水泥罩，厚厚的水泥就是用来防 γ 射线的。

（王超群　殷艳海）

三十四、认清电离辐射标志，远离辐射危险

核医学科和 PET 中心是使用放射性同位素、放射源或辐射装置的工作场所，根据国家有关规定，这样的场所入口处的醒目位置必须设置电离辐射警告标志。这样的标志你见到过吗？

电离辐射标志包括电离辐射基本标志和电离辐射警告标志，标志要求附加的文字说明、有规定的颜色或标识物符号（图 1-6）。

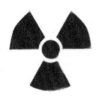

a. 电离辐射基本标志　　b. 电离辐射警告标志　　c. 新增加的电离辐射警告标志

图 1-6　电离辐射标志

电离辐射基本标志的含义是此处有放射性，但不一定代表有危险性，比如我国天安门广场举行的阅兵仪式就有装载在汽车上的导弹，有的导弹上印有电离辐射基本标志，它的含义是带有"核弹头的导弹"，但该标志没有放在正三角形边框内，属于非警告标志。

电离辐射警告标志的含义提醒人们注意此处有放射性，当心此处有的危险。它的背景为黄色，正三角形边框及电离辐射标志图形均为黑色，"当心电离辐射"用黑色粗等线体字。

《安全标志》（GB2894—1996）和《安全标志使用导则》（GB16179—1996）规定，在警告标志的下方还要加注"当心电离辐射"黑色粗线体中文文字（见图1-6），等边三角形规定为外边 a1=0.034L，内边 a2=0.700L，L 为观察距离。

由于传统的放射性警告标志不够醒目，往往需要有专业知识背景才能正确理解该标志的含义，对于广大群众仍存在着"误解"的可能性，因此，2007 年 IAEA 与 ISO 又联合颁布一个新的放射危险警告补充标志，ISO 编号为#21482，该补充标志可以明确发出提示性的危险信息，警告广大公众"放射线有危险"，以减少大型放射源事故性照射引起的不必要死亡和严重伤害。

新的放射危险警告补充标志由放射线、人头颅骨、交叉股骨、跑动的人体四部分组成，按照 ISO 要求框在黑色三角型图案之中，标志的背景为红色，人头颅骨、交叉股骨、跑动的人体均为黑色，放射线为白色。它的目的是警示来自任何地点将受到放射源潜在危险的人们"你已经接近了危险的边缘，勿打开、勿靠近"，迅速远离该区域。

补充标志物在 11 个国家的 5 年试用中，发现对不同性别、年龄、职业和教育背景人们，能够清楚无误地传递"放射危险与远离"的信息，该标志物使用于核技术应用场所（如辐照加工、工业探伤、放射治疗等单位）、放射性物质运输、废物安全管理等公众和环境领域，该标识安装在收藏放射源的位置处，不应在建筑物的进出大门口安示。

新的补充标志物旨在对广大公众更加形象和醒目地警示电离辐射的潜在危险，提供了与源相关危险的更多信息，使未经培训的、未被告知的公众也能明确地意识到远离危险源的必要性。新的补充标志物是对传统辐射警告标志的补充，但并不取代基本的电离辐射标志。我国尚未在国家有关法规标准中要求统一使用这一新的辐射警告标志，但这个通俗易懂标志更醒目地提醒病人，医院核医学场所有可能伴随有电离辐射的危险，应该不要擅自进入或自觉远离，以防止误入放射性工作场所，避免造成不必要的辐射照射。

（陆克义）

三十五、如何正确应对核电站事故

2011 年 3 月 11 日，日本东部海域发生了 9 级地震并引发了海啸，沿海地区遭到严重的破坏，造成了人员伤亡和失踪。海啸还致使依海而建的日本福岛核电站内核散热功能受损，导致反应堆核心受到严重破坏，并发生了根据国际原子能事件分级表（INES）等级评定为 7 级的核事故（最高级别核事故）。

福岛核电站发生爆炸后，放射性物质（放射性核素）被释放到环境中。尤其是此次福岛 7 级核事故后，引起了我国民众的"辐射恐慌"，进而引发了全国范围内抢购碘盐和抢购口罩的风潮。

其实，日本福岛地区发生的核电站爆炸所致的这种空气放射性污染并不会对数千公里之外的中国造成明显影响。2013 年国际专家组对日本福岛第一核电站事故的健康风险进行了全面评估，其结论是：对日本国内外的一般人群而言，预计风险很低，不会观察到癌症患病率上升到高于基线水平。

但是，世界卫生组织以初步剂量估算为基础对 2011 年东日本大地震和海啸后的《核事故进行健康风险评估》认为，福岛县内特定人群患某些癌症的风险估计会有所增加（如乳腺癌、白血病和甲状腺癌），需对这些人群进行长期持续监测和卫生筛查。

如果我国国内出现核电站事故时，我们需要了解哪些知识呢？

那么核电站是什么呢？回答是：核电站就是利用核能来发电的。具体地讲，核电站是利用核反应堆中裂变反应释放出的能量，将水加热，产生水蒸气，蒸气驱动汽轮机，汽轮机又驱动发电机，如同火力发电站一样产生了电能。但是该反应堆是可以有效控制的链式裂变反应，而没有倍增过程，所以反应不会加速，更不会像原子弹那样爆炸。

核电站核反应发生在一个锆合金的包壳内，外面流动着冷却水。这些冷却水与外界完全隔离，其外还有钢筋混凝土的安全壳。这些措施保证放射性物质不会外泄。一旦核电站发生事故，安全保护系统会立即被触发，数秒钟后链式反应便会终止。同时，冷却系统会对核燃料衰变所产生的热量进行散热。

现代化的新型核电站设计中都考虑了外部事件，包括飓风、地震、洪水、外部飞射物等对核电站的影响。虽然现代科学和管理水平可以使核电站发生事故的概率降低到很小，但发生事故的潜在可能性仍是存在的。

我国核电站起步晚于日本、美国等拥有大量核电站的发达国家，但我国核电站从一开始就使用了现代化的设计方法，而美日等国家还有一些老式设计的核电站仍在使用。

对于核电站辐射安全性，目前国际上普遍都是高度重视的，有完善的应急管理体系，我国对核电安全极为重视，由国家、地方政府和核营运单位三级核应急机构安全网组成。

比如，我国早在 1995 年就设立了"国家核事故应急协调委员会"，由国家计委牵头，外交部、国防科工委、公安部、交通部、邮电部、卫生部、国家环保局等 15 个部委组成。

作为普通民众，一旦发生核电站事故（包括国外核事故），应该相信科学、相信政府，做到"听指挥，不恐慌，不盲从，适时隐蔽，计划撤离，科学防护"，应该遵循以下几点。

（1）保持镇定，服从指挥，不听信小道消息和谣言。

（2）收看电视或广播，了解事故情况或应急指挥部的指令。

（3）听到警报后进入室内，关闭门窗。

（4）必要时，戴上口罩或用湿毛巾捂住口鼻。

（5）接到服用碘片的命令时，遵照说明，按量服用。

（6）接到对饮用水和食物进行控制的命令时，不饮用露天水源中的水，不吃附近生产的蔬菜、水果。

（7）听到撤离命令时，带好随身贵重物品，但家电、家具、家畜等不要携带；听从指挥，有组织地到指定地点集合后撤离。

（8）如果检测到身体已被放射性污染，听从专业人员的安排，及时清除体表污染。

（黄 蕊 潘卫民）

三十六、生男孩还是生女孩与接受的核医学检查有关吗？

几十年来，社会上长期流传着一种说法"接受放射线照射会影响出生胎儿的性别"。根据资料查找，早年关于人类受到放射线照射后关于出生男孩和女孩曾有过"一个假说"，当时把出生后"男孩/女孩"称为性比率，男孩增多女孩减少称为性比率增大。这个"假说"认为：父亲单独受照射后生男孩增多，母亲单独受照射后生女孩增多，如果双亲均受到照射也是生女孩增多。

这个假说的理论依据是："若母亲单独受照射而父亲没受到照射，会诱发伴性隐性致死突变，使男性胎儿容易死亡，而女性胎儿为隐性基因携带着，可存活下来而使性比率降低，最终是出生女婴增多"。

但很快就有一个科学家（Schull）发表了他对日本原子弹爆炸受害者所生的 47624 名婴儿的性比率调查，调查结果与这种假说完全相反。

Schull 的调查包括：先天缺陷、死产、儿童平均寿命、肿瘤、染色体异常等 7 项指标，通过 7 组数据分析均没有显示出亲代受照射对子代产生统计学意义的遗传效应，并认为人的辐射流行病调查可能没有啮齿类动物遗传实验外推值敏感。

比如，动物研究发现，小鼠受照后寿命缩短与受照剂量相关，大约每 0.87Gy 照射小鼠寿命可缩短约 5%，但对日本原子弹爆炸后对 93000 名原子弹爆炸幸存者和 27000 名未接受电离辐射照射者进行终生对照研究，未发现明显的寿命差异不同。

近年来网上报道，一个德国环境健康研究中心的专家们又提出"原子弹试验和核泄露事故所造成的核辐射会提高男孩的出生率"，他们对 39 个欧洲国家和美国等地区 1975 年至 2007 年的人口数据进行了分析，发现在 1964 年至 1975 年间，所有被调查的国家中，男孩的出生数量要高于女孩，而在大部分东欧国家中，两者的差距在 1986 年后更为明显，这可能与切尔诺贝利核电站事故有关。

但他们并没有对男女比例失衡现象背后所存在的"生物学机制"因素进行针对性的研究，仅仅是根据以往在动物身上进行的实验外推，得出男性出生率高的原因可能就是精子中的 X 染色体受到伤害所致。

ICRP 的专家认为：以前曾认为遗传学效应可能是原子弹爆炸带来的最重要的影响，但近年来通过对原子弹爆炸幸存者的第二代和第三代的深入研究，却没有发现遗传效应明显增加，现在看来辐射遗传效应远不像当初曾经设想的那么严重。

2009 年，英国健康保护局估计，出生前受照射剂量为 25mGy（高剂量诊断性照射）时，胎儿出生后遗传性疾病的绝对超额危险约为 0.012%，远低于该国人群先天性缺陷的自然危险（1%～6%），辐射因素几乎可以忽略不计。

ICRP 指出，目前这些研究方法都无法直接监测辐照的遗传风险，这些研究也无法证实不存在任何遗传效应风险。因为在未受辐射人口较高的发病率基础上，很难发现与辐照相关的略微增加的发病率。但 ICRP 承认，这些研究的结果很有用，它就所有相关风险的估计提供了上限，有关接受放射学检查是否会影响出生胎儿的遗传学改变，特别是出生胎儿性别的变化，还需要更多、更深入的研究。

（陆克义）

三十七、胎儿或孕妇受到放射线照射，你必须当心！

有这样一个事例，一对夫妻来医院做"甲亢"检查，小伙子对医生说："电离辐射对胎儿的影响在接受大剂量照射后才有可能表现出来，小剂量照射下胎儿不会受到伤害吧！"

真的没有影响吗？

医生对这对夫妇解释道："不能这样简单地理解放射性的伤害。"放射性的损害分为随机性效应和确定性效应，确定性效应是可以预防的放射损害，只要接受放射性照射剂量不超过国家标准，这种效应就不会发生，是属于安全的照射。

但放射性损害还有一种类型叫随机性效应。随机性效应就不是这么简单地理解是否超过某个剂量值了。

随机性效应包括放射性照射引起的肿瘤和遗传效应，这种效应的发生与照射的剂量大小没有关系，不管病人照射剂量有多大都有可能发生，病人若受照射剂量大则随机性效应发生率就高，若受照射剂量低则发生率也低，即使受照射剂量在很低很低时，也不能保证肿瘤和遗传效应不发生，但它已经接近自然发生率水平了。

看到这对夫妻还不是很理解，医生又通俗地解释了一遍：医生说："其实放射学检查引起的癌症和遗传效应就是一个"概率"的问题，不一定会摊到你的头上，但对整个被检查人群来说，肿瘤和遗传效应的患病率一定是增高了，那么，这种效应的发生率有多大呢？

若从统计数据来看，我国在 20 世纪 80 年代曾进行过一次全国医疗照射频度和剂量水平调查，按照 UNSCEAR 当时给出的危险模型估算，我国全人口因医疗照射造成的潜在危害：一年因 X 线诊断引发恶性肿瘤死亡数（Gs）约为 854 例，核医学检查约为 30 例左右。从我国全人口医疗照射引发的恶性肿瘤死亡数来看，它的确是微不足道的。

医生又拿出一本书来对着病人说："胎儿在出生前的整个发育过程中对电离辐射均具有较高的敏感度，电离辐射诱发生物学效应的性质和严重程度与胎儿发育不同阶段有直接关系，需要医师做个性化评价。"

电离辐射有可能导致的严重生物学效应主要包括：胚胎或胎儿死亡、流产、胎儿先天畸形和发育生长迟滞等。

在胚胎（器官形成）的第 3~8 周对辐射尤其敏感，如在怀孕的第 8~25 周，胎儿中枢神经系统对于电离辐射的敏感度较高，我国规定孕妇不得做放射学检查，更不能做下腹部的放射学检查。

在临床过程中为了避免对胎儿和胚胎造成意外辐射照射，应对患者是否怀孕进行询问、检查和评估。核医学临床诊断检查中，除有明显临床指征外，应尽可能避免因进行诊断对怀孕或可能怀孕的育龄妇女使用放射性核素。

一般情况下，除非是挽救生命，否则孕妇不应接受放射性核素的治疗；为挽救危重甲亢患者生命而进行的 ^{131}I 治疗，若胎儿接受辐射剂量超过 100mGy 以上，可以考虑终止妊娠。

总之，大剂量的电离辐射对胎儿有非常大的危害，也要考虑到胚胎或胎儿对电离辐射的敏感性较高的因素，建议孕妇要尽量减少核医学等放射学检查。

（陆克义）

三十八、为什么发生核事故时要服用碘片，你会服用吗？

若发生重大核事故或意外事件，会污染周围环境，造成人员受到放射损伤和放射性污染，对公众健康造成危害。

污染物可以通过呼吸道吸入，皮肤伤口及消化道吸收进入体内，引起内辐射，γ 辐射可穿透一定距离被机体吸收，使人员受到外照射伤害。

在核事故中，放射性核素对人体危害较大的是：^{131}I、^{137}Cs、^{90}Sr 及 ^{239}Pu 等。其中 ^{131}I 可以在最短的时间进入甲状腺组织，并对甲状腺组织造成损伤，它们在甲状腺组织可长期存留，大约 3 个月后放射性碘才会完全衰变消失。

我们为什么要服用碘片呢？其实很简单，由于甲状腺组织需要不断摄取碘来维持它的正常代谢，但甲状腺细胞却是一个"粗心的细胞"，它不能区分放射性碘和非放射性碘（碘片），因此我们就利用了甲状腺细胞"粗心大意"的特点，预先服用一些非放射性的碘片，这些甲状腺细胞"吃饱喝足"了非放射性碘片，就会减少摄取放射性事故中污染的放射性碘了，因此甲状腺细胞受到放射性碘照射的危害就减轻了。

在医学防护上，我们把这种方法叫"碘饱和状态"，以期减省甲状腺对放射性 ^{131}I 的摄取。

但碘片的服用是有技巧的，时机掌握得不好，可能达到饱状态的效果就没有那么好了，掌握这些技巧才能起到真正的保护作用，它的服用技巧是：

（1）碘片服用时间，这是碘片的防护效能主要因素之一。在预知可能暴露于放射性碘的环境时，必须尽量做到在放射性烟雾经过前或者经过时就服用，或事故发生后尽早地服用。如果服用过早或过晚，甲状腺可能不能得到有效或完全的防护，如暴露后 4 小时服用，防护效能将会降低 50%；暴露后超过 24 小时服用，几乎没有任何防护效果。

（2）碘片的剂量，在无可靠资料估算甲状腺可能受照剂量的情况下，应当尽快做出大概的判断，在没有任何明确相反指示的情况下，单次服用可按年龄、性别规定剂量，它可提供 24 小时防护（参照 WHO 推荐）。

年龄组	12 岁以上和成年人	3 岁至12 岁	1 个月至3 岁	新生儿
碘化钾质量	130 毫克	65 毫克	32 毫克	16 毫克
100 毫克碘片	1 片	1/2 片	1/4 片	1/8 片

如果在可供使用的稳定碘的数量不足的情况下，必须确定优先防护的人群。稳定碘预防应最优先考虑的人群是新生儿、孕妇、哺乳妇女和儿童。在给予碘片保护甲状腺的同时，应监测血清促甲状腺激素水平。如果有指征，同时监测 T_4 水平，新生儿要保证甲状腺激素的适宜水平，将在脑发育的关键时期出现甲状腺功能减退的可能性降到最小。

大部分孕妇可以服用碘片。碘片可穿过胎盘屏障，对发育中的胎儿甲状腺母亲起到保护作用。应当注意，虽然哺乳妇女可以通过乳汁向婴儿体内转移一定量的碘片，但不足以保护婴儿甲状腺，因此，除哺乳妇女服用碘片外，婴儿也应该给予年龄、性别推荐剂量的碘片。同时可以继续进行母乳喂养。

无法耐受防护剂量者及新生儿、怀孕和哺乳期的妇女需要反复使用碘片从而可能引发其他安全问题，应优先考虑采取其他防护措施如隐蔽、撤离和其他控制等。可能因服用高剂量诱发严重副作用的个人，或已知患有甲状腺疾病的人，在服用碘片前应当征求医生的意见。

（温广华）

三十九、你听说过辐射防护应急预案吗?

随着我国综合国力的增强，国际地位深受世界瞩目，近年来陆续有各种重大的国际赛事及国际会议在我国召开，每到此时，核医学科的辐射安全防范即被相关部门列为重要的安保工作之一。

作为使用和贮存放射性核素的医学机构，核医学科的辐射安全工作也是医疗安全工作的重中之重。为了避免突发事件造成严重后果，建立医学应急体系，制订应急预案，快速启动应急反应体系，这对提升科室对突发事件的应急处置能力意义重大。

我国辐射防护应急预案是依据《中华人民共和国职业病防治法》、《中华人民共和国放射性污染防治法》、《国家突发公共事件医疗卫生救援应急预案》、《国家核应急预案》、《电离辐射防护与辐射源安全基本标准》等相关规范与标准制订的。

核医学科预案应该包括放射源被盗、放射性物质污染泄漏、突发群体安全事件、水灾、火灾、地震等多项应急预案。应急预案既需要包括指挥机构设置、现场剂量监测、医疗救治原则等行动准则，还应该包括如何与现场救援的其他部门进行协调联动、危险区域划分、防护措施和强度、人员进出现场登记、对外信息发布等细节。

在发生放射性源丢失、泄露时，需要及时报告上级有关部门，及时做出风险评估，明确放射源丢失或泄露的时间、性质及危害程度，根据丢失或泄露放射性源的性质进行恰当的处理，加强对工作场所的辐射剂量监控，尽可能减少辐射事件对周围环境及人员的影响。

若发生火灾时，应尽量做到既不扩大辐射范围又可以控制火势，核医学科检查及候诊区域的门通常是采用铅做防护材料，由于铅遇火会融化，如果处理不当会导致放射性核素泄露，因此需要做好火灾的预防及应急措施。

日本福岛核事故的救援经验表明，平时强化应急演练也是减少突发事故危害后果的极其重要而有效手段。核医学一线工作人员除了要掌握核医学基础理论和防护知识外，还要定期进行针对性的应急辐射防护演练，熟悉应急处置方法、优化流程、提高效率，保持良好的应急准备状态。

除此之外，还需要注意保持医学应急设备、防护器材、剂量监测设备等处于良好状态，这样才能够增强核医学工作人员在面对各类突发事件时的决心和信心。

（邢 岩）

四十、走进核医学——核医学的特点与特殊性

患者来到医院就医，很多时候需要做核医学的检查或治疗。谈到核医学，患者最关注的就是核辐射安全问题，可能会联想到核武器、核反应堆、核爆炸、核电站事故等，由此引发了患者及家属对"核"的恐惧，由于射线是无色、无味、无形的"物质"，患者感到神秘莫测和难以琢磨，"杀人于无形"的恐惧心理油然而生。

那么核医学的辐射到底有那么可怕吗？下面我将带您一起探个究竟。

1. 核医学辐射的特点与特殊性　自然界的放射性物质多种多样，核电站泄漏或原子弹爆炸时所释放的放射性物质与核医学检查治疗使所用的放射性物质是完全不一样的，核医学所用的放射性核素仅以非常微小的化学量引入体内，为人类疾病的诊断与治疗提供有力帮助。

"开放性"是核医学不同于其他影像学科的最大特点。而这种开放性核素，绝大部分都是短半衰期的核素，注入患者体内后随着时间推移会很快地衰减，同时加上药物从体内的代谢和排泄，辐射剂量在各种医疗照射中保持在一个较低水平。

核医学检查的另一个特点是放射性药物具有很高的生物学探测灵敏度，不破坏体内生理过程的平衡状态，因此注射核素显像剂以后，不会干扰其他影像检查。而治疗所用的放射性核素又具有很高的靶向性，除了"目标部位"受到照射杀伤，其余器官受到伤害较轻。

以骨显像为例，如果患者能按照核医学检查要求，注射药物 2 小时后则辐射减少到总量的 15%以下，如果与患者保持 0.5 米以外的距离，接触者基本接近本底水平。说明患者接受核医学检查只要在工作人员的合理安排下，按照核医学检查要求，对工作人员和患者身边的人员影响较小，不需要担心影响身体健康。

2. 与其他影像科辐射量比较　按照 UNSCEAR 统计数据，核医学检查中病人所接受到的辐射剂量明显低于 CT、透视、造影和介入检查的辐射剂量。比如，做一次全身骨骼显像或心肌显像，患者所接受的辐射剂量只是 CT 造影的 1/3，肾动态显像和甲状腺显像其辐射剂量更微量。

儿童或者是出生不久的婴儿，一般不做核医学检查，特殊情况下医生会根据年龄、体重等具体情况，调整核医学显像剂的用量。因此，核医学检查无论对病人还是对医护人员来说都是比较安全的。

核医学检查是在国家检测管理部门监控下的安全操作，常规核医学检查和治疗产生的辐射剂量都在严格控制的范围之内，广大医务工作者和公众只要充分认识、了解核医学辐射的特性，揭开她神秘的面纱，你就能够与之"核"睦相处，利用核技术一起战胜病魔。

（张国建）

四十一、从"放疗科门前的树死了"——联想而来的思考

微信中曾经流传过"放疗科门前的树死了"的帖子，整个医院的同事听说后一拨又一

拨来围观，你一句我一句开始议论："一定是放疗科的射线太厉害，把树给照死了。"听到此事，院长坐不住了，一再叮嘱放疗科主任："必须查明白这树是咋死的"，不然医院里人心惶惶。

环保部门来对这棵树周围的辐射水平进行了专业测量，检测结果完全正常，说明树的死跟射线没有关系。故事到最后，还是放疗科的物理师仔细研究了机房设计图纸，发现原来这棵树周围是水泥混凝土，也没有水管供水，原来树是长期缺水和缺乏营养死亡的，这下总算把放疗科背了几天的黑锅放下了。

在日常工作中，核医学科的医生也经常需要回答其他临床科室提出的疑虑。例如，"刚刚在你们科室做过检查的病人身上带着射线，会不会对我们的身体健康造成损害呢？"

对于核医学检查，由于核素显像的特殊性，需要向患者体内注入某种放射性药物，因此患者在注射后成为了一个个"活动的放射源"。目前，大多数核素显像需要注射的显像剂主要是 ^{99m}Tc 和 ^{18}F 两种放射性核素，其中用于全身骨显像的 ^{99m}Tc-MDP 是日常临床工作中应用最多、辐射剂量相对较大的显像剂。

国内有人以 ^{99m}Tc-MDP 为例，研究了全身骨显像检查对非放射工作医护人员的影响。研究发现，注射大约 740MBq 的 ^{99m}Tc-MDP 后，患者对周围环境的辐射量随时间延长迅速下降，由于 ^{99m}Tc 半衰期为 6 小时，患者在注射显像剂后被要求多饮水排尿，放射性核素通过尿液迅速排出体外，相对较高的辐射剂量主要集中在给药后 2 小时内。

此外，注射显像剂后相对较高的辐射剂量在患者周围 0.5 米以内，通过检测计算发现，在给予 ^{99m}Tc-MDP 注射后 15 分钟，接触者在 0.5 米内，要达到公众允许接受的 1mSv 年剂量当量限值，需要累计接触 11.5 小时，若按照每接触一个患者 5 分钟计算，非放射性医护人员需要在 1 年内接受 138 例这样的患者才会达到公众的规定限值。

核医学显像常用的另一种放射性核素 ^{18}F，其半衰期为 110 分钟，患者接受注射显像剂后第二天体表辐射水平已经接近天然本底水平。有研究表明，如果与刚刚做完 ^{18}F-FDG 显像的患者在 1 米处交谈，需要接触 3 天左右才可能达到个人剂量限值 1mSv；在 2 米处交谈，需要超过 8 天才能超过个人剂量限值。

研究数据表明，核医学检查对非放射工作医护人员是相对安全的。当然我们反对体内存有放射性药物的病人在非核医学科室逗留，核医学科必须加强管理，设立病人滞留空间和必须的专用厕所等用地，建立病人体内放射性药物活度低于标准值前不得离开科室等措施。

同时也要加强对非放射性医护人员的宣传，介绍相关的辐射防护知识，消除他们对射线的恐惧感，在不影响患者治疗的前提下，尽量保持与患者 0.5 米以上的距离，同时合理缩短近距离操作时间，做到让核医学科医师、非核医学科医师和病人家属都放心。

（邢　岩）

四十二、电离辐射——对人类是一把"双刃剑"

从伦琴给他妻子拍出第一张手部的 X 光片开始，电离辐射就逐渐用于人类的健康检测。现在，任何一家医院的发展都离不开影像学科的支撑，在五大类影像学检查手段中，磁共振和 B 超没有放射性，而诸如普通 X 线摄影、X 线 CT 和核医学检查对于患者均具有一定剂量的放射性操作，但因为其在疾病诊断中的巨大作用及安全可控的医疗辐射剂量，这些影像技术互相补充，已经让医生从过去的"望闻问切"，"进化"到现在精细准确地透过"显像"看本质阶段。

电离辐射这把"双刃剑"在诊断疾病的同时也可能带来一定的伤害。对于放射诊疗，人们往往对其存在一种神秘感、畏惧感，许多人常常只是想到了其可能带来的损害风险，而没有想到它可能带来的治愈疾病减轻痛苦的效果。目前核医学一次检查辐射剂量已经从原来的较高剂量降低到了较低水平照射，它低于一次 CT 检查的辐射剂量水平。

的确，过度的医疗照射可造成病人损伤，而核电失控的危险更为人们所惧怕，从前苏联的切尔诺贝利核电站事故到近期的福岛核电站事故，给受影响的人们造成了辐射污染。但是核能源和核技术的医学应用给人类带来的好处远远大于核辐射的弊端，这把"双刃剑"在利益大于弊端时就是正当的，就是应该推广使用的技术。

由于正常生活的人体每天都会受到各种类型的天然辐射照射，人类接受天然辐射照射已经习以为常，并不觉得天然辐射照射是可怕的事情，所以人工辐射只要被控制在可以接受的水平，我们就可利用它的射线造福于人类，那么对人体健康的影响就微不足道了。

无论是在日常生活中还是在医疗实践中，电离辐射都是有利有弊，我们不可杯弓蛇影，避之不及，但也不能不加以重视，疏于防护，随意使用。这把"双刃剑"要用好它，就要做好正确的防护和使用安全措施，按照国家规定要求使用放射性物质并不会对人们的健康产生大的危害，以电离辐射为诊疗手段的医疗照射早已给人类的健康带来了最直观的收益，这把"宝剑"有好处也有弊端，我们使用"宝剑"的"益处"，扬长避短，注意防护，就能使好电离辐射这一把"双刃剑"造福于人类。

（苏新辉）

四十三、核医学防护用品都有啥，你都知道哪些？

患者到核医学科做检查会看到许多以前没有见过的器械或物品，当医生拿在手里时你可能会有些"好奇"，也有些"恐惧"？其实核医学科的防护用品都是一般常用的防辐射物品或器械，主要是防护射程远的 γ 及 X 射线的，这些物品大都是铅制品。下面这些物品你都见过吗？它们叫什么名有什么作用呢？

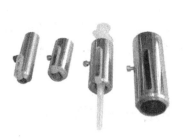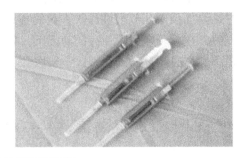

图 1-7　注射器铅防护套

注射器铅防护套是防护在使用放射性药物时 γ 射线穿出来的，使用了注射器防护套 γ 射线就穿不出来了。

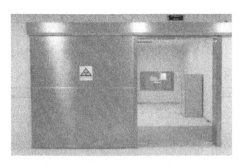

图 1-8 铅屏幕防护门

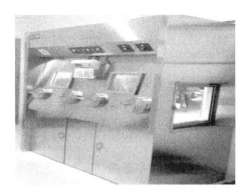

图 1-9 分药通风橱

铅屏幕防护门是防 γ 射线就穿出来门外的分药通风厨可将挥发性核素抽滤到室外医用防辐射铅屏是固定设备。铅防护眼镜用于防射线照射眼睛。铅防护裤头可防射线照射性腺。

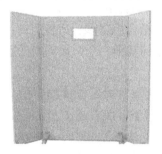

图 1-10 医用防辐射铅屏

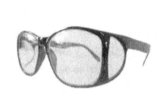

图 1-11 铅防护眼镜

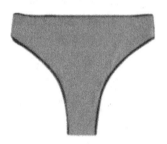

图 1-12 铅防护裤头

铅防护面罩和铅橡胶防护衣都是防 γ 射线照射人体器官的。

核医学科还有很多防护用品，但实际工作并不是都要使用它们，因为穿戴上这些防护用品会一定程度上影响医生动作的灵活性。

除了这些屏蔽防护用品，提高操作的熟练程度，缩短暴露时间也是非常重要的外照射防护手段，一般医生都会考虑缩短暴露时间，设法增大与射线之间的距离，才进一步使用这些屏蔽防护设备的，有时候医生也会为患者在放射诊疗中使用这些防护用品的。

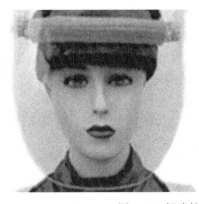
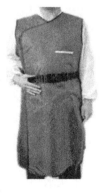
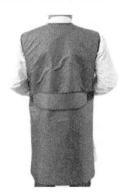

图 1-13 铅防护面罩和铅橡胶防护衣

（王 旭）

四十四、面对辐射，你的健康有保障

俗话说"三句话不离本行"。作为长期从事放射工作的医师，我当然比较关注健康话题了。众所周知，过量的电离辐射会对人体造成伤害，所以若不加以注意，就会影响到自身的健康。这样说来，你是不是有点细思恐极？是啊，你的健康，谁做主？怎样做主？健康的生活方法告诉你。

1. 身在"辐"中要知"辐"　人体组织中的每一个细胞大约由数万亿个原子组成，一旦受到核辐射，就可能会破坏人体细胞中原子的化学键，当破坏的程度超过人体自身修复能力时，就会出现辐射损伤情况。

不过，魔高一尺、道高一丈，人类早就发明了很多防范辐射的方法，知己知彼才能百战百胜。身在"辐"中就要知"辐"，了解放射性的基本知识，树立起既不盲目恐惧放射性，又懂得如何利用放射性，树立放射防护的正确观念，这样我们就不会谈"辐"色变了。

2. 科学饮食，保持健康的生活方式　健康生活方式主要包括合理膳食、适量运动、戒烟限酒、心理平衡、远离毒物5个方面。我们知道营养是健康的基础，全面而均衡的膳食营养，能够满足人体各种营养需求。

放射性工作人员营养需要量并没有相应的国家标准，从电离辐射对机体损害的生物效应来考虑，放射性工作人员的一些特殊营养素需要量应略高于一般普通人员的公共营养水平。

放射性人员营养原则首先应满足正常机体的需求，在此基础上，再根据放射性损害的特殊作用，给予特殊的营养补充，它的最终目的是通过满足人体合理的营养需求量来提高机体对外界因素的抵抗力，这也是发放放射性保健津贴的目的。

几十年来全世界共筛选了大约2万多个抗放射性化学物质，我国也有100多个抗放药物经过了大动物的实验，有10多个药物经过了人体实验，但我国在医务人员中并没有要求使用抗放射性药物或辐射防护剂。根据文献报道，下面一些食品或药品有减轻辐射损伤的作用，不妨在这里介绍如下。

（1）酵母类：有人报道酵母的自溶物和酵母的核糖核酸及水解物有一定的预防放射损伤的作用。

（2）中草药类。

1）黄芪：动物研究认为黄芪有一定的"抗放"作用，其机制是黄芪能增加受照者体内超氧化物歧化酶的含量，阻止了自由基造成损伤的病理生理学过程；黄芪还能有效预防和减轻脂质过氧化物（LOP）的增多，减轻放射损伤。

2）肉苁蓉：肉苁蓉的"抗放"作用主要是提高机体的免疫功能。将肉苁蓉煎液在受照射前和照射中预防性给动物服用，有一定的抗辐射损伤作用。

（3）多糖类。

1）鳖甲粗多糖：鳖甲粗多糖是从水鱼背部骨骼中提取的一种多糖成分，实验发现鳖甲粗多糖能提高受照射动物免疫系统的功能，将鳖甲粗多糖给予小鼠能明显提高受X射线照射小鼠的存活率。

2）黄蘑多糖：黄蘑是产于我国东北地区山区的一种野生食用真菌，从黄蘑中提取的多糖能提高受照射小鼠的存活率，具有一定的抗辐射诱发肿瘤的作用。

（4）维生素类。

有关维生素对放射损伤的防治作用，目前意见尚不统一。有人报道维生素 A 缺乏能增加机体的放射敏感性，维生素 K 的缺乏常引起放射损伤出血症状；有人认为维生素 B、烟酸能减轻放射损伤的临床症状，提高照后动物的存活率，维生素 B6 能降低机体的放射敏感性，减轻症状促进恢复等；也有人在离体实验中发现维生素 E 有抗氧化保护生物膜损伤的作用，但整体动物实验效果却不明显。

（5）蔬菜类。

香菇是我国人民喜爱的食物，有人发现香菇有一定的抗辐射作用，在小鼠受照射前多次给予香菇煮提液，表明有一定的抗辐射致突变的作用；香菇煮提液还有抵抗遗传物质损伤的作用，并有助于放射损伤的修复。另外，卷心菜在动物实验中也证实对放射性损伤有一定的防护作用，其有效成分尚不明了。

总而言之，防病保健各有经验。在我们工作中除了遵循时间、距离、屏蔽防护和减少放射性核素的污染性摄入外，上述提到一些"可食用品"在经济条件允许的情况下不妨也可以试用一下，这些"可食用品"多数是动物实验得出的结论，在人体中也不一定就有明显的抗放射损伤作用，但它们已经是人们日常生活中经常食用菜品的一部分；辐射防护就在我们生活点点滴滴之中，你的健康，你做主，你也一定能做主。

（王身坚　潘卫民）

四十五、发生了放射性沾染，该怎么办?

核医学科工作人员若不小心会出现放射性核素污染实验台面、工作服和门的把手等，有时工作人员虽然仔细小心地操作也可能会出现放射性液体的溅撒，污染墙面、地面甚至体表等部位。

某医院的小王是刚从医学院校毕业参加工作的青年医生，科主任在今年的科室安全培训会上要求他回答"放射性核素表面污染了，你该怎样去处理？"小王医生翻阅了一些书籍，他的书面回答包括以下三个方面。

1. 表面污染及除污染的方法

表面污染的含义：放射性核素与表面的结合状态（机械、物理和化学结合）和再悬浮引起空气污染称为污染或表面污染。表面污染的洗消方法包括以下几种。

（1）洗消应在脱离污染区后立即进行。

（2）用毛巾、海绵等蘸温水和肥皂反复进行浸湿——擦洗——冲洗，用表面污染仪检测去污效果。

（3）去污时手法要轻，避免擦伤皮肤。

（4）宜用温水（约 40℃）。热水因充血而增加皮肤对污染物的吸收（冷水因毛孔收缩而将放射性污染物陷在里面）。

（5）适时、慎重选用含络合剂的洗涤剂，勿用硬毛刷和刺激性强或促进放射性核素吸收的制剂。

（6）注意反复清洗毛发、眼睑周围、指甲缝等部位，用温水冲洗，必要时可剃除头发。

2. 常见体内污染的处理

（1）阻止胃肠道的吸收。

1）催吐：物理方法刺激咽喉部，或用催吐剂如盐酸阿朴吗啡 5～10 毫克等皮下注射。

2）洗胃：温水、生理盐水或苏打水，禁用促进放射性核素溶解和吸收的酸性物质洗胃。

3）服沉淀剂：如 ^{89}Sr 可用硫酸钡、磷酸三钙和磷酸氢二钠等。

4）泻剂：口服硫酸镁 10 克，在受到内污染后 4 小时内服用。

（2）阻止呼吸道吸收。

可用棉签拭去鼻腔内沾染物，剪去鼻毛；向鼻咽部喷血管收缩剂（如 0.1%肾上腺素或 1%麻黄素溶液）。然后用大量生理盐水反复冲洗鼻咽腔。

（3）阻止甲状腺的吸收。

用稳定性碘阻止放射性核素在甲状腺的吸收，常用碘化钾 100 毫克口服，必要时用抑制甲状腺激素合成的药物如他巴唑。

科主任对小王医生的回答还比较满意，要求普及放射防护知识，加强对操作规程和安全规定的培训，但强调做好预防性放射防护监督是防止辐射事故发生的关键。

科主任说："给药室与检查室应分开，如必须在检查室给药，应具有相应的防护设备。

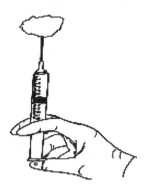

图 1-14　排除注射器内空气

给药前的候诊区应与注射后候诊区分开，候诊室应靠近给药室和检查室，在患者候诊区域应有患者专用厕所。科主任补充了除污染基本原则是：

（1）根据污染核素的理化性质和污染物的性质选择适当的去污剂和去污方法。

（2）尽早清除以防污染扩散。

（3）防止去污过程中使污染面扩大。

（4）除污后要做安全监测，控制在规定值以下。

科主任还给小王医生画了一个图（图 1-14），提醒他在给病人注射放射性药物时，若注射器需要排出滞留的空气，一定要在针头上放一个无菌脱脂棉球，将流出的少量射放射性药物收集在无菌脱脂棉球中，该无菌脱脂棉球要按照医用放射性废物来处理，不能随便丢弃，小王医生至今对主任的教导记忆犹新，感谢科主任的培养和教育。

（陆克义）

四十六、核医学科的放射性废物有哪些种类？该如何处理？

核医学科属于开放性工作场所，产生的放射性废弃物按其物态可分为固体、废液和气载放射性废物，简称"放射性三废"。放射性废弃物不能用普通废弃物的方法进行处理，而要根据废物的性状、体积，以及所含放射性核素的种类、半衰期、比活度情况特殊处理，保证该放射性废弃物质不会对环境造成危害。

那么"放射性三废"该如何处理呢？让我们了解一些国家的具体要求。

1. 固体放射性废物　固体放射性废物包括带放射性核素的试纸、敷料、碎玻璃、废注射器、安瓿瓶、实验动物尸体及其排泄物等。

这种废物要求放置于周围加有屏蔽的污物桶内，不可与非放射性废物混在一起。污物桶应有外防护层和电离辐射提醒标记，放置点应避开工作人员作业和经常走动的地方，存放时在污物桶显著位置标明废物的类型、核素种类、比活度范围和存放日期等。

长寿命的固体废物，应定期集中送交区域废物库最终处置；短寿命核素废物主要用放置衰变法处理，一般把半衰期<15 天的核素归入短半衰期放射性核素，约放置 10 个半衰期后，待放射性比活度降低到 $7.4×10^4$Bq/kg 以下，即可作为非放射性医学废物处理，仍不可以按生活垃圾处理，须按照医学废物的办法处理或处置。

2. 液体放射性废物 液体放射性废物指含放射性核素的残液、患者的排泄物、用药后的呕吐物及清洗器械的洗涤液、污染物的洗涤水等。

长寿命的液体放射性废物应先用沉淀凝集、离子交换等方法进行有效减容、固化，之后按固体放射性废物收集处置。放射性废水处理主要有稀释法、放置法及浓集法。稀释法是用大量水将放射性废液稀释到国家规定的水平，再排入本单位下水道，它适用于量不多且浓度不高的放射性废液。放置法适用于短半衰期核素液体废物。浓集法是采用沉淀、蒸馏或离子交换等措施，将溶剂与其中所含的放射性物质分开，溶剂可以排入下水道，浓集的放射性再做其他处理。

对注射或服用了放射性药物的患者应配备专用厕所，对其排泄物实施统一收集和管理，池内沉渣如难于排出的，可进行酸化处理。对于患者的排泄物处理，必须同时加入 NaOH 或 10%KI 溶液，然后密闭存放待处理。

3. 医用气载放射性废物 医用气载放射性废物指放射性碘蒸气、放射性气溶胶等，经高效过滤后可排入高于建筑物顶层的大气，使用的滤膜要定期更换，并作为固体放射性废物处理。呼出的 ^{133}Xe 气体应有特殊的吸收器收集放置衰变。

我国还要求在放射性工作场所的控制区和监督区，应配备放射性废物容器，容器上应有放射提醒标志。放射性废物应按长半衰期和短半衰期分别收集，并给予适当屏蔽。液体和固体放射性废物应及时从工作场所移去，固体废物如浸染的针头、注射器和破碎的玻璃皿等，应贮于不泄漏、较牢固、并有合适屏蔽的容器内。

（杨 超）

四十七、这项"造福工程"违反了国家"放射防护"的基本原则

几年前，我国曾有一个被称为"为妇女造福工程"的百万妇女乳腺癌普查工作启动，普查工作采用的是 CR 技术（即 X 射线拍片、计算机存储图像）和乳腺 B 超技术，当时在国内已经完成了少数普查，乳腺发现率约 1%左右，属于收费性普查项目。

但该"工程"却受到了国内放射防护专家的强烈反对，卫生部门为此已召开专题研讨会，就"乳腺普查是否能采用 CR 放射学诊断和可能带来的危害"进行论证。

我们从事核医学工作的医生都知道，放射学检查是一把双刃剑，一方面它可以诊断出疾病，另一方面如果使用不当有可能诱发其他疾病的发生。

防护专家认为：任何一种放射学检查项目都要论证它是否有正当性理由，然而一百万妇女乳腺癌普查能发现多少肿瘤患者？通过普查这一百万妇女可能受到多大伤害？要求"利益大于弊端"才是正当的，还要采用最优化的原则和质量控制手段，是否一定要采用

CR 技术等提出质疑。

　　临床医生与防护专家当时在认识上存在争议，最后双方统一了认识，专家们称贸然采用没有影像质量控制的乳腺普查，将会使未患肿瘤的大多数妇女受到不必要的放射性射照射。

　　这项普查活动虽然停止了，但使我们联想到医疗照射防护知识的普及不只是影像学科的工作任务，其他临床医生是开据放射诊疗报告单的责任方，临床医生也必须懂得医疗照射防护基本原则，它包括：①医疗照射的正当性原则；②医疗照射的最优化原则，和/或③潜在危害告知义务与医疗照射指导水平的了解。

　　医疗照射对于患者照射没有剂量限值，但正当性和最优化各有不同层次。医疗照射指导水平与诊断参考水平含义相同，它们不是剂量限值，仅对专业安全判断做出补充，不能用于判断医疗质量的好坏，临床医师只有懂得放射安全防护基本知识，才能保证我国各类医疗照射活动在正确和安全的轨道上运行。

（李凡勇）

四十八、滑稽可笑的国际"选美比赛"

　　世界各地都有过不同类型和大小的选美比赛。比如，始于 1951 年"世界小姐"选美比赛，最初是为宣传英国旅游活动而设立的。这种赛事的目的是促进世界和平、树立杰出女性榜样、帮助饥饿、残障儿童为宗旨，通过优秀女性代表，在世界范围内传播和平、友谊和爱心。

　　滑稽可笑的是美国人，1956 年美国骨科医师学会为了宣传正确站姿对骨骼健康发展的重要性，举行了多期美国"脊椎小姐"选美比赛，这种选美比赛用 X 线摄影技术来评估女性的脊柱曲线，图 1-15 是芝加哥美国"脊椎小姐"选美的一组照片，从现在的放射防护要求来看，显然比赛方将 X 线应用的正当性被扩大化了，但当时美国骨科医师学会不知道接受放射线照射需要有"正当理由"，因为国际辐射防护委员会（ICRP）组织于 1950 年才更改名称恢复正常工作，之前叫国际 X 射线和镭防护委员会（IXRPC）而且由于世界战争而停止过工作。

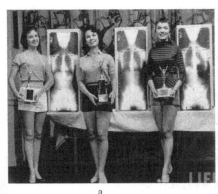
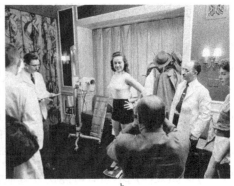

a　　　　　　　　　　　　　b

图 1-15　芝加哥的美国"脊椎小姐"选美比赛照片

　　1977 年 ICRP 在其 26 号出版物中正式提出的放射实践的正当化、辐射防护最优化和个人剂量限值三项基本原则，在此之前辐射防护工作只强调"红斑剂量、耐受剂量和容许剂量"等现在认为不够严谨的概念。

美国骨科医师学会举行的最后一届美国"脊椎小姐"选美比赛于 1969 年在美国的田纳西州举办，随后由于放射防护知识的普及，"脊椎小姐"选美与众多往事一样消失在了历史的尘埃中。

（张旭初）

四十九、你了解下列这些"实践"属于放射性不正当应用吗？

国际原子能机构（IAEA）是国际原子能领域的政府间科学技术合作组织，同时兼管地区原子安全及测量检查，是世界各国政府在原子能领域进行科学技术合作的机构；总部设在奥地利的维也纳。

国际原子能机构的宗旨是谋求加速扩大原子能对全世界和平、健康和繁荣的贡献，确保由机构本身或经机构请求在其监督管制下提供的援助不用于推进任何军事目的。

2014 年 7 月由 IAEA 正式发布了最新的《国际辐射防护与放射源安全标准（BSS）》，建议世界各国参照使用或建立各自国家的"基本安全标准"，国际新标准（BSS）已经明确规定了下列实践活动属于不正当的应用：

（1）除涉及医疗照射正当实践外，在食物、饲料、饮料、化妆品或意在由人食入、吸入、经皮摄入或施用于人的任何其他商品或产品中，有意添加放射性物质或通过活化，导致活度增加的实践。

（2）涉及在商品或产品如玩具和私人珠宝或装饰品中轻率地使用辐射或放射性物质的实践，这些实践通过有意添加放射性物质或通过活化导致活度增加。

（3）用作一种艺术形式或为宣传目的的利用辐射的人体成像。

（4）无特殊原因为职业、法律、侦查盗窃、反走私或健康保险目的进行不涉及临床指征的利用辐射的人体成像。如果在例外情况下，政府或监管机构决定考虑这种人体成像的正当性。

（5）为探测可能用于构成国家安全威胁的犯罪行为的隐蔽物体而进行的利用人体成像等实践活动，必须由政府确定其正当性，政府必须确保在相关主管部门、专业机构和监管机构之间协商的基础上制定关于这种人体成像的剂量约束。

（郝喜燕）

五十、居里夫人的死亡之谜

X 射线的发现标志着现代物理学时代的到来，而 X 射线的应用使医学发生了巨大变革，在过去的 120 年里，原子核和 X 线技术以其独特的作用在生命科学研究、医学诊断与治疗上做出了重要贡献。但在放射线为人类造福的同时，人类也付出了沉痛的代价，许多人受到了过量的照射，不少放射科技师、医生、研究人员和病人献出了宝贵的生命，这包括伟大的科学家居里夫人和她的大女儿（伊雷娜·居里），她们均死于放射性的伤害。

1867 年 11 月 7 日，居里夫人出生于波兰的首都华沙，1891 年她随姐姐布洛尼斯拉娃到法国巴黎读书，在巴黎取得学位后开始从事科学研究，她是巴黎"居里研究所"的创始人，1903 年，居里夫妇和贝克勒尔由于对放射性的研究而共同获得诺贝尔物理学奖，1911年，因发现元素钋和镭再次获得诺贝尔化学奖，因而成为世界上第一个两次获得诺贝尔奖的人。

然而，早年居里夫人在一个十分简陋的实验室里开展放射性物质的研究，那时候人们还不清楚放射性对人体有伤害，居里夫人长时间泡在实验室里废寝忘食地从事"放射性"的分离纯化研究，由于她矢志不移专注于放射性核素研究，几十年来身体受到放射线的照射，加上恶劣的实验环境和对身体保护的不够严格，她的血液系统渐渐受到了放射线的破坏而患上了白血病；那时她还患有肺病、眼病和肾脏疾病等疾病。

然而在居里夫人看来，科学研究要比她身体的健康更为重要，她曾为了能参加世界物理学大会，请求医生延期施行肾脏手术；她曾忍受着眼睛失明的恐惧，顽强地进行科学研究。在第一次世界大战期间，居里夫人还参与指导 X 射线对伤员的拍摄工作，救治过许多法国伤兵，然而由于放射性研究的早期人们并不知道它有损害作用和后续效应，居里夫人的身体受到了极大伤害，她的眼晶状体出现白内障几乎失明。然而，不幸的事情终于发生了，居里夫人患上了不明原因的"恶性贫血"，由于贫血和高热不退，直到她生命的最后一息，躺在床上的居里夫人，仍然要求她的女儿向她汇报实验工作进展，还要求女儿替她校对她即将完成的著作《放射性》一书。

虽然居里夫人当年否认放射性对她有伤害，然而，她的长女伊雷娜与她的丈夫受到母亲的影响，也从事放射性研究，伊伦娜夫妇因发现人工放射性物质，于 1935 年也获得诺贝尔化学奖。但是她的身体同样受到了放射线的极大伤害，后来伊雷娜也死于放射性疾病，临终前伊雷娜拉着一位年轻医生的手说："你能否设立一个特殊服务组，专门研究和开展受到放射线照射和沾污人员的治疗。"

居里夫人和她的女儿把她们的一生完全献给了伟大的放射性科学研究事业，我们活着的后人不仅要学习居里夫人为科学献身的精神，更要把放射线应用和放射安全防护研究结合起来，安全地使用核技术，减少放射线的意外损伤，让核和放射技术更好的造福于人类。

（强永刚　　陈　萍）

五十一、不超过国家标准的"照射"就是安全的吗？

某医院小张医生是硕士毕业来到核医学科工作刚满一年的年轻医师，今天科里来了很多实习学生，小张老师是今天的带教医师，有个学生对接触放射性有些恐惧，就问小张老师："接受了放射线照射，不超过国家标准就是安全的吗？"小张老师回答说："只要接受的照射不超过国家标准就是安全的，你放心好了。"

然而，坐在旁边读片的科主任却插话了："我觉得不能这样简单地理解"。

科主任接着说："核医学科医生受到的照射属于职业照射，国家对职业照射人员是制订了个人剂量限值标准，个人剂量限值是与个人相关联的，如果不超过该限值，可以保证个人接受的照射不会发生有害的确定性效应，这种确定性效应现在改称为组织反应。"

科主任翻开了一本书，要求大家坐下来讨论，小张医生意识到自己回答问题不够完整，就对主任改口说："不超过国家标准的照射只能保证确定性效应不发生，但不能保证随机性效应也不发生，只能保证把随机性效应限制在人们可以接受的一个水平上。"

科主任笑着说："剂量限值仅对核医学医师提供了一个'界限值'，其目的是防止受到来自放射线照射产生过分的个人危害；如果从生物效应来考虑，个人剂量限值不是'安全'与'危险'之间的一条分界线。"

国家标准一直强调，对于职业照射的放射学医师，他们接受的任何辐射照射要保持在可以合理达到的尽可能低的水平。它的准确理解应该是"职业人员在接受照射不超过国家标准的前提下，他们受到照射还要尽可能的低"。这样理解才是全面的和安全的。

对于医疗照射中的患者，由于受照射的病人直接享受利益（诊疗疾病），因此不适用于剂量限值来控制，病人受到的诊疗性照射国家没有剂量限值。个人剂量限值也不适用于事故照射、应急照射、正常的天然本底辐射照射等业已存在的照射。

（张大水）

五十二、放射性技术应用中的几个"奇葩事件"

100 多年来，人类一直在应用放射性技术诊疗疾病等，但在使用核和放射技术造福人类过程中，人类也走了许多的弯路，总结历史上的几个"奇葩事件"，今天你可能会感到"滑稽可笑"，可那个年代这些"事件"就发生在我们的身边。

1. 你不会再看到"奇葩影像学会诊"　当医师在碰到疑难杂症或临床问题时，会邀请医院内或院外专家一起对疾病诊断和治疗进行的会诊。它的目的是让患者的病情能够更快、更明晰、更能规避风险地得到诊疗。

然而，1915 年欧洲某医院在无任何防护条件下，为一名女性病人做了胸部 X 射线透视的"现场影像学会诊"，从图 1-16 可以看出当时参加会诊的医学专家们似乎对 X 射线的照射和危害泰然处之，没有任何心里负担和屏蔽防护设施，这被称为"不正当应用"的奇葩之一。

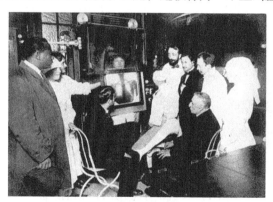

图 1-16　无防护现场透视医学会诊

2. 用 X 射线照射治疗阳痿和药物成瘾　20 世纪 30 年代，随着 X 射线技术医学领域的应用，出现了各种类型的 X 射线机和不同的使用方向。由于在 X 射线发现的早期，人们并不知道放射线的损伤后果，先后用 X 射线照射治疗过偏头痛、强直性脊柱炎，治疗过肺结核和癫痫，还有人用 X 射线治疗阳痿和药物成瘾性。图 1-17 是当时治疗头痛的媒体广告。

3. 给婴儿拍摄的"奇葩X光片"　上个世纪早期是X射线滥用的典型年代，那段时间X射线的作用被夸大和盲目使用，当时一些年轻女性将自己拍摄的头颅X光片作为礼物送给她的白马王子；一些妇女用X射线照射面部美容，还在媒体报纸上刊登X射线照射美容的广告。

还有个医生竟然给患病婴儿拍摄了一张全身X光片，他还将该照片发表在当时的刊物"临床投影档案杂志"上来"显摆"自己"创造性"工作（图1-18）。

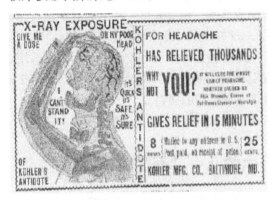

图1-17　X射线治疗头痛的媒体广告

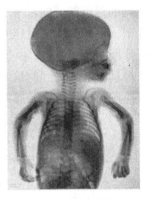

图1-18　幼儿X射线照片

4. 神奇的"试鞋镜"曾被广泛使用　1924年，欧洲人Karrer发明了"X射线试鞋镜"，当时欧洲和美国的一些鞋店销售商采用这种简易的"试鞋镜"照射顾客的脚部，以确定鞋子的大小，特别是为低龄幼儿购鞋时的照射。后来人们发现X射线照射可能导致不为人知的辐射损伤和不育症等，1957年，美国宾夕法尼亚州第一个禁止商业使用X射线试鞋镜，但其他州仍在使用，甚至还有人申请了"X射线试鞋镜"的专利。直到1970年，美、英、德、加、瑞士等国家才真正取缔X射线试鞋镜。图1-19是X射线试鞋镜的图片和当时的宣传广告。

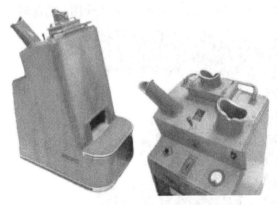

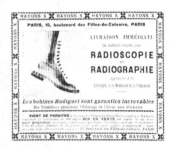

图1-19　X线试鞋机图片和当时的广告

从历史上的几个"奇葩事件"使我们看到了放射防护历史演变的发展过程。我国也曾出现过将X射线技术用于计划生育"透环"的不正当使用的事例。

回顾历史上放射线不正当使用的经验和教训，只有普及放射防护基本知识，强化医师和公众对放射防护的认知，宣传和强调医疗照射的正当性，其最优化必须在考虑了经济和社会因素之后把一切照射保持在可合理达到的尽量低的水平，才能够保障我国民众的健康权益和人民群众身体健康。

（强永刚　陈　萍）

五十三、一场"碘-131（^{131}I）治疗"的患者出院标准讨论会

某医院核医学科医师们组织了一场"碘-131（^{131}I）治疗患者出院标准"小型讨论会，该讨论会的起因是我国目前执行的《电离辐射防护与辐射源安全标准 GB 18871—2002》规定："接受了 ^{131}I 治疗的患者，其体内的放射性活度降至低于 400MBq 之前不得出院"。

但医院在执行该标准中遇到很多实际问题，比如，患者体内残留的 ^{131}I 需要全身计数器才能准确测量，核医学科室必须拥有合乎防护要求的住院设施，包括病床、代谢物排放设施和床位等。

讨论会的"正方"认为，"国家标准"是国家级别的法律规定，核医学科室必须按照国家的要求去执行，核医学科必须建立符合防护要求的"住院病房"，购买全身计数器测量设备，还要有病人专用厕所、洗漱间等要求，患者体内 ^{131}I 高于 400MBq 之前一律不得出院。

"反方"则认为，国家标准应该执行，但这可能造成病房建设的费用太高，我国"标准"（4.3.1 条款：实践的正当性）也指出："对于一项实践，只有在考虑了社会、经济和其他有关因素之后，其对受照个人或社会所带来的利益足以弥补其可能引起的辐射危害时，该实践才是正当的。"

我国"标准"（7.2.1 对医疗照射的正当性判断）还指出："对于复杂的诊断与治疗，应注意逐例进行正当性判断。应注意根据医疗技术与水平的发展，对过去认为是正当的医疗照射重新进行正当性判断。"

"反方"强调"对分化型甲状腺肿瘤手术后 ^{131}I 治疗，也应注意逐例进行正当性判断"，应该灵活的、而不是"一刀切"地执行国家"低于 400MBq"出院标准。"反方"申诉的依据是：医疗照射正当性判断还要考虑社会、经济和其他有关因素，"活度因素"不是唯一因素，应综合考虑正当性的判断。

"反方"对国家"标准"不同的理解归纳为：

（1）"低于 400MBq 才能出院值"是在我国标准（GB 18871—2002）7.4 条款"医疗照射的指导水平与剂量约束"范围内的一个规定值，它的含义是"400MBq 出院值"并不是强制性标准值，它等同于活度约束值。

（2）我国标准（GB 18871—2002）附录 J 中（J5.1）指出："对于医疗照射，剂量约束值应被视为指导水平"；而（条款 J5.27）认为：医疗照射指导水平是医疗业务部门选定并取得审管部门认可的剂量、剂量率或活度值，用以表明一种参考水平，高于该水平时则应由执业医师进行评价，以决定在考虑了特定情况并运用了可靠的临床判断后是否有必要超过此水平。

我国标准（7.4.1.2 条款）还指出：不应将所确定的医疗照射指导水平视为在任何情况下都能保证达到最佳性能的指南；实践中应用这些指导水平时应注意具体条件，如医疗技术水平、受检者的身体和年龄等。

（3）我国标准附录 G2 "核医学医疗照射指导水平"给出的患者 ^{131}I 用量：甲状腺转移灶（切除后）最大摄入活度为 400MBq，甲状腺显像最大活度为 20MBq。如果严格按照国家"核医学医疗照射指导水平"给出的摄入活度值，那么这些病人摄入体内的 ^{131}I 都不会超过 400MBq，就不存在 400MBq 出院标准值问题，这些病人都是可以出院的。

（4）在核医学 ^{131}I 治疗甲状腺癌实际应用中，病人的摄入 ^{131}I 一般都超出了"指导水平值"，常用量为 3700 MBq（100 mCi），但这并不违反我国（GB 18871—2002）标准。因为"指导水平值"仅仅是业务部门选定并取得审管部门认可的一个"活度值"，高于该水平时应由核医学医师根据治疗的需要进行评价，超出该"指导水平值"并不违反国家标准，就像肿瘤病人接受放射治疗的剂量由临床医师根据需要而确定的道理是一样。

经过了"正反"双方的辩论之后，大家一致认为这样的"讨论会"非常有意义，学到了很多以前不知道的知识，加深了核医学医师对放射安全的理解。大家又翻阅了我国于 2012 年新颁布的《临床核医学的患者防护与质量控制规范 GB 16361—2012》，通过学习该规范附录 E，进一步了解到"核医学患者的接触人员的剂量估算方法"。

该规范表 E.1 指出，若患者摄入 ^{131}I 活度低于 1200MBq，那么 1 米处接触者的剂量将小于 5mSv；若患者摄入 ^{131}I 活度低于 240 MBq，那么 1 米处接触者的剂量会小于 1mSv。

通过查阅资料，医师们发现 2007 年 ICRP 94 号出版物也总结了其他国家的 ^{131}I 出院约束值。比如，德国 ^{131}I 出院约束值为 250MBq，美国为 1200MBq，墨西哥为 1100 MBq，日本为 500MBq。

从数据可以看出 2007 年之前，世界各国 ^{131}I 出院约束值是各不相同的；德国、中国和日本的出院约束值更为严格一些。但 ICRP 94 号出版物也同时指出，俄罗斯、英国、美国专家对 ^{131}I 治疗患者是否需要"住院"提出了看法，他们对残留活度作为唯一标准不认可。2009 年 IAEA 报告书 No.63（IAEA 2009b）曾建议"是否需要住院 应根据病人个体和家庭情况综合判断"。

2014 年，《保健物理杂志》报道（Y.T Ramirez-Garzon），应根据病人摄入的 ^{131}I 用量、病人出院是否有独立汽车接送、病人回家是否有独立卧室和浴室等条件综合判断，不必一律强求住院治疗。若病人是不能自理的残疾人，其家属剂量还可能会增大，该条件患者不宜出院治疗。

从查阅资料看到，2014 年（IAEA）新颁布的《国际电离辐射防护与辐射源安全标准》中已经取消了 核素治疗出院约束值指标，但我国于 2002 年制订的《电离辐射防护与辐射源安全标准》至今还没有修订，我们期待我国《电离辐射防护与辐射源安全标准》能与《国际电离辐射防护与辐射源安全标准》接轨，使我国医疗照射的正当化和最优化更接近临床实际工作，为核医学患者和医务工作者的安全保驾护航。

（强永刚 陈 萍）

五十四、别让"豪宅"变"鬼屋"——防止家庭居室装修中的辐射污染

近年来现代家装可能导致的污染越来越得到人们的重视，除了大家比较熟悉的甲醛、苯、氨等化学污染之外，家庭居室装修材料所导致的辐射污染也不容忽视。

　　欧洲早在 1937 年就发现铀矿工人的肺病发病率是普通人的 28.7 倍，后来采取通风措施降低了矿井中的氡浓度后，发病率明显降低。那么家庭居室装修中的辐射污染情况到底如何？又如何防止家庭装修中的辐射危害呢？首先，需要搞清楚日常居室装修装材料中放射性的来源及属性。

　　目前，居室装修中涉及到的建筑材料主要有：砖石、地砖、石材、混凝土等。其中，通常大面积使用的石材是产生辐射的重灾区。天然石材分为花岗岩和大理石两大类，相对大理石而言，花岗岩产生的辐射更强。在众多花色的花岗岩中，往往颜色越鲜艳、越红润，其辐射性就越高，这和自然界中越美丽的东西越是含有剧毒也是不谋而合。石材产品的放射性来源于其中所含的天然放射性核素，主要有铀系、钍系的衰变产物铀、钍、镭和钾-40，他们在衰变过程中均可产生 γ 射线。不同种类的岩石中放射性水平差异很大，在碳酸盐岩石中含量较低；在岩浆岩中，随岩石中硅酸盐含量的增加而增加。

　　通常，针对所有石材制品放射性水平将其分为三类，并严格规定其使用范围。比如，我国发布的 JC518—93《天然石材放射防护分类控制标准》中规定，A 类材料中天然放射性核素镭-226、钍-232、钾-40 的放射性比活度同时满足内照射指数小于或等于 1.0 和外照射指数小于或等于 1.3 要求。其产销与使用范围均不受限制。B 类，内照射指数小于或等于 1.3，外照射指数小于或等于 1.9，不可用于 I 类民用建筑的内饰面，但可用于 I 类民用建筑的外饰面及其他一切建筑物的内、外饰面。C 类，外照射指数小于或等于 2.8 要求的为 C 类装修材料，只可用于建筑物的外饰面及室外其他用途。外照射指数大于 2.8 的花岗石只可用于碑石、海堤、桥墩等日常生活很少涉及的地方。标准还要求，装修材料生产企业按照对有关装修材料的规定要求，在其产品包装或说明书中注明其放射性水平类别。

　　值得欣慰的是，在我国，绝大部分石材品种的放射性水平满足百姓家居装饰使用要求。近十年来的检测中，国家石材质量监督检验中心发布的结果显示市场上常用的百余种大理石样品的放射性数值仅为 A 类指标的 1/50，基本可以忽略不计。但是也不能否认确实有部分品种放射性水平高于标准要求的 A 类产品，这与石材取自的矿山有关。

　　除了天然石材之外，瓷砖作为一种人工合成材料，由于原材料在加工过程中会产生辐射，并且后期的化学添加剂也会产生辐射。但相比天然材料，瓷砖的放射性少了很多。除了石材以外，装修中使用的混凝土和涂料也会产生辐射。通常，对于居室装修材料依放射性水平由高到低排列，地板装修材料：花岗岩＞水泥＞瓷砖、釉面砖＞大理石＞木地板；墙面材料：一般抹灰墙＞喷涂处理墙＞乳胶漆；建筑材料中：含废渣粉、粉煤灰砖＞混凝土＞红砖。

　　那么，如何防止家庭装修中的辐射危害呢？一是选材上要尽量选用合格的低辐射装修材料。同时，在装修设计中应石材、瓷砖与木材合理搭配，避免大量使用石材，特别是尽量避免在室内大量使用花岗岩，否则，会使室内放射性水平大大增高，让您的"豪宅"不知不觉中变成了高辐射污染的"鬼屋"。

　　如果居室已铺装上放射性较高的石材，应该每天定时开窗通风，目的是降低居室内的氡浓度。天然放射性元素氡（^{86}Rn），是无色无味的惰性气体，常温下氡及子体在空气中能形成放射性气溶胶残留于室内空气中，氡被吸入后会沉积在呼吸道内，会增加患肺癌的危险。研究表明，氡对人体的辐射伤害占人体一生中所受到的全部辐射伤害的 55%以上，其潜伏期约有 15～40 年。世界卫生组织（WHO）已明确将氡列为 19 种环境致癌物之一。

　　通常，经常关闭门窗的房间，氡的浓度高于经常开启门窗的房间，使用空调的室内氡浓度高于不使用空调的居室。尤其值得注意的是，厨房内氡的浓度高于卧室和客厅。这可能与厨房内有天然气燃烧释放的氡和来自水中氡的释放有关。

最后总结一下，如果您在家庭居室装修中能做到，在购买材料时仔细检查放射性水平检验合格报告或产品的放射性水平分类检验报告，选用合格的产品，在装修设计中避免大量使用石材尤其是花岗岩和大理石，在装修完成后不急着马上入住，可以让新房通通风，"呼吸"一下新鲜空气，便可以享受到美观又健康安全的新家了。

（潘卫民）

五十五、核医学就是一颗"原子弹"吗？

医院核医学科的工作是使用放射性标记药物从事体外物质检测、脏器显像诊断和核素治疗疾病。近年来，由于单光子发射计算机断层和正电子发射计算机断层技术及放射性药物的开发使用，使核医学显像技术取得突破性进展，它和CT、核磁共振、超声技术等相互补充、彼此印证，极大地提高了对疾病的诊断和研究水平，核医学显像是近代影像诊断领域中的一匹"黑马"，是医学影像学十分活跃的分支和重要组成部分。

核医学和X线诊断都属于影像学科，但两者诊断疾病的原理却不同。X线诊断是让机器产生的X射线从病人体外向人体内部穿透，如果病人体内有密度高的"物质"将会留下阴影而被发现；而核医学是把放射性药物引入人体，放射性药物会"浓集"在患病部位，药物中的放射性核素就会从患病部位以射线的方式射出人体之外，人们利用体外放射性扫描仪就可以发现患病部位了。

临床核医学常用的放射性核素为放射性锝、碘、氧、氟等，它们的半衰期都较短，而且产生放射线的穿透力也有限，一般穿出人体组织后在体外1米远处就很弱了，如果医生和病人采用了防护措施是不会有明确的伤害。

那么，核医学是"原子弹"吗？

核医学与原子弹是完全不同的两件事，目前社会上误解的较多。比如，日本核电站事故发生时，很多记者们都去了医院的核医学科采访，殊不知核电站事故属于放射安全学科，去核医学科采访关于大气的污染情况就选错了目标。

从使用核技术应用的目的来说，核医学科是利用核素发出的放射线来诊疗疾病。原子弹是利用核素发生裂变或聚变反应瞬间产生的巨大能量来杀灭敌人。

从损伤作用来看，原子弹的杀伤作用分为瞬时杀伤和剩余杀伤两大类，瞬时杀伤包括光辐射、冲击波和早期核辐射，一般在爆炸的几秒至几十秒之内发生；而剩余杀伤主要是放射性沾染，污染的环境包括河流和农田污染等，可持续几天，几周或更长时间。而核医学诊断对个体的损伤作用与原子弹杀伤力相对显得微乎其微，不值一提。

从上述对比可以看出，核医学是利用放射线来诊断疾病的，而原子弹是使用裂（聚）变核素放出巨大能量来杀灭敌人。核医学使用的核素不会放出巨大的能量，放射线的穿透力也很有限，不会穿透医院房间的墙壁，不可能对周围居民造成伤害，除非有放射性核素泄漏到居民区，但医院核医学科都严格按照规定要求进行建设，经过了环保部门排放检测，并获取了许可证才可以工作。

所以说核医学与原子弹是完全不同的两件事，不能相互比较，社会上的传谣是错误的，是对核计术应用的误解，广大群众应该更多的了解科学基础知识，不应传播错误的谣言。

（强永刚　陈　萍）

五十六、"辐"从天降——谈谈宇宙射线中的核辐射

传说这个世界上，有这样一种神秘的存在：它既能煮熟鸡蛋，又会引发癌症；它让孕妇提心吊胆，又令上班族忐忑不安；它神通广大无处不在，却又被不起眼的仙人掌降伏……

也有微信群发信息称"今天晚上 0：30～3：30，危险的宇宙射线将会贴近地球。所以，请关掉你的手机，不要让你的手机靠近你的身体，否则会造成损坏。请转发这条消息给你关心的人。不管有无，要关机！"

这种神秘的存在到底是什么？宇宙射线又是什么？它真的是传说中这个样子吗？

其实，它就是电磁辐射。

按照辐射粒子能否引起传播介质的电离，把电磁辐射分为两大类：电离辐射和非电离辐射。

电离辐射是指一切能引起物质电离的辐射总称。包括 α 射线、β 射线、γ 射线、X 射线、中子射线等，如生产上测料位用的料位仪、X 射线探伤及测厚仪、测水分用的中子射线、医学上用的 X 射线诊断机、γ 射线治疗机、核医学用的放射性同位素试剂等。

作用于人体的电离辐射分为天然辐射和人工辐射两类。人类无时无刻不在接受着各种天然射线的照射，如宇宙射线，存在于土壤、岩石、水 和大气中的 ^{238}U、^{235}U、^{232}Th、^{40}K、^{226}Ra 等，这些天然射线的照射就是天然本底辐射。

这些放射性核素可以从外部对人体引起照射，亦可因空气、水、食物中含有这些放射性核素，通过吸入或食入体内造成内照射。目前认为吸入是最主要途径，其次是外照射和食入。其中，宇宙射线是一种从宇宙空间射到地球的高能粒子流，主要由质子和其他粒子等组成。这些宇宙射线与大气层中的空气成分发生相互作用产生 ^{14}C 和 ^3H，从而产生宇生放射性核素，是一种天然的放射性物质，地球上每人每年平均会受到来自天然放射性核素的辐射剂量约为 2.4mSv，其辐射剂量微弱，不会对生物造成危害。

约 46 亿年前地球诞生的那一刻，宇宙射线及天然放射性核素就存在了，辐射照射来到这个星球远比人类要早。伴随着辐射照射，人类完成了从猿到人的进化，并在辐射照射下，繁衍生存至今。在我们生活的自然环境中，来自宇宙的辐射无处不在，基本不会对人的正常生活造成影响，否则，人类就不能发展到现在了。

人类除受到天然辐射外，还经常受到各种人工辐射的照射，主要人工辐射源包括：核爆炸、核能生产过程中产生的辐射源、医疗照射及消费品中应用的辐射源。

非电离辐射是指能量比较低，并不能使物质原子或分子产生电离的辐射。非电离辐射包括低能量的电磁辐射。有紫外线、光线、红内线、微波及无线电波等。它们的能量不高，只会令物质内的粒子震动，温度上升。

因此，地球本身是一个大磁场，围绕在人类身边的天然磁场、太阳光、家用电器等都会发出强度不同的辐射，脱离辐射的"真空区"是不存在的。不仅屏蔽不掉，辐射还被我们用得不亦乐乎，如果辐射都是有害的话，别说是使用电灯了，就连晒太阳也有性命之忧！

（孙　雯　潘卫民）

第二部分　仪　器　篇

一、看不见的核素

要了解核医学是做什么的，首先要弄清楚核素的概念。在日常生活中，有许多核素存在，世界上的许多物质都是由一种叫"原子"的微小粒子构成，原子的中心有一个体积很小的"原子核"。其中有些原子核是稳定不变的，构成了我们生活中的大部分物质；有些原子核自身不稳定，会自发地发生某些变化，放出我们视觉看不见也感觉不到而只能用专门的仪器才能探测到的射线，这类原子就是核医学中所说的放射性核素。

核医学是一门应用放射性核素进行诊断、治疗疾病和医学研究的学科。可分为临床核医学和实验核医学两部分。其中临床核医学是医学的重要学支，具有灵敏度高、无创、安全可靠、形态与功能相结合的特点。当放射性核素进入人体后，发射出我们视觉看不见的不同种类的射线，如 γ 射线、β 或 α 射线。利用核探测仪器能够获得核素及其标记物在脏器及组织中的分布和量变规律，从而达到诊断疾病的目的。利用射线的辐射生物学效应，核医学也可以完成甲亢、甲状腺癌、骨转移癌等多种疾病的治疗。

（胡　佳）

二、放射性工作场所监测"卫士"——表面污染检测仪

核医学诊疗多为非密封源操作。由于非密封源易于扩散，在操作过程中的蒸发、挥发、溢出或洒落，以及使用与存放不当导致的泄漏等，都可以使工作场所的地面、墙面、设备、工作服、手套和人体皮肤等表面受到程度不同、面积不等的放射性物质污染。放射性污染物在物体表面上存在两种状态：非固定性污染状态和固定性污染状态。非固定性污染状态是一种松散的物理附着状态；固定性污染状态是渗入或离子交换的结果，不易去除。随着表面污染时间的延长，非固定性污染物中有一部分会转化为固定性污染物。形成表面放射性物质污染的另一些原因包括工作人员把污染区使用的设备或物品拿到清洁区使用；或工作人员在污染区工作后进入清洁区之前，没有在卫生通过间更换个人防护衣具，没有进行必要的污染洗消程序，而是径直进入清洁区。由于这些原因，常常造成交叉污染，使清洁区的办公桌、椅子或电话及公用钥匙等受到不同程度的放射性物质污染。

表面污染的主要危害是放射性污染物可以经过接触，由手、口或皮肤（尤其是伤口）进入体内，也可以由于从表面重新扬起、悬浮而扩散到空气中，再经呼吸道进入人体，最终导致内照射。当然，表面放射性污染对工作人员也存在外照射危害。

鉴于表面放射性污染对工作人员及公众的潜在危害，如何及时发现表面放射性污染显得尤为重要。现在我们多采用表面污染检测仪这一放射性工作场所监测"卫士"对放射性操作场所进行检测。表面污染检测仪可用于检测放射性工作场所的操作台面、地板、墙壁、手、衣物、鞋等表面的放射性污染。可以分别测量 α、β、γ 放射性污染情况，多为便携式，便携式表面污染测量仪采用 G-M 管或闪烁探测法。对专用表面污染检测仪，测量结果以

Bq/cm² 等表示，对多功能辐射监测仪，不仅可以测量表面污染，还可以测量外照射的剂量率，测量结果可以以剂量率（μSv/h、μGy/h）或 cpm、cps、Bq/cm² 等表示，并且对每种射线可单独设立报警阈值。

（贾　强）

三、个人外照射剂量监测利器——个人剂量仪

放射性工作人员职业健康管理的范畴包括放射性工作人员证制度、职业放射性疾病的诊断和鉴定、工作人员防护知识培训、个人剂量监测与管理、职业健康监护。其中个人剂量监测是指利用工作人员个人佩戴剂量计所进行的测量，或是测量在其体表、体内或排泄物中放射性核素的种类和活度及对这些测量结果的解释。个人剂量监测包括外照射个人监测、内照射个人监测和皮肤污染的个人监测。个人剂量仪作为个人外照射监测利器主要对个人外照射剂量进行监测，通过工作人员胸前佩戴来监测。目前，我国规定放射性工作人员必须佩带外照射个人剂量仪，监测周期一般为 30 天，最长不应超过 90 天。放射工作人员使用的个人剂量仪多为热释光剂量仪。

热释光剂量仪是利用热致发光的具有晶体结构的固体材料测量核辐射的装置。具有晶体结构的某些固体，常含有多种晶格缺陷，如一些原子或离子缺位或加入某些杂质等，它们能吸引异性电荷形成"陷阱"。放射线照射这些固体材料后形成的电子（负电荷）和（正电荷），被陷阱能级俘获而处于亚稳态。检测时加热固体，电子或空穴可获得足够能量从陷阱能级中逸出，与固体其他部分的异性电荷复合返回基态能级。在复合过程中的能量差即以光子形式释放出来。释放出的光子量或发光强度在一定范围内与放射线照射的剂量成正比。释放出的光子使光电倍增管产生电流，经放大器放大，通过记录器记录。热释光剂量仪主要用于个人累积剂量的监测方法，具有体积小，重量轻，灵敏度高，量程范围宽，测量精度高，能量响应好，可测 β、γ、X、n 等多种射线，受环境的影响小，并可多次重复使用等优点。通常制成盒式、笔式、卡片式、徽章式等，以方便从事放射性工作人员佩戴。

此外，也可以佩戴便携式个人剂量报警仪，该仪器由从事放射性操作的工作人员随身携带，用于监测个人受到的辐射剂量。便携剂量仪采用电离室探测技术，使用时充以电荷，当电离室受到射线照射时，引起空气电离，使电离室内电荷减少。电离室内电荷减少的量与射线的照射量成正比。一般可探测到 0.01～999μSv/h，探测能量范围 50keV～2MeV，并可以设置报警阈值。

（贾　强）

四、射线剂量率仪让射线场所更安全

核医学诊治过程中所用到的放射性核素大多发射 β 射线或 γ 射线。β 射线电离能力强，穿透力弱，多用于疾病的治疗，操作过程中可能造成的污染可以采用表面污染仪进行监测。γ 射线电离能力弱、穿透强，对患者损伤小，发射 γ 射线的放射性核素多用于体外检测或显像，而在口服或静脉注射过程中可能会对周围环境形成外照射。这些照射是否存在、是

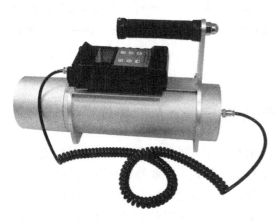

图 2-1　便携式射线剂量率仪

否符合辐射安全要求、是否有异常或紧急情况发生等均无法直接被感知。这些射线无影无踪，怎么探测我们所处的环境中是否有这些射线？环境是否安全呢？这就需要射线剂量率仪大显身手了。射线剂量率仪有两种，一种是固定式的，一种是便携式的（图 2-1）。

核医学工作场所需要常规外照射监测，包括采用便携式剂量率仪定期重复性巡测和利用固定的剂量率仪对异常或突发事件的报警测量。检测的频度根据辐射场的稳定程度决定。如果辐射场所稳定，则出于巡测目的只需偶尔对工作场所进行检测。

射线剂量率仪由探测器、记录和显示部件等组成，核心部件是探测器。探测器有盖革-弥勒计数管（G-M 管）型或 NaI 晶体、涂 ZnS（Ag）的塑料闪烁晶体型探测器等不同类型。采用盖革-弥勒计数管来测定辐射时，当射线通过该 G-M 管并引起电离时，便产生一个电流脉冲，每个脉冲被电路检测并记录为一个计数。采用闪烁晶体型探测器测量时，射线打在闪烁体上产生荧光光子，这些光子被收集到光电倍增管倍增放大后产生电信号，完成空气剂量率的测量。

射线剂量率仪具有灵敏度高、能对辐射水平轻微增加作出快速探测，能量响应范围宽、重量轻、功耗低等特点，在辐射水平高于设置值时能发出声光报警。配置剂量率管理软件后，可将存储的数据进行分析。

射线剂量率仪的使用也非常简便，使用时先将探头和主机连接好，开机预热 5 分钟以上，设置好测量次数和时间参数自动启动测量，结果即显示。长时间不用时应将电池取出，防止电池腐蚀，仪器校准因子的设置由国家计量院设置，不需要也不能任意设置，另外，要求每年送计量部门鉴定或校准。

有了射线剂量率仪的检测，我们的射线场所会更加可控，更加安全。

（张秀梅）

五、放射性活度计——测量放射性核素放射性强度的一杆"秤"

大家都到过菜市场买过菜，买过米面，商贩们用秤称量，通常是以斤、公斤为单位进行称量的。我们吃的普通药物是以微克（μg）、毫克（mg）或克（g）等单位来标示的。但对于医用放射性药物来说它的化学量很小，而其发挥诊疗作用主要依靠其发射射线的种类和强度，因此产生了一种专门用于对放射性核素种类和强度进行测量的"秤"——放射性活度计。

在医学实践中，将放射性核素在单位时间内产生的射线数目（即衰变次数）定义为放射性活度，活度越大，表示放射性越强。放射性核素发出的射线是看不到、摸不着的，无法用肉眼进行辨别，必须借助放射性活度计来进行射线强度的测量。

现在，让我们先看看放射性活度计长什么样？如图 2-2 所示，放射性活度计由测量井、样品托、控制显示台等组成。当需要测量样品活度时，将样品放在样品托中放入测量井，放射性核素发出射线照射到测量井内的惰性气体，使之产生电离，电离电流的大小与入射射线的数量和能量的乘积成正比，控制显示屏上就显示出这种放射性核素的活度了，是不是和市场上的秤有点像？但放射性活度计要比称重秤复杂得多。为适应对不同放射性核素活度的测量，活度计需要根据每种核素的不同进行标定，从而拓展了其应用范围。活度计灵敏度高、量程宽、读数快速准确、误差小。

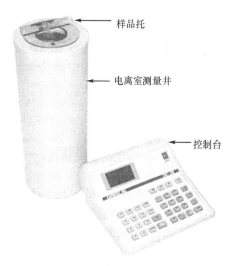

样品托

电离室测量井

控制台

图 2-2 放射性活度计

放射性活度计的使用步骤非常简单：接通电源后，按下开机键预热并自检；按下需要测量的核素键，自动测量本底；将待测的放射性药物放入样本托中，轻轻地把样品托放入测井，等待读数稳定后即可读取放射性核素的活度值。

正如民用秤的准确性是老百姓非常关心的问题一样，医用放射性活度计的准确性关系到患者的诊疗效果，所以，政府相关部门把放射性活度计作为强制检验仪器，定期强制送交国家有资质检测机构进行质检。

在日常的医疗活动中，医务人员会对放射性活度计进行严格的日、月、年的维护保养、质量控制和校对。每日测量本底排除放射性污染；每月测量稳定性；每年进行一次内部比对，所有测量和维护都会记录下来存档备查。从而使得放射性活度计这杆"秤"又准又稳，保证放射性核素诊疗质量，保障大众健康。

（张秀梅）

六、甲状腺摄碘功能的"精算师"——甲状腺功能仪

甲状腺位于人体颈前中部，成人重约 20～25 克，呈"H"形或蝴蝶形，由左右两侧叶组成。它的主要功能是合成和分泌甲状腺激素，甲状腺激素参与人体生长发育和物质代谢的调节。当发生甲状腺疾病时，甲状腺无法完成正常的工作，人体的健康就会亮起红灯。如何了解此时甲状腺的功能状态呢？这就需要用到甲状腺功能仪这个"精算师"了。

首先让我们来了解一下甲状腺功能仪测定甲状腺摄碘率的原理，患者空腹口服微量 ^{131}I 后，^{131}I 经胃肠吸收随血液进入甲状腺，迅速被甲状腺滤泡上皮细胞摄取，摄取的量和速度与甲状腺的功能密切相关，利用测定不同时间点的甲状腺部位吸收 ^{131}I 发射出的射线的量，就可以计算不同时间点甲状腺摄碘率，从而反映甲状腺摄取 ^{131}I 及合成、分泌甲状腺激素的能力。

那么，甲状腺仪是如何工作的呢？甲状腺功能仪由准直器、闪烁探测器、放大器、单道脉冲高度分析器、定标器和计算机组成。准直器一般采用张角型，在开口部附近的准直器轴线上是灵敏度最高的区域，因而适合甲状腺的功能测定，当患者颈部贴近准直器时张口

刚好把甲状腺完全覆盖。利用甲状腺摄取、浓聚碘的功能及放射性碘能放出 γ 射线的特性，在患者口服 ^{131}I 后，分别在不同的时间利用甲状腺功能测定仪测量甲状腺吸碘率，就可以反映无机碘进入甲状腺的数量和速度，从而判断甲状腺的功能状态。

由于甲状腺功能仪测定甲状腺吸碘率的方法简便，诊断准确率高，因此在很长一段时间内，它是作为检查甲状腺吸碘率应用最广泛的仪器。

（胡　佳）

七、肾图仪——最亲民的肾功能检查设备

肾图检查法由 Taplin 于 1956 年首创。1960 年，Nordyke 应用 ^{131}I—邻碘马尿酸钠（^{131}I-OIH）为示踪剂做肾图检查。我国最早的系统研究于 1973 年由王世真院士发表，1984 年国内公司推出微机肾图仪，因设备的性价比高、药物（^{131}I-OIH）获得及制备容易，方便偏远地区使用，在 20 世纪 80～90 年代迅速普及，目前已成为肾功能检查的常规方法。其设备价格和检查价格都很亲民。

肾图检查常用的示踪核素有 ^{131}I、^{99m}Tc、^{113m}In 等，它们都是释放 γ 射线的核素。^{131}I-OIH（邻碘马尿酸钠）与马尿酸性质相似，对人体是一种无用物质，静脉注入后随血流进入肾脏，由肾小管上皮细胞吸收，并分泌到肾小管管腔内，经尿液冲刷至肾盂，再随尿流排至膀胱。通过追踪放射性 ^{131}I 发射的 γ 光子可以从肾区描记到的放射性升降曲线得知 ^{131}I-OIH 在肾内的聚集和排出情况。曲线上升的高度和速率主要反映肾脏有效血浆流量和肾小管细胞功能，曲线下降速率主要反映尿流量的多少和包括肾小管在内的上尿路通畅情况。这一放射性升降曲线称为 ^{131}I-OIH 肾图，它可以从左右两个肾区分别获得。因此，它是一种检查分侧肾脏功能和上尿路通畅情况的简便方法。

肾图仪实际是一台 γ 射线计数测量装置（图 2-3）。早期使用 G-M（盖革-弥勒）计数管作为探测元件，也就是 G-M 计数管加一台定标器，为气体探测器。但 G-M 计数管的探测效率较低，并且测量结果易受脏器大小、深浅的测量位置变化的影响。现在较精确的测量一般都采用配有 γ 闪烁探头的装置。闪烁探头的探测效率高，可以进行远距离测量。测量结果可靠。带闪烁探头肾图仪从原理上分为：探测头（含两级传感器及机械结构）、信号处理电路、计算机系统等部分；从硬件上分：探测器部分（含两级传感器、前置电路、放大电路、甄别电路、低压电源、高压电源、机械系统）、计算机系统（包括显示器、键盘、鼠标、主机、打印机）。现在使用的肾图仪可分为移动式（图 2-4）和座椅式（图 2-5）两种。

肾图仪是一种积分测量（计数测量）仪器。探头的 NaI（Tl）晶体的前面装有张角型的准直器，使闪烁探头只能记录到被检查部位的 γ 射线，而尽量少地记录来自周围的 γ 射线。如此测得的结果才能比较真实地反映人体部位的放射性浓度。当 γ 射线进入探测器晶体时，产生一个强度与入射粒子能量成正比的闪光。该闪光经光电倍增管放大成最初的电脉冲信号。这个电脉冲再通过电子线路进一步放大，送入脉冲幅度分析器，落入道宽范围的信号被选送进计算机接口，由计算机记录并进行计算处理，最后输出结果。

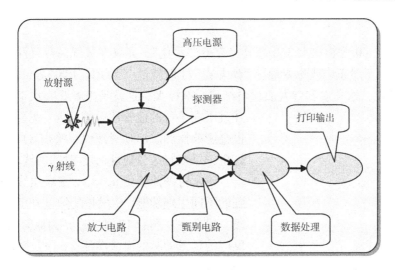

图 2-3　肾图仪

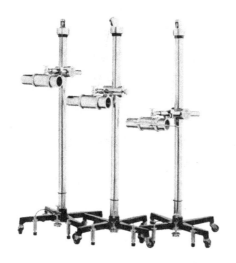

图 2-4　移动式肾图仪（左右肾及膀胱区各一探头）

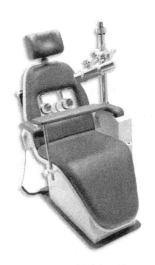

图 2-5　座椅式肾图仪

肾图仪主要性能指标有：窗口本底计数率、窗口点源灵敏度、探头不一致性、时间稳定性、能量分析范围等。

如在某一探头 NaI（Tl）晶体的前面加装甲状腺探测专用标尺，即可进行甲状腺碘代谢实验（旧称摄碘率）的检测，实现一机多用，最大限度地发挥其普遍适用的特质。

（王治国）

八、肾图仪检查知多少

您知道吗？核医学的肾图检查能比血肌酐、尿素氮更早地发现肾功能的异常，它也是在临床应用中最为广泛的核医学检查。

肾图检查有探头法和 γ 照相机法两种，显像剂也分 ^{131}I-OIH 和 ^{99m}Tc-DTPA 等多种。本文仅就肾图仪的探头法 ^{131}I-OIH 肾图带您熟悉一下肾图检查的流程、注意事项及图形曲线的意义。

检查前 30～60 分钟饮水 300 毫升，充分"水化"，尤其在天气炎热且汗多尿少时，检查前排净尿液，于肘正中或贵要静脉"弹丸式"注射微量 ^{131}I-OIH [185-370kBq（5-10μCi）]。一定的尿流速度（水化）和弹丸质量对结果影响极大，这就是患者要喝水半小时后再检查

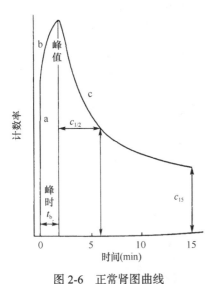

图 2-6　正常肾图曲线

并且不在手背的血管注射的原因。另外，探头的对位也会影响探测。启动肾图仪，检查 15～30 分钟，计算机记录双肾区放射性活度-时间曲线。

正常肾图曲线由 a、b、c 三段组成，各段反应肾脏的不同生理功能，a 段是陡然上升至出现拐点的一段，出现在注药后 10 秒左右，为血管段，约 30 秒，反应的是肾动脉的血流灌注；b 段是随后上升到顶峰的一段，峰时多在 2～3 分钟，其上升的斜率与高度跟肾血流量、肾小球的滤过、肾小管上皮细胞的摄取、分泌有关，反应的是肾皮质功能；c 段近似指数规律下降，下降斜率与 b 段上升斜率相近，下降至峰值一半的时间小于 8 分钟，是注射的药物经肾集合系统排入膀胱的过程，与上尿路通畅和尿流量多少有关（图 2-6）。

下面是七种异常肾图曲线。

1. 急剧上升型　出现在单侧者多见于急性上尿路梗阻；同时出现在双侧者，多见于急性肾性肾衰竭和继于下尿路梗阻所致的上尿路引流障碍（图 2-7）。

2. 高水平延长型　多见于上尿路不全梗阻和肾盂积水并伴有肾功能损害者（图 2-8）。

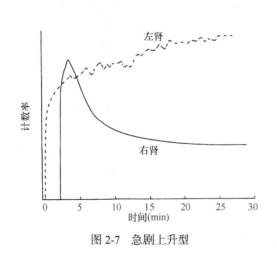

图 2-7　急剧上升型

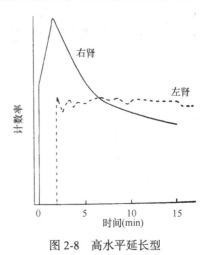

图 2-8　高水平延长型

3. 抛物线型　主要见于脱水、肾缺血、肾功能损害和上尿路引流不畅伴轻、中度肾盂积水（图 2-9）。

4. 低水平延长线型　常见于肾功能严重损害，慢性上尿路严重梗阻，以及急性肾前性肾衰竭（图 2-10）。

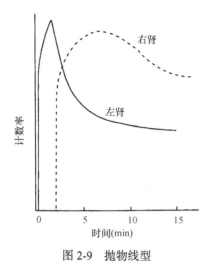

图 2-9 抛物线型

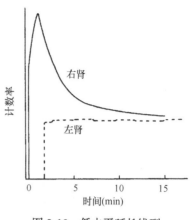

图 2-10 低水平延长线型

5. 低水平递降型 可见于肾脏无功能、肾功能极差、先天性肾缺如、肾摘除或对位落空等（图 2-11）。

6. 阶梯状下降型 多见于尿反流和因疼痛、精神紧张、尿路感染、少尿或卧位等所引起的上尿路不稳定性痉挛（图 2-12）。

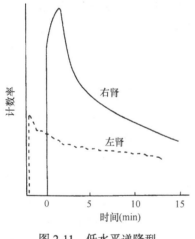

图 2-11 低水平递降型

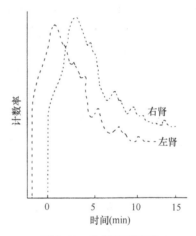

图 2-12 阶梯状下降型

7. 单侧小肾型 多见于单侧肾动脉狭窄，也可见于游走肾坐位采集者或先天性小肾脏（图 2-13）。

肾图的临床意义在于了解双肾功能及上尿路通畅情况；移植肾的监测；肾输尿管术后疗效观察；尿路反流的诊断。怀疑单侧肾血管性高血压应该做卡托普利介入肾图，鉴别机械性上尿路梗阻和非梗阻性上尿路扩张应做利尿肾图。

^{131}I-OIH 是经典的肾小管分泌型显像剂，若看肾小球滤过率（GFR）则常用 ^{99m}Tc-DTPA；如想同时获得肾脏的大小、形态应选择 γ 相机法肾动态显像肾图；若想了解肾的解剖结构及肾到体表的距离（国人 Gates

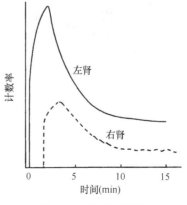

图 2-13 单侧小肾型

法计算 GFR 的参数），则应选择 γ 相机或 SPECT 肾动态肾图。

（王治国）

九、一项来自于诺贝尔奖的仪器——放射免疫分析仪

在 1977 年斯德哥尔摩的冬天，Yalow 和 Berson 因建立了放射免疫分析方法而摘得了诺贝尔医学奖的桂冠。放射免疫分析方法的建立，取得了微量分析方法学的重大突破，开创了生物活性物质微量分析技术的新时代。

放射免疫分析方法是建立在放射性核素标记分析高度灵敏性与抗原-抗体免疫反应高度特异性基础上的分析方法。放射免疫分析方法从问世到今天，以其灵敏度高、特异性强、重复性好、准确度高、试剂制备简单、应用方便等优点而独树一帜，在生物学、基础医学、临床医学被广泛应用，被称为医学史上的里程碑。

为了能检测到标记的放射性核素的量，γ 放射免疫计数器（放射免疫分析仪器）应运而生。γ 放射免疫计数器（放射免疫分析仪器）是放射免疫分析必须使用的检测设备。它由碘化钠（铊激活剂）晶体（固体）与光电倍增管构成的 γ 辐射探头、测量装置、控制和数据获取系统、自动传输机构及控制电路、信号输出部分、应用软件组成。它的测量对象为发射 γ 射线的 ^{125}I 放射性核素（放射免疫分析最常用的核素）。γ 计数器的检测原理与其他核医学仪器相同，但是 ^{125}I 标记的放射免疫分析检测必须用 γ 放射免疫计数器检测，因为 ^{125}I 的能量低，对晶体的探测效率要求较高，必须用薄壁铝层外壁的井型探头，保证了 γ 射线易于穿透晶体外表及 4π 测量，明显提高了探测效率。当 γ 射线被高效的晶体所吸收，晶体发射出其能量与入射 γ 射线能量成比例的可见光。光电倍增管将可见光能量转换为电脉冲，经各种能量转换（从 γ 光子发射直到产生一个电脉冲），输出电子信号（经计算机处理）转化为—放射性计数（cpm）—放射性结合率（B/T）—制定标准曲线—质量控制参数—备检标本含量。该仪器具有测量速度快、探头一致性好、操作简单方便、软件易学好用、功能丰富、工作稳定可靠（图 2-14）。

随着科学技术的发展，由放射免疫分析演变而来的化学发光免疫分析、电化学发光免疫分析等大量全自动化的免疫分析仪器设备用于临床，为相关疾病的诊断、鉴别诊断、治疗疗效及愈后评价提供了科学的依据。所以放射免疫分析是所有应用抗原-抗体结合反应为基础的免疫分析的鼻祖。

放射免疫分析及在此基础上发展起来的体外分析技术，在临床医疗中发挥着重要的作用，对相关疾病的诊断、鉴别诊断、治疗疗效判定、复发转移及预后评价等意义十分重要。体外分析技术应用最多的疾病包括甲状腺疾病、垂体-性腺-肾上腺疾

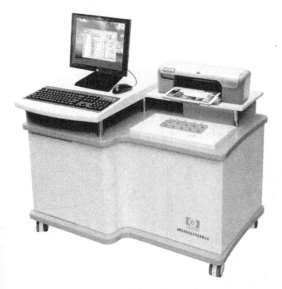

图 2-14   放射免疫分析仪

病、恶性肿瘤、代谢性疾病、血液性疾病、传染性疾病、高血压、骨代谢性疾病、遗传性疾病等。

（孙文伟）

十、无辐射的免疫分析仪器——化学发光免疫分析仪

放射免疫分析虽然有很多优点，如：准确、定量、检测项目齐全（商品试剂超300项）等，但也有无法克服的缺点，如应用放射性核素（虽然能量低，但大量使用可能也会对工作人员造成伤害及对环境造成污染）、货架期短（因 ^{125}I 的半衰期是60天，导致试剂的有效期是30天）、不能做急诊检测、必须成批次检测及极难做到全自动化等缺点，对临床大量检测带来较多不确定因素。为了弥补不足，在放射免疫基础上研发的各类无辐射的化学发光免疫分析检测方法被广泛应用于临床医疗。

化学发光免疫分析仪继承了放射免疫的所有优点，同时克服了放射免疫分析的缺点，特别适合临床要求尤其是门诊病人的检测。

化学发光免疫分析是化学反应与免疫反应有机结合的分析方法，由化学发光系统与免疫反应系统组成，原理与放射免疫分析相近，只是标记物（示踪剂）由放射性核素换成化学发光物质。

化学发光系统是利用化学发光物质在化学反应中经催化剂的催化和氧化剂的氧化释放的大量自由能被基态物质所吸收，形成一个激发态的中间体，当这种激发态中间体退激到基态时，释放出光子，利用发光信号测量仪器测量光量子的数量，经比例放大及能量转换，经计算机处理，即可得到被测物质的浓度。

免疫反应系统是将发光物质（在反应剂激发下生成激发态中间体）直接标记在抗原（化学发光免疫分析）或抗体（免疫化学发光分析）上。最常用的发光化合物是吖啶酯，它在碱性环境下遇到过氧化物便发生单光子发射，光子的数量与结合在抗原-抗体复合物上的量成正比，由此反映复合物的量。

以直接化学发光免疫分析技术为例，该类设备是高度自动化的检测设备，由系统控制中心、运行模块、样品处理器组成。系统控制中心负责检验项目录入、质控管理、仪器的保养管理、结果查看等工作；运行模块对所有样品进行从吸样到最后读数的分析；样品处理模块是将系统中的样品送到各运行模块，在这个区域可进行样品的放置、确认、传输和样品的回收。化学发光分析仪不需外源性激发光源，避免了本底光和杂散光的干扰，大大提高了信噪比，因此化学发光分析一般都有很高的灵敏度（图2-15）。

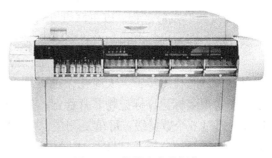

图2-15 化学发光分析仪

（孙文伟）

十一、新一代免疫分析仪器——电化学发光免疫分析仪

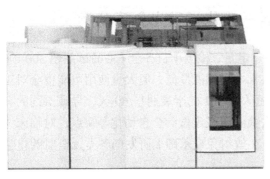

图 2-16 电化学发光免疫分析仪

电化学发光免疫分析是在放射免疫分析、化学发光免疫分析基础上发展起来的新一代超微量分析方法，它是集当今标记免疫检测优点为一体的全自动标记免疫分析系统。具有先进的检测原理、专利的包被技术-链霉亲和素包被、独特的载体、独到的磁分离技术、超高的测定灵敏度和测定线性、试剂货架期长、简便创新的定标概念、简便稳妥的二维条形码、闪烁存储技术等优点，被广泛应用在临床医疗中（图 2-16）。

电化学发光是一种在电极表面由电化学引发的特异性化学发光反应，实际上是电化学和化学发光两个过程的完美结合。电化学发光与普通化学发光的主要差异在于前者是电启动发光反应循环及多次发光；后者是通过化合物混合启动发光反应，是单次瞬间发光。所以前者彻底克服了化学发光技术中每一发光分子只能利用一次的缺点，使检测系统的性能得到明显改善。

电化学发光的反应过程在电极表面反复进行，发光底物为三联吡啶钌 $[Ru（bpy）_3]^{2+}$三丙胺（TPA）用来激发发光反应。钌标记物$[Ru（bpy）_3]^{2+}$标记抗体和 TPA 加入反应中，无电压时，两者保持稳定；加载电压后产生电场，三联吡啶钌和 TPA 在电极表面发生电化学发光反应，TPA 在电极表面氧化释放一个电子形成激发态的 TPA 阳离子，释放出一个质子(H^+)，形成激发态的 TPA 自由基（TPA*）；钌复合物也释放一个电子被氧化形成激发态的 3 价的三联吡啶钌，接着和激发态的 TPA 自由基发生化学发光反应并发射出光，发射出的光在短时间内（0.2～0.6 秒）达到峰值，光电倍增管检测到电化学发光信号并转换成电子信号，相应的信号值用于计算出结果。

电化学发光免疫分析是电化学发光和免疫测定相结合的产物，电化学反应引起的化学发光-免疫结合反应过程。以三联吡啶钌作为标记物，标记抗原或抗体，通过电化学发光及免疫反应，即可进行电化学发光免疫测定。

电化学发光免疫分析的突出优点是：检测采用均相免疫测定技术，不需将游离相结合相分开，从而检测步骤大大简化，也更易于自动化，因而具有更好的发展趋势；标记分子小，可实现多标记，标记物非常稳定；发光时间长，灵敏度高；光信号线性好，动力学范围宽，超过 6 个数量级；可重复测量，重现性好；可实现多元检测和均相免疫分析；快速，完成一个样品的分析通常只需 18 分钟；可实现全自动化。

全自动电化学发光免疫分析系统由系统控制中心、运行模块、电化学检测系统、计算机系统组成。系统控制中心负责检验项目录入、质量控制管理、仪器保养管理、结果传输查看等工作；运行模块管理仪器从样品上机—放置—确认—样本传输—试剂的传输—添加反应杯、加样头—加样本—温育—测量—检测结束样本回收的整个过程，对所有样品进行从吸样到最后读数的分析；电化学检测系统，负责检测电化学发光反应产生的光信号的测

量并将光信号输给计算机系统，处理后得到被检物质的含量。

（孙文伟）

十二、骨质疏松早知道——骨密度仪

"腰酸、背痛、腿抽筋，你是否得了骨质疏松症？"骨质疏松症是危害中老年朋友健康的一种疾病，重者可导致骨折，严重地影响了中老年朋友的生活质量，今天我就给大家介绍一下骨质疏松症发生的原因及检查方法。

1. 人为什么会得骨质疏松症呢？

骨强度是由骨密度和骨质量综合决定的，骨质疏松（骨密度降低）症是以骨强度降低导致骨折风险增加的一种骨骼疾病。导致骨质疏松症的原因很多，主要有：①不可控制因素：人种（白种人和黄种人比黑种人更容易患骨质疏松症）、老龄、骨折史、女性绝经、老年痴呆症。②可控制因素：低体重、吸烟、过度饮酒、咖啡及碳酸饮料、体力活动缺乏、钙缺乏、维生素 D 缺乏、有影响骨代谢的疾病和应用影响骨代谢的药物及口服类固醇治疗三个月以上史。

2. 如何早发现骨质疏松症呢？

这往往需要借助一些设备仪器。常用的方法有：X 线平片、单光子吸收法、双能 X 线吸收法、定量 CT 技术、定量超声技术，高分辨率 CT 和定量磁共振技术。其中双能 X 线吸收法为 WHO 所推荐。现在，基于双能 X 线吸收法的双能 X 线骨密度仪已成为临床常规骨密度检查仪器，其性能先进，全自动化，扫描速度快，准确度高，图像清晰，辐射剂量低、可以检查身体任何部位。双能 X 线骨密度仪辐射小，可测量腰椎、股骨近端、全身骨或任意骨的骨密度及脂肪组织的含量，目前已被世界范围内公认诊断骨质疏松症的"金标准"。那么双能 X 线吸收法的工作原理是什么呢？它有能发射双能量的 X 线球管，产生两种能量的 X 射线，两种能量的 X 线穿透人体，在软组织上差异较小，在骨组织上差异较大，由高低能量的计数相减，减去软组织计数。剩下骨组织计数，再由计数公式计算而得到骨密度值。骨密度仪中存有各种族、性别、年龄的正常人骨密度数据库，测量得到的骨密度值可以和这些数据库数据比较，从而得出骨质疏松的有无、严重程度和骨折的风险性高低等指标。

（胡 佳）

十三、核医学医生的好帮手——碘-131（^{131}I）全自动分装仪

在了解什么是碘-131（^{131}I）全自动分装仪之前，让我们先来认识一下 ^{131}I。^{131}I 是元素碘的一种放射性同位素，正常情况下自然界是不存在 ^{131}I 的，它是一种人工放射性核素（核裂变产物），半衰期为 8.02 天。^{131}I 是 β 衰变核素，主要发射两种 β 射线和三种 γ 射线。各种射线的能量及比例分别为 β1 最大能量 0.607MeV，86%；β2 最大能量 0.336MeV，13%；γ1 能量 637keV，7.16%；γ2 能量 364keV，81.5%；γ1 能量 284keV，6.12%。

甲状腺是人体最大的内分泌器官，它的主要功能是合成甲状腺激素，而碘是甲状腺合成甲状腺素的主要原料。在核医学中，^{131}I 主要以 NaI 溶液的形式被直接用于甲状腺

功能检查和甲状腺疾病的治疗，同时还可以用来标记许多化合物，供体内或体外诊断疾病使用。

在进行甲状腺功能检查时，主要使用 ^{131}I 进行甲状腺吸碘率测定；在甲状腺疾病治疗时，主要使用 ^{131}I 对甲状腺机能亢进和甲状腺癌进行治疗，这些医疗检查和治疗活动都是利用 ^{131}I 本身具有的放射性和甲状腺本身的吸碘功能。因此，在临床检查和治疗中需要给病人口服一定剂量的 Na^{131}I 溶液，由于 ^{131}I 具有放射性，所以核医学科的医护人员每天在接触这些放射性核素时必须要做好射线的防护工作。

医院从生产厂家订购的 ^{131}I 往往是大包装的，在给患者口服不同剂量 ^{131}I 之前，需要对 ^{131}I 进行分装，目前 ^{131}I 的分装仪分为人工分装和自动分装仪两种。

人工分装主要使用远距离的移液管、注射器、加样枪等移液设备通过手动方式进行液体分装，它的工作原理是先通过活度计来测量 ^{131}I 的总放射性，在已知体积的情况下，通过移液的体积比来推算放射性的剂量，该方法的缺点是计算费时，体积误差比较大，最主要是手动移液时放射防护比较困难，特别是在甲状腺癌的治疗时，使用活度高，在手动操作过程中会对医护人员产生放射性损伤及周围环境带来污染。

全自动分装仪主要使用活度计或活度在线测量等仪器进行分装，它的工作原理是将活度计或活度在线测量装置和液体分配装置放置在分装仪内部，通过在线测量来完成对 ^{131}I 的自动分装，该设备的最大优点是医护人员可以完全通过远程操作系统就可以对 ^{131}I 进行分装，杜绝或避免了因接触射线对操作者的伤害及周围环境的污染。

自动分装仪的组成主要包括：主机（活度计、在线活度测量和液体分配装置）、中心控制系统、打印系统等。^{131}I 全自动分装仪也可用于其他的核素的分装。

（刁 尧）

十四、γ照相机——大型医学影像设备"没落的贵族"

γ照相机又称闪烁照相机，第一台 γ照相机于 1957 年由 Hal.O.Anger 研制成功，在当时 γ照相机绝对是"高、大、上"的设备，比 CT 的诞生要早十多年，是医学影像设备当之无愧的"贵族"。当时拥有一台 γ照相机是医院莫大的荣耀。

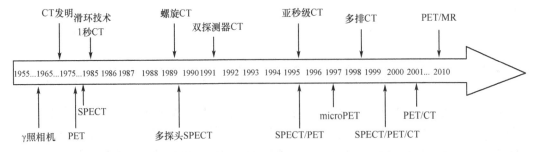

1964 年由于短半衰期放射性核素 ^{99m}Tc 的出现，γ照相机得以广泛应用，也使核医学进入了以 ^{99m}Tc 显像为主要业务的快速发展时期。

γ照相机由探头、电子学线路、显示记录装置以及显像床组成，核心部件是探头，包括一个大型 γ闪烁探测器加定位电路、准直器和支架，具有准直、探测及定位射线的功能（图 2-17）。

其工作原理通俗地讲就是：放射性的核素如 ^{99m}Tc 的液体或将其标记在某种化合物上，通过某种渠道（雾化吸入或静脉注射或口服或组织间隙注射）进入到人体内，靶向地（细胞选择性摄取、微血管栓塞、特异性结合、化学吸附和离子交换或生物区通过和容积分布）到达特定的组织器官，然后用 γ 照相机来探测化合物携带的放射性核素发出的 γ 光子在人体内的分布。γ 光子通过准直器的准直，使其按特定的方向进入由 NaI（Tl）制成的晶体后发荧光，荧光经晶体后面的光导和光耦合剂进入光电倍增管（PMT），光耦合剂和光导可以把光传递给光电倍增管，减少全反射。光电倍增管越

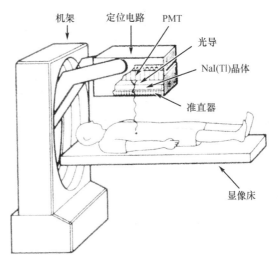

图 2-17　γ 照相机

多，空间分辨率和定位性能越好，经光电倍增管光阴极的汇聚，倍增极的加速与倍增，由阳极以电信号的方式输出，实现了光电的转换，再经位置电路的定位、能量电路的甄别，会在计算机的显示屏上重现核素在人体内的分布的二维图像。

评价 γ 照相机的性能指标有空间线性、图像均匀性、空间分辨率、计数率特性、固有能量分辨率、平面源灵敏度、多能窗一致性等。

γ 照相机的家族成员有：移动式 γ 照相机、多晶体 γ 照相机、模拟式和数字式 γ 照相机、全身扫描 γ 照相机。γ 照相机很"娇气"，房间需铅屏蔽，温度变化不能超过 3℃/小时，湿度变化不能超过彰显"贵族范儿"。

图像显示的是二维的重建影像，就像把面包压扁了看，很多细节被重叠，空间分辨率差。

随着计算机技术的发展，计算速度和储存容量的壁垒被打破后，γ 照相机实现了 360°的断层采集，可以实现矢状面、冠状面和横断面等的重建，采用一个或多个 γ 照相机探头，被称作 SPECT（single-photon emission computed tomography），SPECT 也就是能旋转的 γ 照相机。在精准医疗的今天 SPECT 又与 CT 机组成 SPECT/CT，解决了 γ 照相机和 SPECT 解剖关系不明确、定位不准的问题。γ 照相机的继任者迅速崛起，表明 γ 照相机单一平面功能和单独使用的局限性，也正式宣告了其统治功能影像 20 多年的时代终结。γ 照相机这个昔日的"贵族"没落了。其产生的影响是深远的，其基本原理、基本结构、基本性能和功能仍是 SPECT 核心内容。

需说明，在国外的医学资料中，SPECT 也称为 γ 照相机，而在我国 γ 照相机专指早期的探头不能旋转的小探头设备。

目前 γ 照相机向专用型发展，例如，乳腺专用 γ 照相机。γ 照相机探头也开始采用非NaI（Tl）+PMT 型。

（王治国）

十五、探查人体的病变"卫星云图"——SPECT

单光子发射型计算机断层显像（Single Photon Emission Computed Tomography，简称 SPECT），是目前核医学科最基本的影像设备。SPECT 通过接收注入人体内的放射性核素衰变产生的 γ 射线，根据接收射线的方位和数量，显示出病灶在人体的分布图，这个过程类似于气象卫星绘制卫星云图，SPECT 如同接收信号的气象卫星，根据信号强弱和位置，描绘出病灶的分布图。

SPECT 是如何探测病变的呢？人体注射放射性核素后成为一个放射源，不断地发出的特定能量范围的 γ 射线，通过 SPECT 探测器表面的准直器过滤后，将一部分与准直器孔方向一致的射线投射到晶体上，晶体接收 γ 光子并产生一系列的原子激发、退激而发射荧光，发射的荧光数量与入射 γ 光子数量成正比。荧光被光电倍增管的光阴极收集，将微弱的光信号转换成可测量的电信号。光电倍增管后方为电路，将光电倍增管输出的电脉冲信号转换为 γ 光子位置信号和能量信号，经过数-模转换器在电脑屏幕上还原人体原始的放射性药物分布，便于医生了解放射性药物在人体内的生物学分布。

和卫星云图的形成过程类似，气象卫星接收地球穿过不同云层的反馈信号。由于云层的厚度不同，气象卫星接受的信号强度不同，从而绘制地球各部位的云层覆盖情况，并用不同的颜色表示云层的厚度、降雨可能性。SPECT 类似于气象卫星，人体就如同气象卫星探测的整个地球，病灶相当于漂浮在地球表面的云层。放射性示踪剂注射入人体后，参与人体的新陈代谢，SPECT 接收人体内放射性示踪剂发出的射线，观察放射性示踪剂在人体内的分布情况，并根据接收射线量的多少，以不同的颜色描绘人体不同病灶的分布、形态，最终形成比较直观的病灶在人体内的分布图。

显像时 SPECT 探头及检查床静止，获得平面图像；探头静止，检查床移动，获得全身图像；探头旋转，可以获得断层图像。

（胡玉敬）

十六、SPECT、CT 你还分不清吗？

SPECT、CT 中都带有 CT 字母，所以好多人常将 SPECT 误认为高端的 CT，其实两者是完全不同的。下面比较一下两种检查方法，让大家彻底了解两者的差异。

SPECT 的探测病变原理前面已经介绍了，在这就不多说了。

计算机断层显像（Computed Tomography 简称 CT）是由机架内的球管旋转产生的 X 射线穿过人体，人体不同组织对 X 射线的衰减吸收不同，探测器探测穿过人体后射线的残余量，根据残余量的不同反推穿过组织的密度，通过一系列转换器在电脑屏幕上还原穿过组织的密度、形态。

两设备的结构是完全不同的，CT 是环形探测器，并且和球管共同封闭在机架内（图 2-18）；SPECT 通常是 2 个探测器，探测器位于机架轮廓外（图 2-19）。

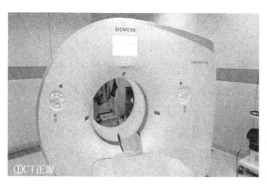
①CT正面

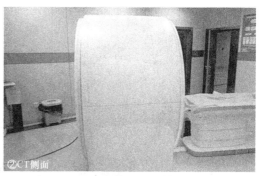
②CT侧面

图 2-18

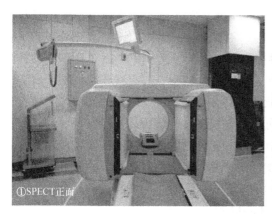
①SPECT正面

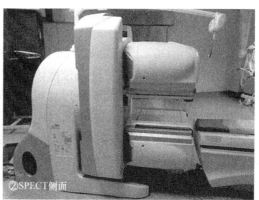
②SPECT侧面

图 2-19　SPECT

两者功能也有很大差别。①射线产生类型：SPECT 探测射线由放射性核素衰变产生 γ 射线，穿透能力强，电离作用弱。CT 是机架内球管旋转产生 X 射线，穿透能力、电离作用均较强。电离作用是射线影响人体功能的主要原因。②射线产生方式：前者是不稳定核素衰变成稳定核素过程中自发的产生射线，后者为由人工产生穿透型显像。③与人体的关系：前者为放射性核素注入人体，由人体发出射线，为体内发射成像，后者是射线穿过人体，为体外投射成像。④前者为功能显像，后者是解剖成像。⑤显像方式：SPECT 大多为阳性显像，病灶放射性浓集程度高于本底，易于发现病灶。CT 是灰阶成像，通过密度、解剖形态的变化定位病变。

当然 SPECT、CT 也有各自的缺点。SPECT 需要注射放射性药物，扫描时间长，分辨率低，容易遗漏小于分辨率的病灶。CT 是灰阶成像，由于视觉疲劳也容易遗漏病灶。

（胡玉敬）

十七、SPECT/CT——精准定位定性病变

SPECT/CT 是核医学影像的另一重量级设备，它是将 SPECT 显像仪和 CT 扫描仪整合在一起的双模态设备，相当于给 SPECT 绘制的病变"卫星云图"配备了精准的定位器（CT）。一次 SPECT/CT 扫描，同时获得 SPECT 的功能代谢图像和 CT 的精细解剖图像，是真正的功能与解剖的融合，大大提高了 SPECT 的诊断灵敏度、特异性及病灶的检出率，将核医学从"unclear medicine"升级为"new clear medicine"。

SPECT/CT 长什么样子呢？其实就是将 SPECT 设备和 CT 设备简单地组装到一起

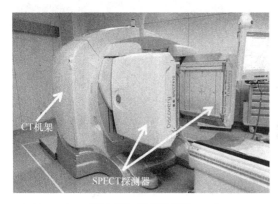

CT机架

SPECT探测器

图 2-20　SPECT/CT

（图 2-20），前面是 SPECT 探测器，后面是 CT 机架，两者共用一个检查床。病人检查时首先完成 SPECT 检查，分析所得图像，如果 SPECT 图像不能达到明确诊断的目的，有不能定性的病变或病变位置不确定，继而进行 SPECT/CT 融合显像。

SPECT/CT 融合显像是 SPECT 环绕病变部位 360°，每 3°或 6°采集一帧图像，每帧图像采集数十秒，共采集 120 或 60 帧图像。随后对 SPECT 扫描部位进行 CT 扫描。

CT 所得图像的作用：衰减校正和病变定位。衰减校正：CT 图像为 SPECT 图像提供扫描部位组织构成，使 SPECT 图像能够补偿相应的组织衰减。比如，位于胸椎椎体的病变浓集放射性核素，其射线要穿过肺、前胸壁的肌肉、脂肪、腺体等软组织经过衰减后才能到达前方探测器，此时探测器探测胸椎病变的放射性计数低于病变真实的计数。CT 图像可提供射线穿过的组织结构，通过计算机模拟，补偿 SPECT 图像衰减的放射性计数，还原病灶实际的放射性计数。CT 的定位作用不言而喻，CT 图像分辨率高，解剖结构清晰，将 SPECT 图像和 CT 图像融合，能够准确地定位病变和提供病变密度、形态的变化信息。SPECT/CT 不仅实现了两种设备的融合，也实现了功能的融合，真正地完成了设备功能 1+1＞2 的目标。

（边艳珠）

十八、SPECT/CT 是如何实现 1+1＞2？

本文以骨显像为例介绍一下 SPECT/CT 如何实现"卫星定位"功能。单纯 SPECT 骨显像和 CT 在发现骨病变方面各有优缺点。

单纯 SPECT 骨显像的优点：①全身骨骼显像，扫描范围广。②骨显像剂是阳性显像剂，易于发现病灶，比较直观。③灵敏度高，任何影响骨局部血流量、骨盐代谢、交感神经支配变化的因素都会导致骨显像异常。其缺点：骨恶性病变（原发骨肿瘤等）和骨良性病变（骨退行病变、纤维结构等），有时在骨显像分布、形态相同，难以鉴别病变性质。

CT 图像优点：①有很高的密度分辨力，图像清晰。②显示解剖结构，没有组织重叠的影响，并可进行多平面重建。其缺点：灰阶成像，容易遗漏病变。

SPECT/CT 融合了 SPECT 和 CT 优点，互补两者缺点，提高骨显像诊断的准确性和阳性率，实现 1+1＞2。SPECT 骨显像发现病灶，同机 CT 图像定位病灶并了解病变部位本身及其周围的解剖结构密度、形态的变化，判断病变的性质，同时还可以发现骨显像不太敏感的隐匿的溶骨性病变。如图 2-21 全

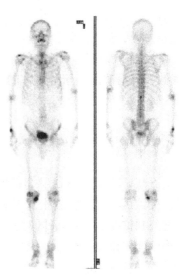

图 2-21　全身骨显像

身骨显像发现第 12 胸椎骨盐代谢增高，难以确定病变的具体位置，是椎体还是椎弓根的病变。骨质破坏发生部位对病变定性有很大帮助，椎体中部、椎弓板、棘突的骨质破坏多为恶性，椎体上下缘、关节突关节骨质破坏多为良性。SPECT/CT 同机 CT 定位于第 12 胸椎棘突（图 2-22），并且有骨质破坏。本病例确定为第 12 胸椎棘突骨转移瘤。

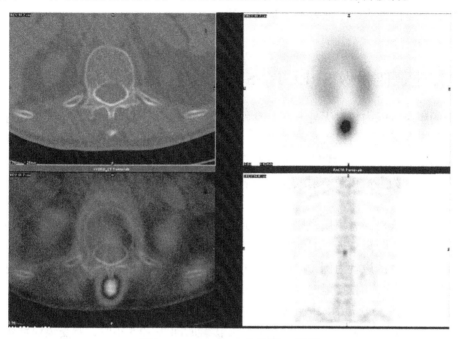

图 2-22　SPECT/CT 定位第 12 胸椎

（边艳珠）

十九、SPECT、SPECT/CT 对患者辐射有多大？

大多数民众对"核"的了解建立在原子弹爆炸、核电站泄漏给人类造成巨大灾难的基础上，大家都谈"核"色变，只认识到"核"给人类带来的伤害，却不了解 "核"给人类带来的福利，所以大多数人不愿意接受核医学检查，甚至有些医务工作者对核医学检查也是保持尽可能远的距离。

其实"核"给人们带来的福利远超过了伤害，核医学就是福利之一。核素显像不同于其他影像学检查，是将微量的放射性核素引入体内，体外探测核素在体内的分布、代谢的检查方法。

核医学 SPECT、SPECT/CT 检查使用的都是微量短半衰期核素，目前最常用的核素 ^{99m}Tc，其物理半衰期约 6 小时，加上药物从体内的代谢和排泄，一般在患者体内的有效半衰期最多为 2～3 小时，也就是说病人注射 20mCi 放射性药物后，大约 2～3 小时后就减少到 10mCi，人体内放射性会逐渐消失。辐射对人体的损伤随注射剂量的减低而减少，对 ^{99m}Tc 标记的药物，核医学注射最高剂量 20～30mCi，对人体的损伤总体维持在较低水平，约在 1～5mSv 左右。

另外，核医学注射放射性药物的化学量很少，不干扰破坏体内生理过程的平衡状态，通常没有过敏反应，也不会干扰其他影像检查（如超声、CT、MR 等）。

以注射放射性核素剂量较大的骨显像为例，常规注射量放射性核素 20mCi，辐射剂量约为 4mSv，明显低于常规胸部 CT 平扫的剂量 8mSv，当然如果进行 SPECT/CT 检查，辐射剂量是核医学剂量和 CT 剂量之和。

所以核医学的检查对于患者本身是安全的。

（边艳珠）

二十、陪护做 SPECT、SPECT/CT 的患者，安全吗?

人们的生存空间内辐射无处不在，食物、地面矿物质、航空旅行等都存在辐射，只不过这些辐射无法避免，所以大家都不在意。只是谈到核医学，大家都想到了核灾难，忽略了它带来的福利。随着核医学检查的普及，进行 SPECT、SPECT/CT 检查的患者越来越多。许多患者家属因为害怕核医学射线，和患者保持很远的距离，增加了核医学检查患者的孤独感和恐惧感。

核医学的射线对患者家属及陪护人员到底有没有危害呢? 其实，辐射对人体的伤害取决于受照射剂量。距离越远、时间越短，所受的辐射剂量越低。

以完成骨显像的患者为例，注射 25～30mCi 后接触患者的不同人群所受的辐射剂量不同，接触患者距离 1 米时：接触时间<0.5 小时，所受辐射剂量 0.24～0.36μSv，需接触 2777～4166 个病人才达到公众辐射限值 1mSv；接触时间 1.5～2 小时，所受辐射剂量 0.2～3.0μSv，需接触 333～5000 个患者达到公众辐射限值；接触时间 2～2.5 小时，所受辐射剂量 0.19～2.8μSv，需接触 357～5263 个患者达到公众辐射限值。医务人员的年平均个人剂量限制 20mSv，是公众辐射限值的 20 倍，在相同的剂量、接触距离和时间的情况下，可接触的患者是公众辐射剂量的 20 倍（数据来源于《放射性核素在核医学应用中的辐射剂量估算》曹瑛等，同位素.2015，28（3）：171-177）。无论是公众还是医务人员每年都不会接触如此多的核医学检查患者。并且上面所介绍剂量值是在没有防护状态下得出的，核医学的日常工作中肯定会有防护，并且患者检查结束后其体内的放射性水平已在相当低的水平，所以无论是公众还是医务人员接触核医学检查后的患者都是安全的。

希望通过上面的介绍，大家能对"核"有一个全新的认识，并且了解核医学检查对于患者家属及陪护人员都是安全的，希望大家多关心核医学检查患者，不要让患者在遭受病痛折磨的同时，还要承受家属带来的孤独和冷漠。

（胡玉敬）

二十一、带你认识高科技核医学分子影像检查设备 PET/CT

PET/CT 全名为正电子发射断层显像（PET）/X 线计算机体层成像仪（CT），它由 PET 和 CT 合二为一而成，被认为是目前世界上最高端的分子影像检查设备之一，因其能早期发现、早期诊断从而达到早期治疗的目的，在网络上也被称为"查癌神器"或"肿瘤照妖镜"等，从而使人们对 PET/CT 这一高科技设备充满了神秘感。

在 20 世纪 70 年代 PET 得到突破性发展，当时由美国的 ORTEC 公司组装生产了第一台商用 PET 扫描仪，最初主要用于脑功能等科学研究。20 世纪 80 年代末，随着正电子显像剂 ^{18}F-FDG 开始在脑显像和心肌存活显像，尤其在恶性肿瘤显像中成功应用，PET 逐步被临床医务人员接受和青睐。

PET 是一种反映活体生化代谢的影像设备，具有特异性和灵敏度高的特点。工作原理是利用正电子放射性核素（如氟-18、碳-11、氮-13、氧-15）标记的葡萄糖、氨基酸、胆碱、核苷衍生物及受体的配体等，能够从细胞和分子水平上观察人体的生理、生化、病理变化的特点，从而得到人体代谢活动分子水平的信息，所以 PET 也被称为"人体生化代谢显像设备"。

PET 系统的主要部件包括机架、环形探测器、符合电路、检查床及工作站等。其中探测系统是整个 PET 系统中的主要部分，它由若干探测器环排列组成，探测器环数越多，一次扫描可获得的断层面也越多。当人体内注射了正电子放射性核素药物后，环形探测器就像"信息接受器"，接收正电子核素经湮灭辐射转换成的能量相同、方向相反的两个 γ 光子的信息，由 PET 的成对符合探测器采集，经过计算机重建而成断层图像（图 2-23）。

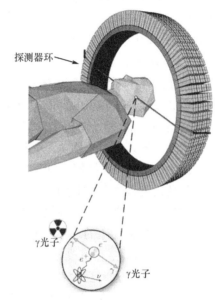

图 2-23　探测器环示意图

CT 是大家熟悉的 X 线断层显像技术，由 X 射线发生器产生 X 线，透射人体，用探测器探测穿透人体后剩余的 X 射线量，经过数据分析、电子计算机处理与重建，得到人体断层图像，即人体剖面图，能详细观察人体特定部位（或精确部位）的形态学特点（解剖结构、形态、大小、密度），显示病灶的具体特征。

20 世纪 90 年代后期，医学影像学出现了一次重大发展——图像融合技术。图像融合技术不是简单地通过软件进行图像处理，而是通过不同影像学优势互补及相互完善，形成一种全新的影像学，其代表设备为 PET/CT。1998 年，第一台专用 PET/CT 的原型机安装在美国的匹兹堡大学医学中心，其设计是将临床使用的 PET 和 CT 串联在同一机架上，在 2000 年被时代周刊《Time》评为最具创意且已商业化的三大发明之一。2000 年 10 月，美国食品及药品监督管理局（FDA）批准由西门子（Siemens）公司和 CTI 公司推出的商业化 PET/CT。

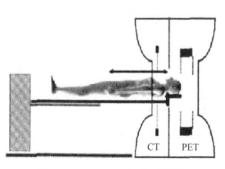

图 2-24　PET/CT 组成示意图

PET/CT 是将 PET 和 CT 两种影像设备有机整合，共用一个机架，同一个检查床和同一图像处理工作站（图 2-24）。病人全身扫描一次可以同时获得全身的 CT 解剖图像和 PET 功能代谢图像。对于肿瘤病人，通过全身 PET/CT 检查，可以提供诸如：肿瘤在哪里，肿瘤有没有转移，肿瘤的活性怎么样，肿瘤的大小形态怎么样，肿瘤与周围组织关系怎么样等信息，大大减少了单独的 PET 检查定位不准确，也能发现 CT 扫描中所忽略的东西。PET/CT 实现了 PET 与 CT 的有机结合、优势互补，产生 1+1＞2 的完美效果。

另外，由于 PET/CT 检查中 CT 的运用，也大大缩短病人行 PET/CT 检查的时间。

显然，既能反映病变的基因、分子、代谢及功能，又能提供精确解剖结构的 PET/CT，是当之无愧是的生命科学、医学影像技术发展的新里程碑。

（董梦杰）

二十二、从 PET/CT 检查设备正确认识 PET/CT 辐射

正电子发射断层显像/计算机断层显像(PET/CT)被认为是目前最先进的医疗诊断设备，在临床应用越来越广泛，尤其在肿瘤诊断、分期与再分期、疗效评价和预后评估中具有明显的优势。据中华医学会核医学分会调查资料，截至 2015 年年底，中国内地现有 239 台的 PET/CT（含 6 台 PET），预计在今后几年内，国内安装数量会明显增加。然而，很多朋友担心做 PET/CT 检查会有副作用，担心自己受到核辐射的伤害，尤其在网络上看到一些关于核事故及核军事知识的宣传，或诸如"全身检查一次 PET/CT，相当于一个正常人 30 年的辐射"的微信文章，使 PET/CT 检查辐射的安全性一度受到质疑。因此，有必要从 PET/CT 检查设备的原理上，正确认识 PET/CT 检查的辐射。

PET/CT 是将高性能的 PET 与 CT 有机地结合在同一设备上，它的辐射剂量来源于正电子放射性药物和 CT 两部分。PET 的辐射来自正电子放射性药物，这些正电子放射性药物常用短半衰期的放射性核素如 ^{18}F、^{11}C 等进行标记。临床现常用正电子放射性药物是一种反映葡萄糖代谢的 ^{18}F -FDG，受检者的注射剂量一般是按 0.1 毫居里/千克来算，一般不超过 10 毫居里，因此受检者所注射药物剂量非常低。患者接受一次 PET/CT 检查，其中 PET 扫描所需核素对受检者产生的辐射剂量约为 4.7～7.8 毫西弗。随着设备的更新换代，第三代 PET/CT 产品，受检者的辐射剂量下降到约 3.9 毫西弗。另外，核素 ^{18}F 的物理半衰期只有 110 分钟，当进入人体内，经自身衰减和代谢，很快就从体内清除了，所以辐射隐患很低，同时可通过多喝水有利于快速排出体外。

另一部分 PET/CT 辐射剂量主要来源于 CT 扫描。通常 PET/CT 扫描中，常采用低剂量 CT 扫描，这种低剂量 CT 扫描不仅可满足影像诊断要求，而且可尽量降低受检者的辐射剂量。另外，高端 PET/CT 多配置了 3D 自动毫安技术（各厂家所写的名称可能不一样），根据定位相决定不同层面给出的毫安量，全身辐射剂量也会大大降低。

从全身 PET/CT 检查分析：因情况不同，PET/CT 检查的辐射量约在 10～32 毫西弗之间，低于常规增强 CT 的辐射剂量（如胸部 CT 增强或肝脏增强 CT 扫描两遍）。其实，辐射无处不在，自然中存在很多辐射源，例如，天然辐射包括宇宙射线、来自地球本身的射线、房屋装修材料内的放射性核素、空气中的放射性氡的衰变产物、以及包含在食物及饮料中的各种天然存在的放射性核素。据估计普通人每年接受天然辐射 1000～2000 微西弗，高海拔地区和经常乘飞机的人群受照射剂量会更高些。根据国际原子能委员会数据表明 <100 毫西弗的辐射对人体没有任何影响，超过 100 毫西弗才有可能产生直接辐射损伤的风险（存在辐射确定性效应的风险），达到 250 毫西弗辐射剂量为亚临床剂量（无症状性过量辐射，有可能造成少量生物细胞损伤，人体可修复或代偿，不至于产生临床症状），超过 500 毫西弗辐射照射，则可能造成 5%受照射人员出现辐射损伤症状，超过 1000 毫西弗辐射照射，则可能造成 25%受照射人员出现辐射损伤症状。而 PET/CT 检查的辐射剂

量均远远低于上述安全剂量，存在辐射随机性效应的风险是极低概率的，是非常安全的医学检查。

随着 PET/CT 仪器的更新换代，灵敏度、分辨率得到不断提高，CT 扫描速度加快、PET 检查放射性药物的用量明显减少，使得患者所接受的辐射剂量显著降低。虽然 PET/CT 检查存在少量的辐射，但其实其他临床医疗检查和治疗一样也存在一定副作用，如手术可治疗疾病，但可能会带来一定的组织器官结构或功能的损伤，服用药物虽可治疗疾病，但也可能出现一定的副作用，因此使用时要权衡利弊。对于恶性肿瘤，越早发现和精准评价，越有利于肿瘤的治疗和康复，患者接受 PET/CT 检查的受益明显大于极低概率的辐射风险，甚至使受检者获得挽救生命的机会。

另外，需要了解的是核辐射与 PET/CT 的医疗辐射有着本质区别，前者环境辐射污染范围广，辐射照射是全身性、持续性，剂量相对较高，对健康可能造成一定危害；而后者是一种医疗检查，所造成的辐射是局部性、短暂性、低剂量，是安全的，PET/CT 医疗检查主要是帮助医师解决临床问题，有利于制订疾病诊疗策略，使患者受益。

（董梦杰）

二十三、核医学显像"新贵"——正电子发射磁共振成像（PET/MR）

随着分子生物学、工程学和循证医学的发展，临床医学从原始的"经验化治疗"、"同类疾病统一治疗"发展成为"个体化治疗"的分子病因诊断和分子靶向治疗的新时代。因此，多种影像设备融合的核医学分子影像技术，已经成为核医学影像发展的主要方向。作为目前医学成像设备领域的最前沿——正电子发射磁共振成像（PET/MR）把正电子断层显像（PET）设备与磁共振成像（MRI）设备整合在一起，成为核医学显像的"新贵"。

什么是 PET/MR 设备？

对于 PET 和 MRI 两种成像来说，大家并不是很陌生。PET 的中文全称叫正电子发射断层显像，是探测注射到人体内放射性核素分布的医学影像技术，也代表完成这一技术的设备。它主要是由能够探测放射性的探测器及电子学线路、数据处理计算机和通过发射承载病人的检查床等组成。MRI 的中文名称为磁共振成像，是通过发射无线电射频脉冲，激发人体内在高磁场环境中被磁化的氢原子核，引起氢原子核共振，并吸收能量，在停止射频脉冲后，氢原子核按特定频率发出射电信号，并将吸收的能量释放出来，被体外的接受器收录，经电子计算机处理获得图像的医学影像技术，也代表完成这一技术的设备。

PET/MR 设备是把 PET 与 MRI 两种成像设备，通过复杂的结构设计，把用于接收人体内一对对 γ 光子的 PET 探测器嵌入到具有一个高磁场环境下的 MRI 机架内，形成 PET/MR 一体机，实现了 PET 与 MRI 两种设备在相同部位对两种数据的同时采集，并保留了 PET 和 MRI 设备的独立功能。

（刘家金）

二十四、PET/MR 检查揭秘

与当前临床上普遍应用的其他影像技术，如 CT、MRI、PET/CT 等相比，PET/MR 检查减少了如 CT 或 PET/CT 扫描时的辐射吸收剂量，具有更高的安全性，不仅发挥了 MRI 对于软组织分辨率高、扫描方式多、能够检测人体内化学环境与功能信号的能力，而且同时发挥了 PET 技术探测放射性核素在人体内分布情况，具有更精确发现病变位置和性质的能力；另外，PET 与 MRI 可以在相同部位对两种数据同时采集，真正实现了不同影像图像的精确融合与配准，保证所获得信息在空间和时间方面最大程度的匹配与互补。

正是因为 PET/MR 有了上述的优势，它可以在临床上用于肿瘤性疾病的检测，如肿瘤早期诊断、鉴别诊断和全身转移灶的探查，肿瘤的分期和再分期；肿瘤治疗后效果的检测；肿瘤放射性治疗后复发与放射性坏死的鉴别；潜在肿瘤病灶的搜寻，特备是高危倾向者，如血肿瘤标志物持续增高或有家族肿瘤病史者的肿瘤筛查。另外，PET/MR 也可以用于神经系统的检测，如脑肿瘤诊断；功能损伤范围确定；治疗后坏死与复发鉴别；肿瘤活检部位的选择；癫痫灶的定位；脑退行性疾病的诊断，如帕金森病、老年性痴呆等。PET/MR 还可以用于心血管疾病的检测，主要包括心肌缺血、心肌梗死诊断及心肌存活评估等。

但并不是每一个人都适合进行 PET/MR 检测，因为 PET/MR 检查室是一个高磁场环境，任何铁磁性物品，包括非磁兼容的电器产品、金属物品会在高磁场环境下受到破坏，同时会干扰 PET/MR 图像质量，影响最终诊断结果，在极端条件下还可能对人体和设备造成危害。因此体内装有心脏起搏器、除颤器、助听器、胰岛素泵、药物剂量控制装置等具有控制电路的植入式治疗装置的病人是禁止进行 PET/MR 检查。另外，无法配合检查的病人，如不能平卧，不能坚持完成检查，以及不能离开生命支持或其他辅助医疗装置的患者也不能行 PET/MR 检查。

（刘家金）

二十五、小动物的 PET/CT

在介绍小动物 PET/CT 之前，先说说什么是 PET/CT，PET/CT 是 PET 和 CT 两种医学影像学检查仪器的有机结合。PET 的学名叫"正电子发射计算机断层显像"，CT 的学名叫"计算机断层扫描"。

PET 的显像原理是向人体内注射含有一定放射性的药物（目前常用放射性氟-18 标记的脱氧葡萄糖，^{18}F-FDG），因为肿瘤组织的葡萄糖代谢比正常组织旺盛，所以会出现放射性在肿瘤等病变组织中的浓聚比周围正常组织高的现象，结果是计算机上会显示出肿瘤组织比周围正常组织代谢明显增高的影像。因为 PET 利用了肿瘤等病灶代谢高于正常组织的特点，所以 PET 属于"代谢显像"、"功能显像"或"分子显像"。

CT 的显像原理是利用 X 线来透过身体进行显像，能够清晰地显示骨头、血管、淋巴结、各种脏器的解剖结构。虽然 CT 的分辨率很高，图像很清晰，但是 CT 只能显示病灶部位解剖学的改变（比如大小、直径、密度等）。如果一个病灶很小，和周围正常组织的解剖学差别不明显，那么 CT 就无能为力了。

PET/CT 是将 PET 和 CT 整合在一台仪器上，组成一个完整的显像系统，被称作 PET/CT 系统，病人在检查时经过快速的全身扫描，可以同时获得 CT 解剖图像和 PET 功能代谢图像，两种图像优势互补，使医生在了解生物代谢信息的同时获得精准的解剖定位，从而对疾病做出全面、准确的判断。

小动物 PET/CT 是专门为研究人类疾病的小动物实验而设计的，显像原理和人体的 PET/CT 一样，是目前被广泛应用于新药物研究的最先进的一种多模态显像设备，主要应用于实验室，实验对象是小型动物（大白鼠和小白鼠、裸鼠等），可同时实现解剖形态学显像和功能学显像，获得该动物新陈代谢及药物在小动物体内分布情况的各种数据，能够对肿瘤、神经系统、心血管等疾病研究、遗传基因研究及药物临床前筛选等提供先进的技术支持。由于小动物比人类体型小很多，所以要求小动物 PET/CT 设备的灵敏度和分辨率都要比人体的 PET/CT 高出许多，从设备外形上看小动物 PET/CT 是人体 PET/CT 微缩版，但设备的探测灵敏度要比人体 PET/CT 更加精细。

（刁 尧）

二十六、SPECT 家族中"异类"成员——心脏专用 SPECT

心脏专用 SPECT 从组成与原理上，可分为两类：①在通用型 SPECT 上配置心脏专用准直器，并固定成心脏采集专用角度，如 BHP6603、Ventri 型；②专为心脏显像设计，硬件结构不同于通用型 SPECT。本文只介绍后者。

对通用型 SPECT（NaI 晶体+光电倍增管探头旋转型），自从问世几十年来，无数次更新换代，但是从内部结构到成像原理均无本质差别。而近年来用于临床的、专为心脏显像设计的心脏专用 SPECT，无论从外形、内部结构到成像原理均不同于通用型 SPECT，因此才说是 SPECT 家族中"异类"成员。

目前有两种专为心脏显像设计的心脏专用 SPECT 即 D-SPECT（图 2-25）和 Discovery NM 530c（图 2-26）。它们的共同之处是其均采用碲锌镉（cadmium-zinc-telluride，CZT）半导体探测器，替代通用型 SPECT 中的 NaI 晶体及光电倍增管，并且均由多个 CZT 探测器阵列组成近似半圆的弧形探头。但是二者探测器的排列方式及采集方式不同。

1. D-SPECT 由 9 个条状 CZT 探测器组块组成，探测器组块的尺寸约为 4 厘米×16 厘米，每个条状探测器组块由 16×64 个 2.46 毫米×2.46 毫米×5 毫米（厚度）的 CZT 探测器单元组成，每个探测器组块上安装准直器。采集图像时每个条状探测器组块绕自身的轴旋转，采集心脏不同部位的信号，对每个探测器各方向采集的信号（投影图）进行处理重建，获得心脏的断层图像。

2. Discovery NM 530c 由 19 个固定的 CZT 探测器组成，每个探测器由 4 个模块组成，每个探测器尺寸为 8 厘米×8 厘米，由 32×32 个 2.46 毫米×2.46 毫米×5 毫米（厚度）的 CZT 探测器单元组成。每个探测器上安装一个有效孔经为 5.1 毫米的针孔准直器，均面向整个心脏视野，对 19 个方向的投影数据进行处理重建，获得心脏的断层图像。

CZT 半导体探测器取代了通用型 SPECT 探头中的 NaI 晶体及 PMT 的功能，直接完成了将 γ 光子转变成电信号。γ 光子和 CZT 半导体作用时，γ 光子被吸收，在 CZT 内部产生电子空穴对，而产生的电子空穴对的数量与 γ 光子的能量成正比，电子与空穴向相反的方向运动，形成电脉冲信号。分析记录该信号即为一个计数，该计数被 CZT 探测器单元定位，通过对所有探测器单元记录的信息处理重建形成断层图像。

CZT 探测器与通用型 NaI 晶体加 PMT 探测器相比，具有以下特点：①探头体积及重量显著缩小，没有了通用型 SPECT 探头中的 NaI 晶体及 PMT，探头体积大幅减小，各种屏蔽、支撑用的材料随之减少，其重量大幅下降，因此对场地的要求显著降低；②探测器单元直接确定 γ 光子的入射位置，无需使通用型 SPECT 中的定位电路来确定位置；③性能指标灵敏度、空间分辨率及能量分辨率均有大幅提高；④探头模块式结构，可以组成各种形状及功能的 SPECT 探头；⑤成本较通用型 SPECT 探测器高，因此，较低廉的 NaI 晶体及光电倍增管还将在一定的时间内充当 SPECT 探测器的主角。

心脏专用 SPECT/CT 中 CT 的作用与通用型 SPECT/CT 中相同。如 Discovery NM 530c 心脏专用 SPECT 加 64 排 CT 后成为 Discovery NM 570 心脏专用 SPECT/CT。

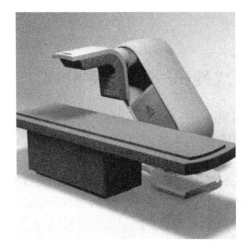

图 2-25　D-SPECT

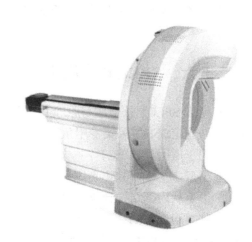

图 2-26　Discovery NM 530c

（耿建华）

二十七、超能 SPECT——带符合线路的 SPECT

PET 在临床应用中有其独特的优势，但是在 20 世纪末时其价格相对昂贵，难以普及。因此一种兼容型 ECT（emission computed tomography）在 20 世纪末应运而生。这种兼容型 ECT 既有普通 SPECT 的功能，又能对正电子进行符合成像，即具有 PET 的功能，可谓"超能"。这种系统有多个称谓：多功能 ECT、带符合线路 SPECT、SPECT/PET、兼容性 PET（hybrid PET）等。这种系统上配 CT，又称为 SPECT/PET/CT。因为其价格远低于专用型 PET，这种设备一问世，得到发展中国家的青睐。但是其性能与专用型 PET 还是有一定的差距。后来随着 PET 技术的发展及价格的降低，其逐渐被 PET 取代。但是由于这种设备不受甲类设备（PET 属甲类设备）配置指标的约束，仍然有些核医学科在使用。

SPECT/PET 其实就是在普通的双探头 SPECT 或 SPECT/CT 系统上增加了符合探测电路及软件，并且探头中的晶体加厚了，准直器也换成了更通透的条栅形隔板。其符合探测、校正及图像重建等过程与 PET 基本相同。但是 SPECT/PET 的符合成像探头中的晶体及结构与 PET 的探头不同。

与普通的 SPECT 一样，SPECT/PET 仍使用 NaI（Tl）晶体，但晶体的厚度不同。对低能 γ 射线（50～300 keV），通常采用 3/8 英寸厚的 NaI（Tl）晶体；对 511keV 的高能 γ

射线，为保证一定的灵敏度，需增加晶体厚度，一般采用 5/8、6/8、1 英寸厚的 NaI（Tl）晶体。

常规的 SPECT 每个探头是独立采集，而双探头符合电路两个探头探测的数据需要进行符合后才能进一步处理。在电路方面，要增加符合电路。其符合原理与 PET 相同。

双探头与 PET 的环型探头相比，同时获得的信息量少很多，其灵敏度很低。为了保证符合成像所需的信息量，通常采集时间需 20～30 分钟，因此，不能对 ^{11}C、^{15}O、^{13}N 等超短半衰期核素成像，只能对半衰期较长的 ^{18}F 成像。另外，由于上述采集时间的限制，不能进行动态采集。

兼容型 SPECT 符合成像系统的性能与 PET 有一定的差异。分辨率是决定图像质量最重要的因素。目前 PET 的分辨率在 4～8 毫米；而 SPECT/PET 符合成像的分辨率在 15 毫米左右。由于 SPECT/PET 符合图像分辨率较差，会产生较重的部分容积效应，使小病灶图像模糊，边界不清。图像噪声是影响图像质量的另一个重要因素。SPECT/PET 符合图像的噪声特征与专用型 PET 图像有很大不同，SPECT/PET 符合图像的白噪声（与信号强度无关的噪声）显著高于专用型 PET 图像。

SPECT/PET 符合成像在临床上的应用仅限于对 ^{18}F-FDG 成像。其应用领域与 PET 相同，但主要用于肿瘤学。由于其分辨率较 PET 差，在应用中受到一定的限制。但是，为没有条件装备专用型 PET 的医疗机构提供了正电子成像的可能。

（耿建华）

二十八、核医学中的"奶牛"——钼锝发生器

放射性核素发生器是从长半衰期核素中分离出短半衰期子体核素的装置，用于生产需要的放射性核素。这种装置通常将母体核素装在一根柱上，使用时采用分离技术，把柱中的子体核素定时洗脱下来，供临床应用。放射性核素发生器被形象地称为"奶牛"，洗脱子体放射性核素的过程就像是给"奶牛""挤奶"。

临床中应用最多的"奶牛"是 ^{99}Mo-^{99m}Tc 发生器（图 2-27），用于生产 Tc-99m 核素，Tc-99m 可标记多种 SPECT 显像药物，是核医学中用的最多的放射性核素。使用时，将母体核素溶液[（NH_4）$^{99}MoO_4^{2-}$]注入装有吸附剂的吸附柱内，$^{99}MoO_4^{2-}$ 与吸附剂牢固结合，而其衰变产物 $^{99m}TcO_4^-$ 与吸附剂结合较弱，因此，用生理盐水淋洗吸附柱，可将 $^{99m}TcO_4^-$ 淋洗下来。淋洗液可直接用于显像，也可标记多种放射性药物。目前我国多数核医学科都是用 ^{99}Mo-^{99m}Tc 发生器获得 ^{99m}Tc 的。

^{99}Mo-^{99m}Tc 发生器中，母核 ^{99}Mo 的物理半衰期为 66 小时，子核 ^{99m}Tc 的物理半衰期为 6 小时。

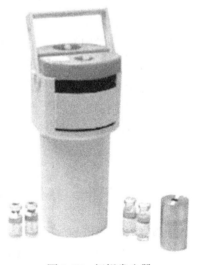

图 2-27　钼锝发生器

（耿建华）

二十九、核医学中的巨型"奶牛"——回旋加速器

使用钼锝发生器"奶牛",可以在核医学科内生产 SPECT 显像最常用的放射性核素 ^{99m}Tc, 而回旋加速器实现了在核医学科内生产 PET 用的正电子核素。二者相比,回旋加速器无论从成本、技术难度、还是外形尺寸(图 2-27),均远超钼锝发生器,因此,是核医学的巨型"奶牛"。

回旋加速器的核心部件为 D 形盒,在早期的设计中它的形状有如扁圆的金属盒沿直径剖开的两半,每半个都像字母"D"的形状,因而得名"D 盒"。两 D 盒之间留有缝隙,中心放置离子源提供被加速的带电粒子,目前最常用的是负氢离子(一个质子,2 个电子)。两 D 盒之间接上交流电源,在缝隙里形成一个交变电场。由于金属 D 盒的电屏蔽效应,在每个 D 盒内的电场为零。D 盒装在一个大真空容器里,并位于巨大的电磁铁两极之间的强大磁场中,磁场方向垂直于 D 盒表面。现代加速器中,D 盒不再是"D"形,收缩为扇形,但仍称为 D 盒,个数可以是 2 个、4 个,加速的缝隙因而也有多个。由离子源发出的带电粒子在两 D 盒缝隙中被电场加速进入 D 盒内,在洛仑兹力作用下转向做圆周运动再次来到 D 盒缝隙,调整交变电场的频率使其这时电场的方向正好使粒子再次加速,随后进入另一边的 D 盒内作圆周运动,再次转向来到 D 盒缝隙,再次加速。可见,D 盒中的磁场为带电粒子提供了"回旋"的动力,缝隙中的电场提供了"加速"的动力。因此称为回旋加速器(图 2-28)。

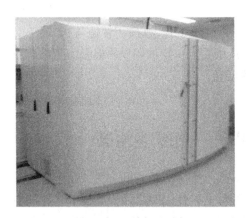

图 2-28　回旋加速器

被加速到一定能量的粒子轰击到靶上,与靶物质发生核反应,产生需要的放射性核素。

目前临床最常用的正电子核素是 ^{18}F,其靶物质为氧-18 水(^{18}O-H_2O),产生 ^{18}F 的核反应为 ^{18}O(p, n)^{18}F,获得 ^{18}F 同时还产生中子。不同的靶物质会产生不同的放射性核素,一般回旋加速器可以生产 ^{18}F、^{11}C、^{13}N、^{15}O、^{64}Cu、^{75}Br、^{76}Br、^{124}I 等 PET 显像用的正电子核素。由回旋加速器生产出的各种放射性核素,引到化学合成器中,即可进一步合成 PET 显像用的放射性药物。

(耿建华)

三十、核医学中的"制药厂"——化学合成器

回旋加速器生产的放射性核素如何标记到示踪剂前体上,获得 PET 显像用的放射性药物?答案是需要放射性药物合成器(也称合成模块)。放射性药物合成器放在厚厚的铅防护的热室中,放射性核素被传送到合成器内,经过一系列物理和化学的处理过程,最终产生出放射性药物,整个过程自动完成。因此热室中的放射性药物合成器就是我们核医学的制药厂。

放射性药物合成器的工作原理取决于合成所用的化学反应类型,常用的主要有两类:

亲核反应和亲电反应。

放射性药物合成器一般由气阀、液阀、反应管、加热器、溶液瓶、真空泵、固相分离柱、检测器和操作控制系统组成。由于放射的特殊性，合成过程由程序控制自动按流程完成。

合成器的种类有专用型及多功能型。①专用型：用于合成某种单一药物，如 ^{18}F-FDG 合成器、^{15}O-H$_2$O 合成器等。专用型合成器由于只针对一种药物设计，合成过程中的条件固定且可做到最优化，故操作简单，产量较高。②多功能型：用于合成反应类型相同的多种药物，如 ^{18}F 多功能合成器，可生产由 ^{18}F 亲核反应合成的 ^{18}F-FDG、^{18}F-FLT、^{18}F-FMISO 等；^{11}C 多功能合成器，可生产由 ^{11}C 标记的多种药物。多功能合成器由于要针对多种药物设计，合成中的条件是可调的，由于需要照顾到多种条件，有一些难以做到最优化，产量会较专用型低。

合成器的技术参数：

（1）合成效率：反映正电子核素的标记率，即生成药物的总放射性活度与投入核素总活度的比值，此值越高越好。

（2）放射化学纯度：是指以特定化学形态存在的放射性活度与药物总活度的比值。此值越高越好。

（3）合成时间：是指整个合成过程所需的时间。时间越短越好。

（4）合成成本：合成一次的耗材成本。

（5）合成的药物种类：这一参数只对多功能合成器而言。

（6）连续合成次数：这一参数只对专用型合成器而言。是指无需人工干预可连续使用的次数。由于完成一次合成后，合成箱内的高放射性残留使人工清理很危险，需要等待核素衰变，一般到第二天才可开箱清理使用。可多次连续合成的设备除具有一次准备耗材可多次使用的功能外，还要有自动清洗功能。

（耿建华）

第三部分　诊　断　篇

一、针对转移性骨肿瘤的"照妖镜"——全身骨显像

近年来，全世界范围内多种肿瘤，包括肺癌、乳腺癌、前列腺癌等发病率都逐年增高，这些恶性肿瘤像妖魔一样侵害患者身体的各个器官，骨骼是多种常见肿瘤最容易转移的器官，如肺癌、乳腺癌、前列腺癌及胃肠道的恶性肿瘤。

1. 转移性骨肿瘤的诊断　随着现代医学的进步，医生也掌握了多种与肿瘤这个妖魔作战的方法，例如，手术、放射治疗和化学药物治疗。但是具体利用哪种武器，以及采取什么样的战略战术要根据肿瘤的类型和肿瘤侵犯的范围，也就是医生常说的肿瘤的分类与分期。要战胜肿瘤这个妖魔，我们必须充分了解这个妖魔的来龙去脉、势力范围，正确估计战斗中敌方与己方的可能损失，争取以最小损失赢得最大胜利。这就需要战前侦察部队利用各种手段去准确了解敌情。目前临床上用以评价肿瘤的检查多种多样，主要包括多种实验室检查，例如肿瘤标志物和多种影像学检查，包括 X 线平片、超声、CT、MRI、ECT 及PET/CT。每一种检查所起的作用不同，临床医生需要根据患者病情，选择不同检查手段，最后综合各种检查的结果来判断患者的肿瘤部位、类型和范围。某些肿瘤标志物常常可以帮助判断有无肿瘤和肿瘤的大致来源，例如，AFP 增高一般提示肿瘤是来自于肝细胞，PSA增高一般提示肿瘤是来自前列腺。而影像学检查可以帮助判断肿瘤侵犯的范围，使医生选择治疗方案时能够有的放矢。由于骨骼通常是肿瘤转移的好发部位，并且肿瘤侵犯骨骼后会严重影响患者的生存质量，所以"侦察"骨骼上的病灶是肿瘤治疗之前的一项重要工作。正如前面讲到肿瘤侵犯骨骼的前期是"定居"在骨髓中，然后逐步破坏相邻的骨小梁。骨小梁是构成骨骼的微小单位，好比构成一座房屋的一块块砖。骨骼的破坏过程可以非常迅速，也可以相对缓慢。患者早期可以没有症状，骨小梁破坏不多时，骨骼形态不会发生显著变化，X 线平片与 CT 难以显示早期的转移性骨肿瘤。MRI 虽然相对比较敏感，但通常不做全身检查，难以显示所有的骨骼病灶。对于肺癌、乳腺癌、前列腺癌等骨转移发生率特别高的肿瘤，临床医师在治疗前都要选择全身骨显像来诊断患者是否发生肿瘤骨转移或者肿瘤骨转移的范围。

2. 全身骨显像　全身骨显像所用的显像剂为锝-99 标记的 MDP。MDP 是一种亲骨的化学物质。做全身骨显像检查时，注射到患者体内微量的 MDP 80%以上会聚集到骨骼，其余部分则会随尿液排出体外。医生要求患者注射后多喝水多排尿，就是促使多余的 MDP 尽快排出，减少对患者的放射性照射。标记在 MDP 上的锝-99 会发射出 γ 射线。在体外用 γ 相机探测射线，就能获得全身骨骼的图像。如果某处骨小梁开始遭到肿瘤细胞破坏，就会触发人体的修复机制，尽力产生新的骨骼去修复破坏的骨骼。在这个过程中，MDP 就会成倍地浓聚在病灶附近，企图参与新骨的形成。所以在有肿瘤骨转移患者的骨显像图像上，肿瘤部位与正常骨骼所摄取的 MDP 量比值能达到 20 倍以上，从而使得肿瘤骨转移病灶能够很容易地被识别出来。在全身骨显像这面"照妖镜"下，全身

骨骼上的肿瘤转移病灶无法隐藏，全都被清清楚楚地显示出来。

（欧晓红）

二、让骨肿瘤无处可逃？

骨肿瘤就是隐藏在人体骨骼内被恶性肿瘤细胞侵犯的骨组织，包括骨原发灶和骨转移灶，那么如何从全身 206 块骨头中找出骨肿瘤和他的藏身之处呢，下面我们就聊一聊让骨肿瘤无处遁形的"核武器"——骨显像。

1. 什么是骨显像？

骨显像就是将放射性核素标记的亲骨性药物（^{99m}Tc-MDP 或 ^{18}F-氟化钠）引入体内，再利用仪器（ECT 或 PET）探测人体内放射性药物发出的射线，经过计算机处理后形成的全身骨骼显像。既然是骨骼显像，有人会问了，骨扫描和拍 X 线片有何差别？不都是骨头吗？此言差矣，利用 X 线成像反映的是局部骨组织结构的差异，而骨显像则是反映全身骨组织血流状态及成骨细胞的活跃程度。对于骨肿瘤君而言，两者都有一定的诊断价值，但是骨显像发现骨转移病灶的时间要比 X 线成像早 3～6 个月，也就是说肿瘤君随全身血液流经到骨组织后，造成局部血流增多及成骨细胞的活跃，在骨显像中表现为局部的热区（图 3-1、图 3-2），经过一段时间后才会造成骨质结构的改变，继而在 X 线成像中显露原形。

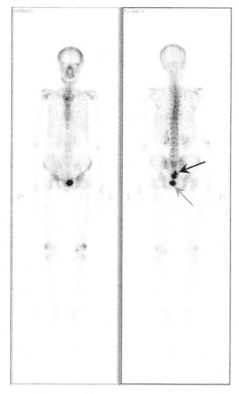 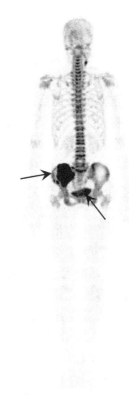

图 3-1 ^{99m}Tc-MDP 骨显像，黑箭头所示为骶骨骨转移，灰箭头所示为膀胱内尿液

图 3-2 ^{18}F-氟化钠骨显像，黑箭头所示为右侧髂骨转移病灶，灰色箭头为膀胱内尿液。

2. 哪些病人适合做骨显像？

有明确肿瘤病史，需排查有无骨转移及转移范围的患者；骨转移诊断明确，需进行治疗前基线检查及治疗后疗效监测的患者；怀疑骨原发肿瘤对局部及全身情况进行评估的患者；特别是老年男性伴明显骨痛或肿瘤标记物进行性升高的患者，需高度警惕前列腺癌的发生。

3. 骨显像需要注意哪些问题？

由于注射的药物具有放射性，又通过尿液排出，因此，在检查过程中注射药物及尿液切勿沾染衣服或皮肤表面，需排尿后接受检查；其次药物注射后需适量饮水，加速除骨骼外其他组织内放射性药物的排出；检查过程中请保持体位不动，并去除身上含金属的物品（如硬币、钥匙、皮带扣、金属纽扣等）；检查后需多饮水，加速体内放射性药物的排出，检查当天避免与孕妇及儿童的近距离接触（1米以内）。

4. 骨显像对人体有伤害吗？

这一点当然是否定的，虽然注射的药物带有一定放射性，但对人体的辐射剂量很低，约为4毫西弗，远远低于一次胸部CT扫描的辐射剂量（约7毫西弗），不会对人体造成辐射损伤。

通过以上介绍，大家应该对骨显像有了初步的了解和认识，通过低剂量核素标记的药物及仪器设备就能对全身骨组织内肿瘤细胞定位、定性，是临床用于诊断骨原发肿瘤及骨转移的最佳影像手段之一。

（何婷婷）

三、神奇的骨显像——一个真实的谎言

这些病态百生的骨骼影像（图3-3、图3-4）会不会让你联想到好莱坞电影中奇幻而又恐怖的僵尸呢？即使他的摆位是如此守规，而面目狰狞、张牙舞爪的邪意还是一目了然。没错，随机散乱遍布全身的黑点，正是核医学检查——"全身骨显像"发现肿瘤细胞在人体骨骼中肆意扩散和蔓延的写真。下面，我们看看"影片的制作过程"，你会惊讶于那些看不见、摸不到的射线如何在病变尚未显山露水时就发现"敌情"的。

首先我们要了解的是他的"制片过程"。我们将能发出"光"的放射性药物和人体本身需要的钙类物质结合在一起配制成神奇的"药水"，它可是一种能够探测病变的"分子探针"。钙带着"光"停留在骨骼。通过高科技仪器追踪"光源"，就能敏感地探测和显示人体影像和病变。当肿瘤细胞一旦攻破人体防御体系侵袭骨骼，那么早期骨骼的反应是血流更加丰富、骨骼矿物质代谢更加旺盛，"钙+光"的药水会在此处汇集更多，"光源"被仪器收集并转化成图像，就是我们看到的全身骨骼和肿瘤细胞转移的"黑点"。由此可见，核医学诊断病变的理念与其他影像学，如CT和核磁共振是有本质区别的。它是在探测血流、代谢和功能状态的变化，甚至以影像可视化的方法展现微观世界中肉眼难以察觉的受体、基因等的表达，而非精确显示解剖细节，发现病变比其他影像学早3~6个月。正如大家所知，肿瘤的形成是一个漫长渐变的过程，非一蹴而就长成的肿物。所以，核医学检查是基于早期变化，敏感探测病变的理念。

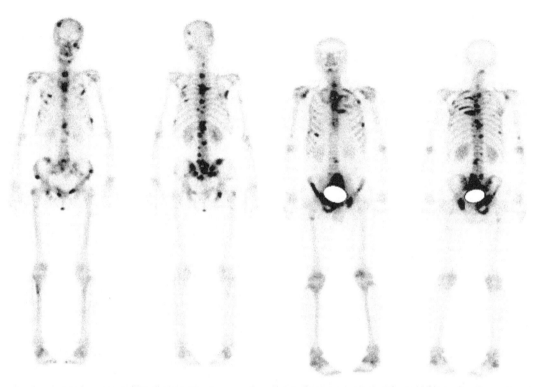

图 3-3 肺癌骨骼多发转移　　　　　　图 3-4 乳腺癌骨骼多发转移

可是还有一种骨骼影像，瞧，它是这样的（图 3-5）：骨骼显示清晰、乖巧，与正常骨骼相比（图 3-6），周围隐约可见的肌肉软组织影荡然无存，干净利落。就连双侧的肾脏也几乎略去不见。这就是全身骨显像中赫赫有名的 "Super scan 或 Beautiful imaging"，中文名 "超级影像"。不要被它甜美的名字和优美的身材魅惑了哦！正如罂粟般艳丽，却是花果里的异类。这位患者前列腺癌的诊断还没有确定，而全身骨骼已被广泛侵蚀，与典型的骨骼多发转移相比（图 3-3 和图 3-4），它的转移范围其实更加广泛，是名符其实的全身骨骼受累。让我们在 CT 下看一看骨骼的变化（图 3-7）。由于转移肿瘤的到达和破坏，双侧肩胛骨、锁骨、肋骨、椎体等多个骨骼已显出满目疮痍，骨质斑斑驳驳，像个破棉花团似的改变了。范围的广泛和灾难的沉重，如果不是亲眼目睹，恐怕难以相信。这就是 "超级美丽的骨骼影像，事实却是恶性肿瘤全身骨骼的转移"。

那么，核医学检查是不是完满无缺呢？假如没有 CT 精细的解剖显示，假如从不曾知道超级影像的概念，那么，核医学医生有可能告知临床大夫：骨骼显像十分正常，那就大错特错了。所以，核医学的功能成像现在已经融合了 CT 的精准解剖信息，在肿瘤影像诊断中大放异彩！

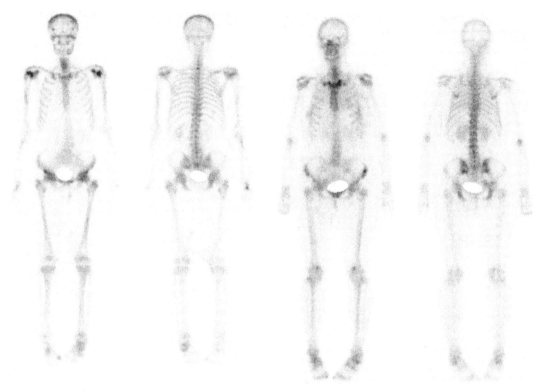

图 3-5   "超级影像"，前列腺癌多发骨转移   图 3-6   正常骨骼影像

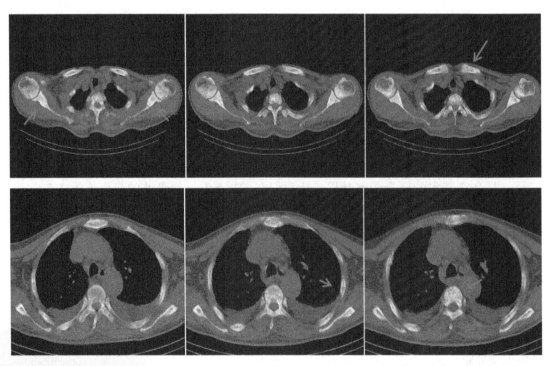

图 3-7   双侧肩胛骨、锁骨、多根肋骨、多个椎体弥漫性骨质密度增高，见溶骨性破坏

（杨吉琴）

四、甲状腺显像——知"冷"知"热"探究竟

甲状腺是位于人体颈部形似蝴蝶的内分泌器官，随着医学技术的进步及影像设备的更新，甲状腺结节的检出率不断增高，那么隐藏在甲状腺内的结节到底是良性还是恶性呢？其实除了肿瘤病变外，甲状腺炎、囊肿或者甲状腺激素水平异常都会造成结节的产生。通常有甲状腺结节的病人走进诊室，医生通常会建议做甲状腺 B 超、甲状腺激素检查及甲状腺核素显像。B 超主要是观察结节的大小、形态、回声及血流；甲状腺激素检查则是从血液中检查甲状腺相关激素水平（T_3、T_4 和 TSH）的高低帮助诊断或判断病情的轻重，而甲状腺核素显像的优势在于对结节功能状态的判定，下面我们就来了解一下什么是甲状腺核素显像。

我们都知道，甲状腺组织通过摄取碘来合成甲状腺激素，维持人体的生理活动，而甲状腺核素显像正是利用甲状腺组织对放射性核素 $^{99m}TcO_4^-$（过氧化锝）和碘-131（^{131}I）的特异性摄取对病变进行诊断，目前临床工作中多以 $^{99m}TcO_4^-$ 显像为主。通常甲状腺结节在核素显像中的表现形式分为四种：热结节、温结节、凉结节和冷结节。热结节和温结节为高功能结节，凉结节和冷结节为低功能结节，这四种类型的结节主要是根据结节摄取放射性核素的多少来进行判断。比如，热结节显像中，结节摄取的放射性核素明显高于周围甲状腺组织，但是这种结节多见于功能性腺瘤，恶变概率小，约为 1%。温结节的放射性摄取与周围组织相近，多数见于腺瘤、结节性甲状腺肿、甲状腺炎，但是甲状腺癌也可表现为温结节，温结节的恶变率为 4%。而冷结节和凉结节的放射性摄取低于周围正常甲状腺组织，见于甲状腺囊肿、结节性甲状腺肿、甲状腺炎及甲状腺癌。冷、凉结节恶变的概率要远高于温结节和热结节，需引起重视。那么，是不是只要做了甲状腺核素显像就能解决所有问题呢，答案是不一定。举个例子：卢女士，32 岁，因甲状腺肿大就诊，通过甲状腺 $^{99m}TcO_4^-$ 显像，我们可以看到右叶甲状腺有明显的放射性浓聚区，符合高功能热结节表现（图 3-8），再结合甲状腺激素水平检查，T_3 明显降低，促甲状腺激素（TSH）增高，最终临床诊断为甲亢伴甲状腺右叶高功能腺瘤。

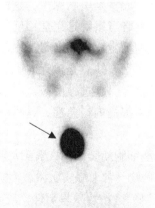

图 3-8 甲状腺 $^{99m}TcO_4^-$ 静态显像，右叶甲状腺下极见明显放射性浓聚（箭头所示），符合"热结节"表现，余甲状腺放射性摄取明显减低。

除了对甲状腺结节功能判定外，甲状腺核素显像还能帮助寻找异位的甲状腺组织、辅助诊断甲状腺炎及颈部肿块的鉴别诊断等。尤其是 ^{131}I 显像不仅能够定位甲状腺癌原发灶，还能进行全身显像判断转移灶的分布范围。总之，甲状腺核素显像在甲状腺疾病，尤其是甲状腺结节的诊断中具有不可替代的作用。

（何婷婷）

五、甲亢的真与假

经常听到患者问："我的甲功增高，是不是得了甲亢？是不是得长期吃药？什么时候能好？能除根吗？"这里告诉大家，不是所有的甲状腺功能增高都是甲亢，甲功增高只是表面现象，真正的病因反差巨大，治疗方法也南辕北辙，如何查找真相？甲状腺摄碘率测定、甲状腺核素显像是诊断甲状腺疾病必不可少的检查。

1. 甲功增高不一定就是甲亢 很多人以为甲状腺功能测定结果增高就是甲亢，其实不一定！甲亢有真的，也有假的。通常甲功化验单上显示的数据只是代表血液中甲状腺激素含量增高，并不能指出具体病因。能使甲功增高的原因有很多，甲状腺机能亢进（Graves Disease，简称 GD 甲亢）是比较常见的原因，是指甲状腺滤泡细胞合成甲状腺激素确确实实增高了，并且下丘脑-垂体-甲状腺轴监管调控失常，过多的甲状腺激素被不适当地释放进入到血液中，引起身体各个组织脏器发生一系列的代谢增高反应，临床上常表现为心慌、怕热、乏力、易饥、消瘦、手抖等症状。

另一种常见原因是甲状腺炎（无痛性甲状腺炎、疼痛的亚急性甲状腺炎，桥本氏甲状腺炎），在甲状腺炎的急性期甲功也会增高（高甲状腺激素血症），甲状腺炎时大量甲状腺滤泡细胞崩解破裂，储存在滤泡细胞和滤泡腔内的激素如洪水般倾泻到血液中，导致甲功急剧增高。

甲亢和甲炎症状相似，心悸、多汗、乏力、消瘦、甲功增高，只看临床表现和甲功，很难诊断是甲亢还是甲状腺炎；盲目地做出诊断很可能弄错，因为甲功增高的患者中 GD 甲亢大约占六至八成，另外二至三成多是甲状腺炎，这两种疾病的表象都有甲功增高，病理变化却有本质性的不同，治疗策略当然就是完全相反的。

甲亢的本质是甲状腺滤泡细胞增生，激素产量过多。口服抗甲状腺药物治疗的目的是抑制激素合成，降低血液内激素水平。缺点是治疗时间比较长，停药后容易复发，副作用也较多。潜在风险是抗甲状腺药物会引起过敏反应、白细胞/粒细胞减少症、肝功能损害、血管炎等不良反应，其中任何一个都是内科急症，这种概率虽然很小，但是一旦出现，后果很严重，必须时刻防范。

甲状腺炎的本质是甲状腺滤泡细胞崩裂破坏，激素大量倾泻到血液中。治疗策略是抗炎、缓解症状，不必要服用抗甲状腺药物。肾上腺皮质激素（就是大家平时所说的"激素"）治疗如同"救火"，要"快"、"准"、"稳"。治疗效果奇佳，短期小剂量激素治疗后，多数患者经过 6~8 周甲状腺摄碘率和甲状腺显像摄取功能即可恢复正常，一般 3~6 个月甲状腺功能可完全恢复正常，多数不留后遗症，只有十分之一左右的患者可能会出现甲状腺功能减退。

2. 如何查找真相 要想了解这些细胞的功能和代谢改变，及时准确诊断，测定甲状腺摄碘率或者甲状腺显像是诊断甲状腺疾病必不可少的检查。

3. 甲状腺摄碘率 甲状腺具有高度浓聚碘的能力，碘进入人体内后，大部分聚集在甲状腺内甲状腺滤泡细胞中，用于合成甲状腺激素 T_3、T_4。合成的甲状腺激素贮存在甲状腺滤泡腔中，根据机体需要适时地释放到血液中。放射性碘（^{131}I）被有功能的甲状腺组织摄取，被摄取的量和速度与甲状腺功能有关。用放射性碘作示踪物，测定碘在甲状腺内的聚集速度和量，能反映甲状腺对无机碘的浓聚能力，评价甲状腺的功能状态。甲状腺摄碘率的增高或减低则提示甲状腺功能的增高或减低。

4. 甲状腺显像 放射性锝（$^{99m}TcO_4^-$）与碘（^{131}I），在性质上有相似之处，均可被甲状腺组织摄取，且被摄取的量和速度与甲状腺功能有关。利用显像仪器可得到甲状腺影像。

甲亢时，甲功和甲状腺摄碘率、摄取功能步调一致，都明显增高；甲炎时甲功虽然也增高，甲状腺摄碘率、摄取功能却步调相反明显减低，呈典型的"分离现象"。甲状腺摄碘率测定及甲状腺显像结合临床表现及甲功结果，可以把甲亢和甲炎明确区别开来，没有其他检查可以与之相媲美。

（董　萍）

六、甲状腺炎该不该使用激素治疗？

甲状腺炎的临床表现变化多端，难以揣测，但结果却往往是好的。激素治疗是把双刃剑，容易让人变胖，血糖增高，骨质疏松，得用多久才能好？能否像天气预报那样进行预测吗？如何有效地把控治疗方案？有一种检查可以确定。

1. 甲状腺摄 ^{131}I 率 空腹口服 ^{131}I 经胃肠吸收后随血液进入甲状腺，迅速被甲状腺滤泡上皮细胞摄取，摄取的量和速度与甲状腺的功能密切相关，可利用测定不同时间的甲状腺摄 ^{131}I 率来评价甲状腺的功能状态。

甲状腺摄 ^{131}I 率可用于鉴别甲状腺功能亢进和甲状腺炎性破坏（如亚急性甲状腺炎、产后甲状腺炎等）所致的高甲状腺激素血症。亚急性甲状腺炎（亚甲炎）因甲状腺滤泡遭受炎性破坏释放大量甲状腺激素入血而出现甲状腺摄 ^{131}I 能力明显下降，同时有 T_3、T_4、FT_3、FT_4 升高及 TSH 减低，典型表现为甲状腺摄 ^{131}I 能力减低与血清甲状腺激素水平增高，呈现"分离现象"。

2. 甲状腺显像 甲状腺可以摄取和浓聚 $^{99m}TcO_4^-$ 或放射性碘（^{131}I 或 ^{123}I）；前者仅显示甲状腺的摄取能力，后者代表甲状腺对放射性碘的摄取和有机化能力；通过显像可以显示甲状腺位置、大小、形态以及放射性分布状况（图3-9）。与甲状腺摄 ^{131}I 率相比，甲状腺显像影像结果更直观，检查时间短，无须严格限制饮食。

亚急性甲状腺炎病程约 3～6 个月，轻的症状像得了感冒，可以自愈。严重的症状有甲状腺肿痛，咽痛、颈痛，以及发热、心悸、乏力、出汗、消瘦等症状。甲功增高（高甲状腺激素血症），甲状腺摄 ^{131}I 能力明显减低，或甲状腺显像摄取功能明显减低（图3-10），即可明确甲状腺炎诊断。肾上腺皮质激素（简称激素）是最有效的治疗药物。治疗多长时间、多大剂量、何时减药、何时停药，在临床上意见不太统一，有人害怕副作用，症状消失就停药，造成病情反复迁延不愈；有的根据超声影像结果决定是否停药，但是超声完全恢复需要时间比较长；有的吸碘率正常后开始减药；有的一律服药 2～3 个月后停药，缺少监控，长时间服药，造成血糖增高、体重增加、痤疮、骨质疏松等并发症出现。用甲状腺摄碘率或显像正常做停药指标，比其他指标敏感性、特异性好，评价治疗效果最佳，初始治疗剂量小，用药时间合理，一般用药 6～8 周可停药。依据每个人的甲状腺摄碘率或甲状腺显像恢复正常的时间来具体调节用药，能指导治疗合理用药，减少复发率及甲减发生率，为治疗保驾护航。

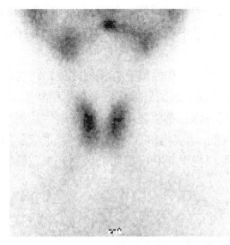

图 3-9　正常甲状腺显像

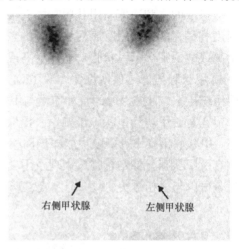

图 3-10　亚急性甲状腺炎

（董　萍）

七、哪些甲状腺结节不必手术切除？

近年来，甲状腺结节的发病率逐步升高，许多参加体检的人检查出甲状腺结节，检出率高达 19%～67%。这些结节到底是该立刻手术切除，还是动态随诊观察，怎么样才能做出正确决定，让人心里很是纠结。

1. 甲状腺超声（B 超）检查　B 超通过对结节的形态、大小、回声高低、边界、内部结构、血流等方面进行评级分类，判断甲状腺结节到底是良性还是恶性。研究发现，微钙化、边缘不规则、纵横比＞1 这三个特征诊断结节恶性的特异性最高，分别达到 87.8%、83.1% 和 96.6%。B 超检查性价比高，敏感性强，通过对"犯罪嫌疑人"的外貌进行辨别后，有经验的医生基本就能对结节到底是个"良民"还是"暴徒"有了基本的判断。

2. 甲状腺显像鉴别甲状腺良恶性另辟蹊径　放射性锝或碘（$^{99m}TcO_4^-$ 与 $^{131}I^-$）能够被有功能的甲状腺组织摄取，并停留在甲状腺内，摄取的数量和速度反映甲状腺的功能状态。在体外用 γ 照相机可获得甲状腺影像。根据甲状腺的放射性分布情况，不仅能显示甲状腺的位置、形态和大小，还可以反映甲状腺的功能状态及形态变化，这是其他影像检查没有的优势。甲状腺的放射性分布多少与甲状腺功能高低成正比。$^{99m}TcO_4^-$ 与 ^{131}I 在性质上有相似之处，临床上通常用 $^{99m}TcO_4^-$ 进行甲状腺显像。

在查出甲状腺结节的人群中，甲状腺癌的比例大约占 5%～15%。甲状腺显像可以对甲状腺结节的功能进行判定，灵敏性高，特异性强，临床价值大。结节的良恶性与结节功能关系密切，"温"结节和"热"结节表示结节的功能正常或增高，恶性概率低（图 3-11）；"冷"结节和"凉"结节表示结节功能减低，恶性概率较高。

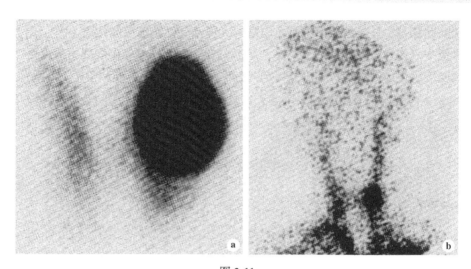

图 3-11

a. 左叶热结节；b. 结节血流轻度增高

3. 甲状腺结节良恶性的判断 热结节、温结节多为良性病变，恶性病变的发病概率很低。凉结节、冷结节可见于良、恶性病变，恶性的概率高于热结节、温结节。单发凉结节、冷结节恶性病变的概率高于多发结节，需结合 B 超、动态血流显像，肿瘤阳性显像，细针穿刺细胞病理学检查等进一步鉴别诊断。

热结节多为高功能腺瘤，肿瘤自由生长，其分泌的甲状腺激素增多，还不受 TSH 调节；周围的正常甲状腺组织却无辜"中招"，受到 TSH 反馈抑制，停工休息睡大觉。热结节几乎都是良性的，可以不动手术，喝口神水——"^{131}I"就能轻轻松松消除掉（图 3-12）。

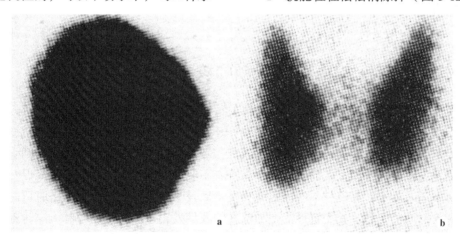

图 3-12

a. 右叶热结节；b. 放射性碘（^{131}I）治疗后高功能腺瘤消失，被抑制的甲状腺恢复正常

温结节多见于甲状腺腺瘤、结节性甲状腺肿、慢性甲状腺炎，绝大多数是良性结节。

冷（凉）结节甲状腺癌发生概率约 14%～25%，但是慢性甲状腺炎，亚急性甲状腺炎、甲状腺腺瘤、甲状腺囊肿、甲状腺出血、钙化、局部组织功能降低，也都表现为显像剂分布稀疏缺损区。在"冷（凉）结节"中，约 45%～50% 为良性囊性病变，可结合超声检查加以鉴别。

甲状腺动脉灌注显像结节部位供血丰富者，提示恶性结节可能性大（图 3-13）。常规甲状腺显像中表现为"冷"结节或"凉"结节，在肿瘤阳性显像中表现为浓聚区"热"结节，则高度提示为恶性肿物。常用显像剂为肿瘤阳性显像剂 $^{99m}Tc\text{-}MIBI$、$^{201}Tl_1Cl_1$ 等。

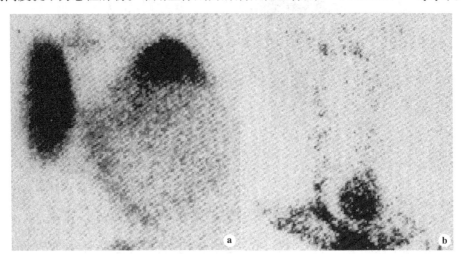

图 3-13

a. 左叶凉结节；b. 结节血流明显增高

经过超声检查和甲状腺显像，大多数甲状腺结节的良恶性基本能鉴别出来，除了恶性肿瘤或良性结节体积较大必须手术的以外，其他结节可以定期复查超声，动态观察评估，再做决定何时手术。有些结节长期观察，无明显增大或恶性表现，就不用担心害怕，可以与之和平共处。

（董　萍）

八、方便无创的核素肺显像

呼吸，伴随我们的一生，是一个生命体最重要的表现形式之一。人的一生可以简单地概括为，从你出生的第一声啼哭开始，肺腔打开，你第一次感受这个世界的气息，最后，走完一生至生命终止，呼吸停止。故而感叹曰：呼吸始，则生命始；呼吸止，则生命止。但你真正地关注过自己和家人的呼吸吗？有没有不明原因地感到呼吸困难和气促？有没有感到胸口不适、胸痛？有没有不明原因地突发晕厥及咯血？这些情况大家平时可能都认为是心脑血管方面的问题，其实有可能是肺部在向我们发出求救信号，呼吁大家时刻关注自己和家人的呼吸健康问题，不要连最基本的呼吸都成了最沉重的负担。

上述说的那些症状，在医学上是肺栓塞的一些临床表现，何为肺栓塞呢？简单说来就是血液中的各种"异物"（栓子）在血液循环过程中阻塞了肺动脉或其分支，导致心肺功能的异常。这些"异物"一般来源于下肢深静脉，所以对于久病卧床、创伤及肿瘤的患者应尤为注意。诊断肺栓塞的关键是提高意识，对于不明原因的呼吸困难、胸痛、晕厥、休克或者伴有单侧或双侧不对称性下肢肿胀、疼痛的患者都应该及时到医院就诊，明确肺栓塞的诊断。那么，现代医学中诊断肺栓塞的手段主要有哪些呢？简单的有拍个胸片、抽点血检查 D-二聚体的水平、做个动脉血气分析等，但这些检查都不能确诊肺栓塞，只是一些简单的初筛手段，真正确诊肺栓塞还需要一些"高大上"的诊疗手段。

CT 肺动脉造影是确诊肺栓塞的经典方法。这种方法是通过静脉注射一种显像剂让血管显影，最直接的图像表现是本来应该平滑、畅通的血管像是被老鼠咬了一样，这里缺了一块，那里少了一块，这些少了的地方就是肺栓塞。这种检查的优点就是采集速度快，可以用于急诊诊断。但需要注意的是，这种检查方法对于位于亚肺段的肺栓塞诊断能力有限，往往会有漏诊；而且这种检查方法需要从静脉注射一种显像剂，存在着一些患者的安全问题：由于显像剂通过肾脏代谢，因此对患者会产生肾损害，尤其对于那些肾功能不好的患者可能会加重肾脏的负担，使肾功能进一步恶化。而且有些患者对显像剂产生过敏反应，严重的甚至会有生命危险。

既然 CT 肺动脉造影有一定的弊端，难道对于肺栓塞就没有既安全又有效的诊断方法吗？答案是否定的，核医学的肺显像不仅能准确诊断肺栓塞，同时又避免了副作用，给肺栓塞的患者带来了福音。

核医学肺显像即肺通气/灌注显像简称 V/Q 显像，是肺栓塞诊断、疗效评价和随访的重要影像学方法。核医学的"核"字让很多人"谈核色变"。其实这是大可不必的，诊断剂量的核素对人体健康的影响微乎其微。肺通气显像的检查方法很简单，患者通过吸入微量的核素气体显像剂使肺部显影，如果某一气道被栓子阻塞，则气体显像剂就无法通过接下来的气道，故这根气道管辖的肺叶就不显影；灌注显像是从足背注射显像剂，直接观察下肢血管的通畅情况。因为肺栓塞的栓子绝大多数来源于下肢深静脉，极微小的可降解的核素颗粒随机嵌顿在百分之一不到的微小肺血管床，既可以了解肺血流灌注情况又不会加重肺的血管栓塞。因此，肺通气与灌注显像的联合使用，不仅大大提升了诊断的准确性，而且一项检查不仅可以了解肺部血流灌注情况，还可以了解下肢血管的通畅情况，真是一举两得。现在 SPECT/CT 的融合显像技术也非常成熟，通过 SPECT 与 CT 的融合，可以显示与鉴别更多的病变。核医学的这种显像方法不仅方便高效，最重要的是无创性的检查，不对患者造成额外的痛苦与负担。

很多患者对核医学诊疗的安全性存在疑虑，认为在诊断过程中会对人体产生照射作用。事实上，γ 射线的能量仅为 140keV，电离作用很弱，对人体细胞的正常生理代谢几乎没有任何影响。更重要的是，锝的半衰期仅为 6.02 个小时，6 个小时后在人体的残余量微乎其微，而且一个患者接受一次核医学检查所受到的照射剂量还不及坐一次飞机所受到的辐射剂量大。

所以，对于临床怀疑肺栓塞的患者，尤其是怀疑有远端肺栓塞的、对碘造影剂过敏及肾功能不全的病人，应毫不犹豫地选择核医学显像方法，方便无创的核素肺通气/灌注显像让肺栓塞无处遁形。

（王珍珍　付　巍）

九、如何让看不见的淋巴网络"大白于天下"

1. 认识淋巴系统　人体的淋巴系统像遍布全身的血液循环系统一样，也是一个网状的液体系统。这个系统由淋巴管道、淋巴器官和淋巴液共同组成。淋巴液储存在淋巴结的淋巴窦和淋巴管道内，它们是由血浆变成的，但比血浆更清，含有更多的水分，淋巴系统并不像血液系统那样有心脏这样的"泵"来压送淋巴液，但是它们可以从微血管壁缓慢渗透到组织间隙内，最后被挤入淋巴管道，回到淋巴系统中。

2. 什么是淋巴水肿？

人体受伤以后组织会因为淋巴液聚积而变得肿胀，这时就要靠淋巴系统来排除积聚的液体，恢复正常的液体循环。机体某些部位淋巴液回流受阻时会引起软组织液在体表反复感染后皮下纤维结缔组织增生，脂肪硬化，如果回流受阻发生在肢体时肢体就会增粗，后期皮肤增厚、粗糙、坚韧如象皮，也被称为"象皮肿"。导致淋巴水肿的主要原因可以分成两类：原发性和继发性。原发性下肢水肿为先天性淋巴系统缺陷所致，继发性则多见于感染、外伤和手术等。

3. 如何让淋巴网络"大白于天下"   身体里的淋巴管由毛细淋巴管汇合而成，它们的形态结构与静脉相似，但管径较细，管壁较薄，瓣膜较多且发达，外形呈串珠状。淋巴管根据其位置分为浅、深二种，位于皮下，常与浅静脉伴行，收集皮肤和皮下组织的淋巴。但是由于淋巴管网细小，难以通过 B 超、CT、MRI 等常规的影像学检查方法显示出来，因此，我们就得借助"核素"的帮助，将隐藏于我们身体的淋巴网络，清晰地"大白于天下"。

首先在不同淋巴引流区域的皮下和软组织间隙向心方向注入核素显像剂（颗粒直径小于或等于 2 纳米的高分子物质），能通过淋巴管的内皮间隙及内皮细胞的胞饮作用进入毛细淋巴管，引流至淋巴结，其中有一部分显像剂停留于此，被淋巴窦的内皮细胞摄取，余下的显像剂经淋巴输出道继续前行，逐级被淋巴结所摄取，最终到达胸导管进入血液循环被肝脾单核巨噬细胞吞噬。这整个过程，我们都可以在核医学特有的 SPECT 仪下看得清清楚楚。

4. 核医学淋巴显像可以用在哪些方面？

淋巴显像主要可以用于了解淋巴水肿的类型、波及的范围及程度等。它能够灵敏地显示显像剂滞留的部位、范围，能确定淋巴水肿的诊断和淋巴系统发育缺陷的部位和范围。还可以鉴别淋巴性水肿和静脉水肿，以及显示该区域的淋巴结分布。

核医学淋巴显像安全、简便、痛苦小、对淋巴管无损害，因此，是目前诊断淋巴性水肿优先选择的、最佳的检查方法。同时还可以辅助临床全面评估水肿情况，指导临床选择合适的治疗。

（卢彦祺　付　巍）

十、冠脉造影与心肌灌注显像的关系，你了解多少？

经常有患者问："做了冠脉造影，是否还要做心肌灌注显像？两者意义相同吗？可以相互替代吗？先做哪个比较好啊？"

打个比方说，冠状动脉与心肌细胞的关系就如同一棵大树，树干和树枝相当于冠脉，树叶相当于心肌细胞。检查这棵大树的树干或树枝是否遭受侵蚀，影响到了养分供给，其实可以站在一旁观察树叶的情况，如果树叶茂盛，表示树干和树枝是正常的没有受到影响，或者即使有轻微的侵蚀，并没有造成养分供给障碍。若观察到哪怕只有一小簇树叶枯萎了，说明供给这簇树叶的树枝发生了病变，不能供给树叶充足的养分。

冠脉造影可以直观地反映冠脉病变狭窄部位、范围、程度，是冠脉血管重建术前的必要检查，是诊断冠心病冠脉血管病变的有效方法，是在看"树枝"；心肌灌注显像可以直观地了解心肌的血流分布情况、心肌细胞的功能状态，是诊断冠心病心肌缺血的一种安全、准确、无创的方法，就是看"树叶"。

但冠脉造影也有局限，对于"树"的"主干"和"大分枝"看得比较清楚，对于"小分叉"和"细小树枝"就力所不及了。对于有一些"大分枝"看上去有问题，但是否一定影响到"树叶"的养分供给呢？倘若正是被养护工嫁接了一枝好的分枝，原本它所供给的那簇"树叶"也未必会枯萎。但反过来，倘若没有发现"树叶"枯萎或只是轻微的发黄，却大动干戈治理看似有问题的"树干"或"分枝"是否过于激进，选择养分调理或者局部处理才更为适合呢？

也就是说，如果心肌灌注显像是正常的，说明相应冠脉的血供是正常的，如果出现心肌缺血，说明相应冠脉管腔有狭窄或痉挛，导致局部血流灌注减少，需要及时治疗。心肌灌注显像可以准确判断心肌缺血部位、程度，敏感度远超心电图检查，即使是小分支冠脉导致的心肌缺血也可以显示出来，而且它是无创性的，因此心肌灌注显像被认为是从心肌层面诊断冠心病的"金标准"，心肌代谢显像是判断梗死心肌存活的"金标准"。

冠脉造影与心肌灌注显像的关系是优势互补的，互相弥补其诊断冠心病的局限性，只有冠脉出现问题，冠脉供血不足与心肌缺血缺氧同时存在方能诊断冠心病。心肌灌注显像还可以对冠心病患者进行危险度分层，有效预测心脏意外事件的发生率，帮助临床医师判断是选择介入、手术治疗，还是内科药物治疗，指明冠心病患者的治疗方向，为降低心绞痛、心肌梗死等严重心脏事件发生风险提供客观依据。

在医学影像技术飞速发展的今天，充分了解核医学诊断技术的优势，充分利用核医学的先进技术诊疗疾病，都会使广大民众获益！

（付　巍）

十一、核素心肌灌注显像——无创诊断心肌缺血的"金标准"

图 3-14 是心肌梗死示意图，冠脉 CT 或造影可见某段冠脉管腔完全闭塞，其远端供血区心肌组织因缺血而梗死（活性丧失）。

冠状动脉 CT 或造影可见某段冠脉管腔明显狭窄，但其远端供血区血流灌注未见明显改变，心肌组织活性正常（图 3-15）。

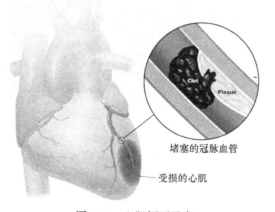

图 3-14　心肌梗死示意

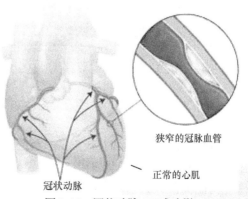

图 3-15　冠状动脉 CT 或造影

这里给大家一个重要提示：冠脉狭窄≠心肌缺血

冠脉 CT 所示前降支多处狭窄伴多发斑块（图 3-16），心肌灌注图像上显示其供血区局部心肌血流量基本正常（图 3-17）。

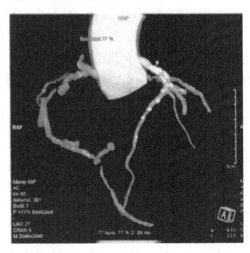

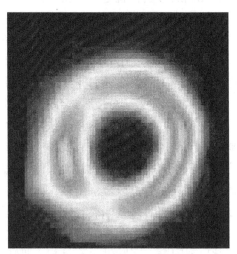

图 3-16   冠脉 CT   图 3-17   心肌灌注图像

心肌灌注显像的优势：①精确定位心肌缺血的部位，而且它是无创性的。②帮助临床医师判断是选择介入、手术治疗，还是内科药物治疗，指明冠心病患者的治疗方向。

因而单凭冠状动脉管腔狭窄来评价冠心病已严重不足，针对疑似冠心病和心肌缺血的患者，只有冠脉出现问题，冠脉供血不足与心肌缺血缺氧同时存在方能诊断冠心病。

（高燕峰）

十二、心肌灌注显像的"灵魂"——负荷显像

静息状态下，正常心脏的冠脉血管如图 3-18 所示。

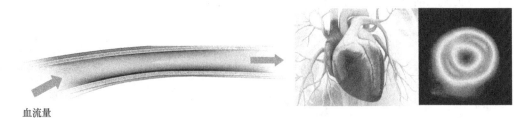

血流量

图 3-18   正常心肌灌注图

负荷状态下（运动时），正常心脏的冠脉血管扩张，血流增加 4 倍，其供血区域的心肌血流灌注量相应增加（图 3-19）。

负荷状态下（运动时），病变的冠脉血管不会扩张，血流量基本不增加，其供血区域的心肌血流灌注量相对减低（图 3-20）。

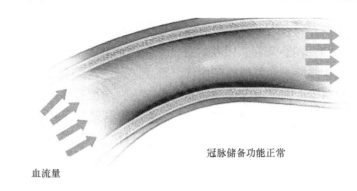

图 3-19　正常冠脉血管扩张

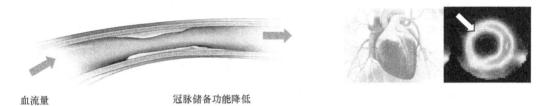

图 3-20　异常心肌灌注图

负荷+静息显像优势：

（1）反映冠脉的储备功能和心肌血流灌注状态；

（2）提高诊断冠心病的准确性。

冠心病患者在安静状态下多不发生心肌缺血，当增加心脏负荷（劳累、情绪变化或饱餐等），心肌需血量和耗氧量的增加超过冠脉供血能力（冠脉储备功能）时，才出现心肌缺血或心肌梗死。

鉴于以上原理，对可疑冠心病或心肌缺血的患者，我们郑重地推荐您常规做静息心肌灌注显像+负荷心肌灌注显像，这样更有助于准确评价心肌梗死或心肌缺血状态，正确制订治疗方案。

（高燕峰）

十三、肾脏核素显像让“隐形的杀手”无处遁形

小张是一位工作繁忙的白领青年，在一家外企工作，对于他来说加班加点是再正常不过的事了。往常一天的忙碌后，总要晚上好好睡一觉，第二天就又恢复生龙活虎的状态了，年轻人嘛，就是这样。可是最近小张总是感觉疲劳、乏力、腰背酸痛，晚上还频繁地起夜小便，早晨起床后眼皮肿得像两个小笼包子。吃饭也不像从前那样狼吞虎咽了，甚至一想到油腻的东西，还觉得恶心。小张自己安慰自己可能是太累了，就和公司请了几天假，在家休息几天，可是这些不适症状非但没有减轻，反而明显加重了，小张这下慌了，马上到医院检查，竟然被诊断为“慢性肾功能衰竭，尿毒症”，此后他只有靠透析治疗来维持生命了。

慢性肾病和尿毒症在许多患者心目中都是十分可怕的疾病，被人们称为“隐形的杀手”。然而，肾内科的专家却要告诉我们：“真正可怕的是对保护肾脏知识的极度贫乏和对自己肾脏的漠不关心！”在我国九成以上的慢性肾脏病患者本人并不知情，而一旦出现症状来就诊者大多属于中晚期，病情已无法逆转。

那么，有没有简单易行的早期发现慢性肾病的有效方法呢？回答是肯定的。专家介绍说：尿常规+血肌酐检测+彩超，以及肾脏核素扫描就可以使绝大部分慢性肾病患者得到正确的诊断，而且这些检查在三级医院中都已普及。可是因为大多数人对肾病防治知识不了解，往往不会定期主动前往医院接受检查。事实上，增加自我保健意识，定期接受体检，及早确诊病情并接受正规的治疗，中、轻度患者将可延缓或逆转慢性肾病的进展。

1. 什么是肾脏核素显像 关于尿常规、血肌酐检测、彩超这些较常规的检查我们不再过多介绍，现在我们重点说一下关于肾脏核素显像的那些事儿。大家都知道肾脏的主要功能就是过滤血液，将里面的"毒素"以尿液的形式排出体外，并且保留住那些对人体有用的营养物质。所以肾脏就如同筛子一样，这就是肾脏的主要功能之一—滤过功能。医学上的核素肾脏扫描就是将放射性药物注入人体内，让它随着血液一起进入肾脏，参与肾脏过滤血液，产生尿液的全过程，由于放射性药物的特殊性质（放出 γ 射线），我们可以在体外用一个类似录像机的仪器（就是 SPECT/CT）将整个过程记录下来，通过专用的软件将仪器测量到的数据进行后期处理得到以肾脏为主角的"照片和电影"。核医学科医生反复观看这些"照片和电影"，得到关于双侧肾脏位置、大小、形态、血供及功能等信息。这些信息中最重要的一项称为肾小球滤过率，它是反映肾脏滤过功能的直接指标。肾功能异常时，肾小球滤过率的改变要早于外周血肌酐和尿素氮的变化，这就帮助我们早期发现慢性肾病，进而做到早期诊断，早期治疗，让这个"隐形的杀手"无处遁形。

2. 肾脏核素显像的图像简析 正常的肾脏图像（图 3-21）可以清晰地看到双肾的轮廓，并能看出随时间的改变，双侧肾脏的颜色由淡变深，再变浅。而慢性肾功能衰竭患者的双肾显影不清晰（图 3-22），体积明显减小，随时间改变，肾脏颜色深浅变化不明显。

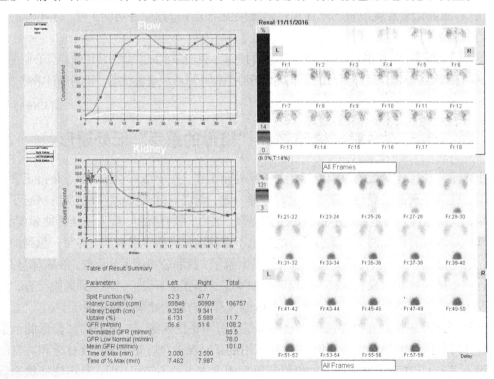

图 3-21　正常肾脏图像

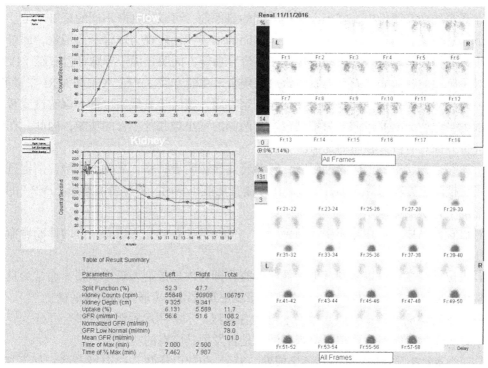

图 3-22　慢性肾功能衰竭肾脏图像

3. 关于此项检查的几点疑问　说到这里，相信您一定对什么是肾脏核素显像有了初步的了解，但是还有一些问题您一定还很关心。比如，这个检查安全吗？费用是多少？检查前需要做什么准备工作？

此项检查安全、简便、费用低廉，评价肾实质功能非常的灵敏，可以做到定量的分析。一次检查的全身辐射剂量接近天然本底辐射剂量，而且无需特殊的准备工作。

（赵子龙）

十四、神奇的分肾功能测定方法

现代社会压力日益增大，人们身体的负荷也越来越重，肾脏作为人体的一个重要器官，也同样担负着相当重要的角色。它在人体中像个勤勤恳恳的"清洁工"，同时又兼住着"调节器"或"稳压器"的角色，它将人体中的终末产物慢慢排泄掉，而且还维持着水、电解质、酸碱环境的平衡，此外，肾脏还会分泌一些激素，调节着机体的生命活动。一旦肾脏出现问题，会出现水肿、高血压、腰痛、乏力、尿量异常等症状。

医院传统的肾脏检查包括：①肾脏的 X 线检查：尿路平片、排泄性尿路造影、直接尿路造影、肾血管造影。②肾脏的 CT 检查：CT 检查能直接显示肾脏的断层影像，软组织分辨率高，图像清晰，解剖关系明确，对疾病的检出率、诊断正确率较普通 X 线检查要高。③肾脏的 B 超检查：B 超检查能显示肾脏的位置、大小、形态及内部结构，且能观察肾脏及周围的各种病变。

核医学肾动态显像可以对肾功能的检测起到很重要的作用，是测定活体分肾 GFR（肾小球滤过率）和 ERPF（肾有效血浆流量）的"金标准"，它不同于传统影像的肾脏形态的成像，在肾脏血流、大小、位置、功能及尿路通畅情况方面都可以很好地为临床提供诊断依据。

在肾实质功能评价中，临床上应用不同的显像剂，可以来判断不同的肾脏功能。通常情况下，肾小球的损害先于肾小管，而肾功能的损害往往表现为球管平衡现象，即肾小球和肾小管的损害基本一致。肾动态显像在评价肾功能方面明显优于静脉肾盂造影（IVP），尤其对于严重的肾盂积水或其他原因所致的残余肾功能方面。B超、CT和MRI在肾形态、结构、大小等方面有很大优势，而在功能测定方面，核医学显像通过肾小球滤过或肾小管上皮细胞摄取、分泌显像剂来分别判定左右两侧的肾小球和肾小管的功能，因此，在肾功能的评价方面具有得天独厚的优势。

上尿路通畅状况：上尿路梗阻时，肾盏肾盂显影明显扩张，显像剂浓聚、消退延缓，有时可见梗阻上方输尿管显影、扩张。在患侧肾功能正常时，静脉肾盂造影（IVP）的灵敏度明显低于肾功能显像。

肾血管性高血压：在临床中诊断可疑时，可行卡托普利介入试验，协助诊断肾血管性高血压。

肾占位性病变：可以协同其他影像学检查，即肾内显像剂稀疏或缺损（通常为良性病变：囊肿、脓肿、缺血性病变），肾内血流灌注正常或增高（通常为恶性病变）。

移植肾的监测：移植肾通常被手术至于右髂窝，术中和术后伴有许多合并症，肾动态显像可以灵敏地判断术后移植肾是否存活，是否发挥其应有的功能。

核医学肾动态显像的技术发展逐渐成熟，放射性药物也获得了一定的新发展。如^{99m}Tc-EC和^{125}I-OIH两种药物均为肾小管摄取排泌型药物，在反映肾小管功能方面有很好地优势。

所以，作为患者，若有可能导致肾功能损害的基础疾病（例如，高血压、糖尿病等）以及肾脏本身的疾病，对我们的肾脏功能做个全面体检，了解分肾功能，充分享受这项无创检查技术，是个不错的选择。

（赵雪芹　付　巍）

十五、肾性高血压与肾动态显像

肾血管性高血压（RVH）是指由于肾动脉主干或其主要分支狭窄，造成肾动脉血流灌注减低而引起的高血压。当肾动脉狭窄（RAS）合并高血压时，正确区别是RVH还是高血压合并RAS至关重要，因为两者的治疗原则不同，RVH经肾动脉介入手术治疗能有效地缓解高血压，而后者即使介入治疗后也需终身服药控制高血压。

对于多数高血压患者来说，通过口服降压药物可以把血压平稳控制在正常范围。然而，对于肾动脉狭窄引起的肾性高血压，应用多种降压药物仍难以控制。为什么有些人服降压药后，肾功能严重受损，病情进展快，最后并发心功能、肾功能衰竭？治疗高血压不是简单地吃多少种药而已，更不能胡乱吃药，应当明确诊断后再决定该吃什么药，不该吃什么药；必须因人而定，定期监测，避免用错药帮倒忙，越吃越坏。

1. 肾动脉狭窄性高血压是怎样形成的？

肾动脉上有感知血压变化的"传感器"，血液中的肾素好比是"信号灯"，肾动脉与肾素PRA-血管紧张素AT Ⅱ-醛固酮系统之间存在明显的"连锁反应"，时刻监控着肾脏内的血压变化，保持肾脏内血压的相对稳定。肾动脉狭窄就如同是"启动按钮"，一侧肾动脉明显狭窄后（狭窄程度超过70%），进入肾小球的血流减少，肾素-血管紧张素-醛固酮系统即被激活，PRA、ATⅡ活性增高，血压明显升高，当解除狭窄或切除狭窄肾脏之后，PRA、ATⅡ及血压可以很快恢复正常。数天或数周后血压持续升高，但循环中的 PRA 与 ATⅡ升高速度趋缓，数月或数年后，全身血压持续升高，这时，即使再解除患侧肾动脉狭窄或切除患侧肾脏，血压也无法恢复正常。肾动脉狭窄时，肾素-血管紧张素-醛固酮系统活性增高，血压升高之间"联动"的目的是为了保证肾小球内滤过压力不变，维持肾小球滤过功能正常，原本是"局部维稳"，但是最后结果却是全身血压一路飙高，长期的高血压导致对侧健康的肾脏也被拖累受损，无辜地在高血压环境下超负荷工作，直到血管硬化，功能逐渐损坏不可逆转。所以，治疗肾性高血压，只有消除肾动脉狭窄，血压才能恢复正常。肾动脉介入手术治疗要趁早，年龄较小，术前肾功能基本正常的患者治愈率、好转率较高；年龄较大，合并冠心病、糖尿病、肾功能损害的患者介入术后治愈率、好转率较低。

2. 影像检查诊断肾动脉狭窄　诊断肾动脉狭窄性高血压有多种方法，包括多普勒超声、数字减影血管造影（DSA）、螺旋 CT 血管造影（CTA）和肾动态显像检查，该选用哪种检查？DSA、CTA 检查，可清晰显示肾动脉狭窄的部位、范围、程度、远端分支、侧支循环形成及肾萎缩等，为介入或手术治疗提供可靠的诊断。但是 DSA、CTA 造影剂有毒性，有导致肾功能严重损害的危险。超声检查为一种无创性检查方法，检查诊断肾动脉狭窄的成功率为 80%～90%，敏感性与特异性均较高，对肾动脉狭窄的诊断、介入治疗后判定疗效及随访复查很有诊断价值。

肾动态显像时，静脉注射能够被肾小球迅速滤过的显像剂（^{99m}Tc-DTPA）后，就像在血管内放入了卫星定位的微型照相机，可以进行全景连续拍照，直播显像剂经腹主动脉、肾动脉灌注、迅速浓聚于肾实质，并随尿液流经肾盏、肾盂、输尿管及进入膀胱的旅行全过程，可分别获得双侧肾脏的位置、形态、大小，以及肾血流灌注、肾小球滤过功能和尿路通畅性等方面的信息（图 3-23、图 3-24）。定性评价和定量测定肾脏血流动力学指标如肾血流灌注时间、峰时、峰值、20 分钟清除率及肾小球滤过率 GFR 等重要参数，敏感性、准确性高，优于血清 BUN、Cr、UA 检测。

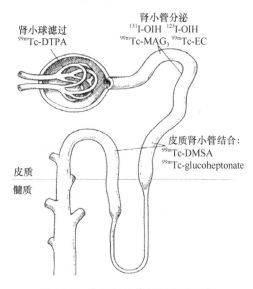

图 3-23　常用肾显像剂的浓聚机制

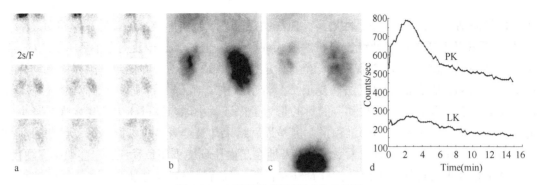

图 3-24　左肾动脉狭窄肾脏动态显像

典型影像表现为：血流相左肾（患侧）血流灌注时间延迟，显像剂分布减少，轮廓欠清楚；功能相左肾影小，肾图曲线明显低于右肾（健侧）。

DSA 肾动脉造影、超声检查、常规肾动态显像均可诊断 RVH。合并有 RAS 的高血压病人，上述三种检查均不能提供 RAS 与高血压之间关系的证据。血管紧张素转化酶抑制剂（ACEI）介入试验肾动态显像能有效地诊断和鉴别诊断 RVH，开博通是最常用的 ACEI。

开博通介入肾动态显像是诊断肾血管性高血压的无创性检查方法。当 RVH 患者的肾动脉轻度狭窄时，AT Ⅱ 通过收缩出球小动脉，维持肾小球毛细血管滤过压，通过正常代偿机制保持 GFR 正常。因此，常规肾动态显像与肾图可表现为正常或轻微异常（图 3-25）。

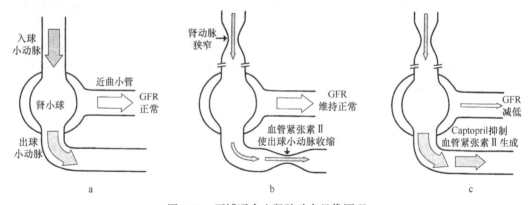

图 3-25　开博通介入肾脏动态显像原理

开博通可以使 AT Ⅱ 生成减少，阻断代偿机制，解除出球小动脉的收缩，使肾小球毛细血管滤过压降低和 GFR 下降。因此，应用开博通后，患侧肾动态影像出现异常或原有异常加剧，出现肾脏体积缩小，肾血流灌注时间延长，峰值比下降＞10%，峰时延长超过 2 分钟，20 分钟清除率下降＞10% 等改变（图 3-26）。正常肾血管对开博通则无反应，从而提高对 RVH 诊断的敏感性和准确性。

肾动态显像注射的显像剂体积很小，大约 0.5 毫升左右，只有 CTA、DSA 造影剂量的百分之一；所受照射剂量也大大低于 CTA 和 DSA；不过敏，无毒性，不会造成肾脏功能损害；可以多次重复检查，动态评价分肾功能，灵敏度高、简单安全无创；可提供定量及半定量参数。

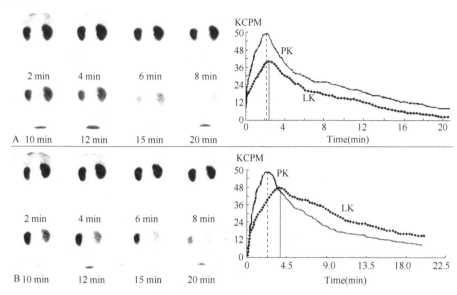

图 3-26　肾血管性高血压基础肾显像（A）与 ACEI 介入试验（B）

有效区别单纯性肾动脉狭窄，避免不必要的侵入性检查或手术。在指导 ACEI 的应用方面具有同样重要的作用，介入试验阳性者严禁使用 ACEI，而阴性者使用 ACEI 则不会影响肾功能。

（董　萍）

十六、如何知道你的两肾功能好不好?

每一个人都有两个肾脏，都在不停地为我们的身体工作，如果其中一个肾脏有了毛病，功能出了问题，另外一个正常的肾脏会代偿性加倍努力地工作，弥补不足和缺陷，以确保身体的正常运行，所以总体上可能看不出肾脏是否真的出了问题，此时测量的肌酐、尿素氮正常，总体肾脏功能在正常范围，但是这个结果并不表明每一个肾都是好的，反而可能让我们掉以轻心，放松警惕。所以如果希望更详细地了解每一个肾的功能好与不好时，唯有肾动态显像能帮你解决。

肾动态显像是将微量放射性核素引入人体内进行的一项检查，核素产生的射线可能对身体造成伤害，本来不好的肾脏可能会雪上加霜，引起肾脏更大的损害，事实果真如此吗？答案当然是否定的，正确答案是：肾脏动态显像是一项非常安全的检查方法。

该核素的特点是半衰期短，仅 6 小时，也就是说每隔 6 个小时核射线的辐射量自动减到原来的一半；同时该药物通过肾脏排泄快，从注射算起大约 20 分钟后大部分的药物就已经随尿液排到了膀胱，排尿后体内所剩无几，所以受检者所受到的辐射量很小，非常地安全，可以反复多次进行该项目的检查。儿童甚至新生儿都可以接受肾动态显像检查，肾功能严重受损的患者甚至透析的患者都能进行该项检查。该项检查步骤简单，正常饮食，检查前 30 分钟饮水 500 毫升，上床检查前排尿。床旁静脉注射药物的同时开始设备自动采集图像，连续采集图像约 20 分钟。对于特殊患者加做利尿试验，需要延长 10 分钟，期间静脉注射利尿剂。

（李　艳）

十七、"前后够不着"的小肠出血该如何判断

　　孙大姐，女，36 岁，平时生活很有激情，工作也很有干劲，1 个月前发现大便有些发黑，但没太在意，最近发现不只大便发黑，人也不是很有精神，面色也不那么红润，来医院检查才发现是小肠出血。像孙大姐这样的情况并不少见，多数小肠出血患者初期症状并不明显，患者并不在意，导致诊断不及时。那什么是小肠出血呢？消化道通常以屈氏韧带为界，其上称为上消化道，以下称为下消化道，下消化道中小肠出血较大肠出血少见，但定位诊断大多较为困难，有些病例甚至手术时仍不能确诊，造成术后再出血，明确出血部位对于治疗非常重要。此时核医学的核素消化道出血显像就发挥了重要作用。

　　1. "前后够不着"的常规诊疗检查手段　　目前用于诊断的方法主要有 X 线胃肠造影、纤维内镜、胶囊内镜、双腔小肠镜、肠系膜血管造影术（DSA）。X 线胃肠造影对于急性消化道出血及血管病变者诊断阳性率不高，气钡双重造影的诊断率约为 25%～60%。纤维内镜检查具有直观性强、病因诊断的同时可进行治疗，普通胃镜及肠镜"前后够不着"无法对小肠部位病变进行检测，纤维小肠镜由于技术条件要求高、患者难以接受而未能广泛开展，内镜检查可能会增加患者的费用和不必要的痛苦，在出血量大时，大量血液影响视野，不易观察出血部位，同时出血间歇期内镜检查难以发现不明显的血管性病变。胶囊内镜及双腔小肠镜的问世进一步提高了内镜检查的诊断价值，但其不足之处也很多，如检查图像为随机拍摄，医生不能控制整个检查过程，也不能做到传统内镜的活检及治疗作用等。DSA 对出血部位的发现率高，约 50%～72%，在出血量为 0.5ml/min 时就可做出诊断，但 DSA 亦是一种有创检查，缺点是在患者病情严重时不能耐受，不易反复检查，并且不能进行长时间连续显像，对于合并凝血功能障碍、肾功能不全、对显像剂过敏者不宜使用。

　　2. "够得着"的核医学检查　　^{99m}Tc-RBC 是核素下消化道出血显像常用的显像剂，是一种简便、无创伤、检查速度快且易于重复、准确率较高的定位手段。^{99m}Tc 标记的自身RBC 可较长时间存留于血循环中，便于连续动态、多次检查，不受患者年龄、病情及出血部位的限制，可用于急性大出血和急性活动性消化道出血的定位。其定位原理是当下消化道有出血病灶时，^{99m}Tc-RBC 静脉注射后，从血管破损部位不断流出并进入肠道，利用SPECT 可以拍摄到人体体表投射的出血部位和范围，肠道内就出现异常局限性浓集影，为临床诊断及手术切口的选择提供有价值的信息。^{99m}Tc-RBC 核素显像对小肠出血的定位诊断率可高达 80%，阳性率为 75%～97%，能对部分内镜"够不着"的部位进行显像。在临床实践中，小肠出血间歇期及刚刚用过止血药患者诊断更为困难，此时可联合 ^{99m}Tc-RBC显像，还可联合 ^{99m}TcO$_4^-$ 显像判断是否存在迈克尔憩室、小肠重复畸形，通过延长显像时间或多次显像来提高定位诊断及鉴别诊断。

　　很多患者（患儿）及其家属甚至部分临床医生"谈核色变"，对核医学检查的安全性存在疑虑。事实上，临床上使用的核素显像剂很微量，不会对患者产生不必要的辐射剂量。更重要的是，^{99m}Tc 的半衰期只有 6.02 个小时，更不会对健康造成损害。

综上所述，核医学的检查有多种优势，对小肠出血的及时诊断有积极影响，临床对有疑虑、难诊断的消化道出血，尤其是小肠出血，可考虑进行核医学检查。

（陈 瑜 付 巍）

十八、最熟悉的"陌生人"——核医学

大多数民众对"核"的认识是建立在原子弹爆炸（图3-27）及核电站泄漏（图3-28）给人类造成巨大灾难的认识上，所以一谈到"核"就认为是有危害的，而且危害是很大的，这种先入为主的观念根深蒂固。

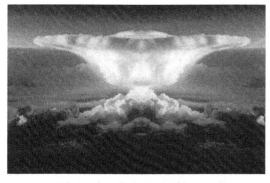

图 3-27　原子弹爆炸

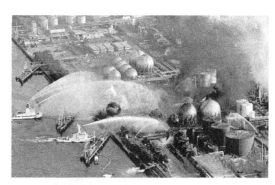

图 3-28　核电站泄漏

万物相生相克，有坏的方面，就有好的方面，核医学是"核"为人类提供的宝贵资源。而且核医学检查中常用的放射性物质与核爆、核泄漏中的物质是完全不一样的，有天壤之别。

人类认识、利用核能的历史已近百年，核医学是为人类健康保驾护航的众多技术里非常低调的一种，时至今日，仍默默无闻地奉献着，社会知名度及认知度不高。您不禁会联想到核医学不是新兴的高端学科吗；设备昂贵，技术领先的PET、SPECT机器是每个医院做梦都想得到的镇院之宝；做一次检查近万元……这只是很片面的认识，今天，我就给大家讲讲这位最熟悉的"陌生人"。

例1：患有甲状腺疾病的朋友，每次去医院检查时，都会抽血做甲状腺功能检查，例如，T_3、T_4、TSH等，这里的T_3、T_4、TSH就是核医学的诊疗范畴。

例2：做孕检的女性，黄体酮激素和人绒毛膜促性腺激素（hCG）是必查的项目，黄体酮激素和hCG是核医学的诊疗范畴。

例3：肿瘤患者抽血检查的肿瘤标志物（CEA AFP CA199等）也是核医学的诊疗范畴（图3-29）。

例4：检测幽门螺杆菌感染的碳-14（^{14}C）呼气试验（图3-30）、筛查骨质疏松的骨密度测量（图3-31）等都属于核医学开展的业务。

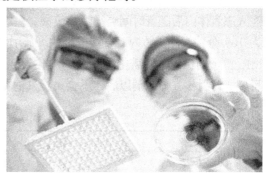

图 3-29　肿瘤标志物检查

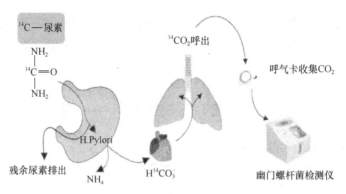

图 3-30 ^{14}C 呼气试验

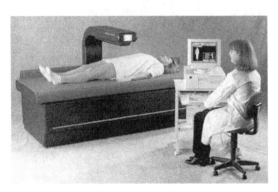

图 3-31   骨密度测量

看了所列举的大量事实，大家现在是不是对核医学有了新的认识，原来它一直陪伴在你我的周围，它既没有外科式跌宕起伏、紧张刺激的剧情，也没有内科式繁冗拖沓、笔耕不辍的氛围，有的只是低调、默默的奉献，如今随着临床对核医学逐渐增长的信任和依赖，核医学迎来了高速发展的春天，全身骨显像、心肌灌注显像、肾动态显像、甲状腺显像和 FDG 全身显像等经典检查项目必会借此东风以星火燎原之势推广开来，为大众带来福音。到那时核医学以容纳天地的胸襟、开放的姿态展现给世人，这个曾经最熟悉的"陌生人"便会与时俱进地来个华丽的转身了。

（高燕峰）

十九、核医学检查剂量有多大

医院核医学科用于检查的放射性核素主要为 ^{99m}Tc（锝）和 ^{18}F（氟）两种放射性核素，它们都是短半衰期核素，仅以非常少的化学量引入体内。^{99m}Tc 在大自然中的半衰期为 6 小时，注入患者体内后随着时间会很快的衰减，一般有效半衰期最多为 2 至 3 个小时。^{18}F 半衰期仅为 109 分钟，注入体内后衰减得更快。放射性药物具有很高的生物学探测灵敏度，与 CT 或 MR 造影剂相比，所需化学量更少，不会干扰破坏体内生理过程的平衡状态，通常没有过敏反应。注射核素显像剂以后，不会干扰其他影像检查（如超声、CT、MR 等）（表 3-1）。

表 3-1   医学诊断照射的有效剂量

诊断程序	典型有效剂量（mSv）	诊断程序	典型有效剂量（mSv）
常规 X 线检查		CT 检查	
四肢	0.001	颅脑	2
胸部	0.1	胸部	8
颅骨	0.06	腹盆部	10
椎体	1.5	腹盆部增强	20

续表

诊断程序	典型有效剂量（mSv）	诊断程序	典型有效剂量（mSv）
盆腔	0.7	核医学检查	
腹部	0.7	肺灌注	1
静脉肾盂造影（IVP）	3	肾动态显像	1
上消化道造影	6	全身骨扫描	4
下消化道造影	8	心肌显像	6
		PET/CT	20

从表中可以明显看到，绝大部分的核医学科检查的剂量都远小于常规胸部 CT 平扫的剂量，即使 PET/CT 的剂量最大，也不过和常规腹部+盆部 CT 增强扫描的剂量相当，但是明显区别在于，PET 是全身检查，而腹盆部 CT 只是局部检查。

总之，核医学显像放射性药物的用量都被严格控制在绝对安全的范围之内，不会对受检者及周围人员造成辐射损害。正确认识核医学，避免不必要的恐惧，有利于核医学在疾病的诊断和治疗中发挥更大的作用。

（高燕峰）

二十、影像设备如此多，针对病情如何选择？

如果把医学影像设备比作一条龙，磁共振堪称是龙头加脊柱，解剖形态、软组织结构清晰可辨，功能影像先进，血管、弥散、灌注成像加上波普分析等，使得颅内各种病变基本都能搞定，全脊柱成像显示椎体、间盘、脊髓、神经皆具有优势。CT 好比龙的胸、心、肺，其断层显像在骨骼的优势加之高分辨肺扫描，使骨折及肺内毫米级微小病变也漏不了，快速的双源、开元 CT 在 CTA 成像中显示冠状动脉血管更是方便快捷、无与伦比。B 超可以比作龙的腹和盆腔，肝、胆、脾、胰、肾、膀胱前列腺、子宫附件、输尿管，都可先用超声查，方便、价廉且无辐射，老幼皆能接受。

龙的结构架子搭完了，其功能怎么样？有没有血流代谢？核医学影像显神威！

先从头说起：年纪轻轻找不到家——早老性痴呆，手拿饭勺送不进嘴——帕金森病。这些是脑功能的问题，可惜是代谢异常，磁共振也束手无策，是核医学脑 PET 代谢显像解决了此问题。

人的重要器官是心脏，一刻不跳要人命。心脏的跳动靠什么？靠心肌的收缩与舒张，而直接反映心肌病变的影像是核素心肌血流灌注显像（MPI），好比一棵树，CTA 检查的是树干狭窄不狭窄，MPI 检查的是树叶存活还是干枯。此项检查，技术成熟，安全简便，堪称冠心病心肌缺血、心肌梗死影像检查的"金标准"。

再说传统的 ECT 全身骨扫描，一直占据统治地位不可替代，如今融合了 CT 影像使得骨结构与代谢合二而一，如虎添翼。

最后，隆重推出核医学乃至所有影像设备的尖端武器：PET/CT。医学的发展对影像检查已经不满足于形态、结构显像，而是进入分子水平及靶向治疗的探究。PET/CT 正符合这一需求，它是集基因、分子、功能、代谢显像于一体。做一次全身 PET/CT 检查，可得到既全面又准确的解剖加代谢影像。其代谢影像就如同靶向影像，达到早期发现肿瘤、了解肿瘤扩散、决定治疗方案、评价治疗效果、帮助穿刺定位、寻找原发病灶等目的，好处如此之多，越来越得到临床医生及患者的认可。

（周艳丽）

二十一、什么是 PET/CT？

PET/CT 有一个冗长拗口的中文名：正电子发射型计算断层显像仪和高分辨多排螺旋CT 组合仪，即 PET 和 CT 两强结合在一起的一体化组合型大型功能代谢与分子影像诊断设备。由此可见 PET/CT 并不是一个独立的个体，而是同时具有 PET 和 CT 检查功能的组合。

需要说明的是：PET/CT 在给患者检查之前需要向患者体内注射一种能够发射"信号"的携带 ^{18}F 的葡萄糖类似物，而某些疾病如恶性肿瘤及其转移灶具有细胞生长速度快、新陈代谢旺盛、增殖能力强等特点，所以需要大量的葡萄糖，那么这种能够发射信号的葡萄糖类似物就像"卧底"一样大量潜伏在疾病或肿瘤内部并向体外发出肿瘤细胞的生长代谢方面的情报信息。而 PET 就是探测信号的"雷达"，把探测到的信号以不同颜色形式传递给医生。就如在人群中给坏人涂上颜色一样。CT 是提供人体生理或病理解剖结构的仪器，犹如 GPS 定位器，能够准确找到疾病的位置。这样，PET/CT 这个组合在工作中就发挥着1+1＞2 的优势互补作用。即一次检查同时提供病变精确的解剖形态结构和功能、代谢改变的信息，明显提高了疾病诊断的准确性。全面实现了疾病诊断的"四定"目标，即：定位（是指发现病变和明确病变部位）、定性（是指明确影像学方法所显示形态和功能变化的病理和病理生理性质）、定量（是在"定性"、"定位"基础上对疾病或病变提出一个数量概念，它不单是指形态学上的大小、范围等概念，更重要的是包括功能上的改变）、定期（是指用影像学的方法确定疾病的发展阶段）诊断。

PET/CT 的优势在于全身检查，整个检查过程无创、无痛，辐射剂量低，安全可靠，对各类肿瘤灵敏度高。主要应用于早期诊断及鉴别诊断恶性肿瘤或病变，进行精确的肿瘤临床分期，指导或调整临床治疗方案，帮助制订肿瘤放疗计划，引导肿瘤穿刺、活检和介入治疗，寻找肿瘤原发灶。

PET/CT 也可用于高危人群的肿瘤筛查和已经明确诊断为恶性肿瘤的患者治疗疗效评估。这里的肿瘤高危人群是指：肿瘤标志物持续动态增高、有明显不适症状、肿瘤家族史、长期吸烟史、不良的生活习惯，长期工作压力大、在高污染环境生活的人。

说了这么多，当然 PET/CT 也有缺点，比如：检查费用较昂贵，患者经济负担重。有一小部分肿瘤的葡萄糖代谢并不旺盛，或者虽然旺盛但分解能力也强，此时 PET/CT 是无用武之地的，也就是说在 PET/CT 显像中一部分低代谢肿瘤会假阴性，这类葡萄糖代谢比较低的肿瘤常见的有肾透明细胞癌、黏液性肿瘤、肺泡细胞癌、肝细胞性肝癌等。所以，进行 PET/CT 检查需要携带其他影像检查及化验等检查资料，以便核医学科医生全面分析才能做出准确的诊断。总之，PET/CT 为守护人类的健康而默默努力着。

（武　娟）

二十二、PET/CT 与脑肿瘤

相对于躯干部肿瘤（如：肺肿瘤、甲状腺肿瘤、乳腺肿瘤等）来说，脑肿瘤的整体发病率较低，但近年来由于环境污染、电离辐射、精神压力等各方面因素的恶化，脑肿瘤越来越多地出现于人们的视野。大脑是身体的指挥器官，是整个人体的"司令部"。大脑如果长了肿瘤，后果常常会很严重，比如：头痛、头晕、恶心、呕吐，严重的会导致运动功能障碍或者癫痫发作，最严重的可能会导致意识丧失，甚至危及生命。

同其他部位肿瘤一样，针对脑肿瘤，我们也应做到早发现、早诊断、早治疗。目前，诊断这类疾病常常会想到 CT 和 MRI（磁共振）。这两种手段是目前发现及诊断脑肿瘤的利器，不仅能够看到肿瘤长在什么地方、肿瘤的大小、跟周围器官的关系，还能够辅助判断肿瘤内部的情况，如是否合并坏死、出血，等等。只有弄清楚了肿瘤的这些情况，外科大夫才能准确地实施手术。

随着科技的进步，除了 CT 和 MRI 这些显示肿瘤结构的设备之外，科学家发明了一种"功能影像"设备，其中最具代表性的便是大家熟知的 PET/CT，全名叫"正电子发射型计算机断层扫描"。根据国家有关规定，这种设备常常被放置在医院的核医学科。它的原理和 CT 及 MRI 类似，都是属于体外探测。不同之处在于，PET/CT 检查需要向体内注射一种有放射性的药物（示踪剂），这种特殊药物可以被肿瘤细胞吸收，医生便可以用体外探测设备发现体内的肿瘤。在脑肿瘤方面，PET/CT 近年来也有很大的进步，很多示踪剂被开发出来，方便医生更全面地研究肿瘤。如目前应用很广泛的一种示踪剂叫 ^{18}F-FDG，它的分子结构和葡萄糖类似，可以被肿瘤细胞大量吸收，同时能用 PET/CT 设备将肿瘤显示出来。有了它，医生可以知道脑肿瘤细胞分布的大致范围，还能知道肿瘤细胞的恶性程度和分级的高低。一般恶性肿瘤由于细胞生长迅速、合成能力旺盛而需要更多的养分——葡萄糖，所以也会吸收很多的示踪剂 ^{18}F-FDG，这种特征便很容易在 PET/CT 设备上直观地显示出来。而且，这种技术具有非常高的灵敏性，直径在 5 毫米大小的肿瘤便可被 PET/CT 发现，因而受到医生和患者的青睐。目前除了反映脑肿瘤葡萄糖代谢的示踪剂之外，科学家还发明了很多其他的示踪剂，如反映细胞蛋白质合成的示踪剂 ^{11}C-MET，反映细胞增殖的示踪剂 ^{18}F-FLT，反映细胞递质合成速度的示踪剂 ^{18}F-DOPA。有了他们，医生便能更好地在术前评估脑肿瘤的各方面特征。这样不仅方便了手术，也方便了患者术后的检测与评估。

核医学技术的发展，影像学已经从传统的结构影像向功能结构融合影像发展，核医学相关的示踪剂及显像技术的逐渐成熟，无疑将会增加临床医生和患者对于脑肿瘤治疗的信心。

（杨 晖）

二十三、诊断帕金森病的新武器

随着社会的发展，中国逐渐进入老龄化社会，老年慢性病正在成为影响老年人生活质量的一大因素。这其中便包括大家所熟知的帕金森病（parkinson disease）。许多国内外名人在他们的老年阶段都罹患这种疾病，如拳王阿里、巴金、陈景润等。这种疾病的主要临床表现是四肢无力、行走缓慢、肢体僵硬。既往诊断帕金森病主要依靠神经科医生的经验判断，相关的影像技术发展缓慢。这在客观上导致了疾病诊断缺乏客观证据支持或者误诊的可能。此外，虽然此类疾病目前有很好的控制药物（美多芭），但也存在一些患者不能用药物得到缓解，以及一些患者的药物副作用大、并发症多的现象，其具体原因还有待研究。

核医学功能成像为帕金森病的诊断及治疗带来了新的进展。它是利用显像设备（SPECT或者 PET）与放射性药物相互配合，来研究帕金森病究竟是如何发生发展的。其实，帕金森病的发病机制在于大脑深部一个叫黑质的部分发生了病变，进而导致它所支配的一个叫纹状体的部位发生了功能紊乱。这是一个神经通路，他们之间的枢纽就是多巴胺转运蛋白。帕金森病之所以有那么多症状，就是由于脑内多巴胺的量减低了。核医学显像恰恰是利用了这一特征性的改变，利用多巴胺转运蛋白示踪剂（^{11}C-CFT）来研究帕金森病。这种显像技术在国外已经成功应用了十多年时间，近几年才逐渐在国内开展起来。一般帕金森病患者脑内多巴胺转运蛋白的量明显减低，而且减低程度与患者的病程长短、症状严重程度相关，因而这种检查是目前确诊帕金森病最为有效、直观的手段，也越来越被神经科医生认同和接受。另外，近年来一些新型示踪剂也被用来研究帕金森病及相关综合征。如 ^{11}C-RAC是一种反映纹状体多巴胺能神经元突触后膜多巴胺 D2 型受体的新型示踪剂，一般和^{11}C-CFT 显像相互配合，用来对帕金森病进行诊断和鉴别诊断。一些患者出现了类似帕金森的症状，但并不一定就是帕金森病，还有相当一部分是帕金森叠加综合征（如：多系统萎缩、进行性室上神经性麻痹、皮层基底节变性等）。核医学医生将 ^{11}C-CFT 与 ^{11}C-RAC显像结合起来，便可以轻松鉴别这几类疾病，不仅能节省诊断时间，也为患者的精确治疗增加了信心。

帕金森病是可以控制的疾病，口服多巴胺补充制剂可以有效缓解临床症状，提高患者生活质量。但一个不容忽视的问题是药物副作用，如异动症和"开关现象"，其中的原因到目前还没有彻底研究清楚。但我们相信随着核医学影像技术的发展，我们终究能搞清楚其中的奥秘，为帕金森病人群带去美好福音。

（杨　晖）

二十四、PET/CT 揭开肺癌真相（上）
——肺癌的诊断及分期

肺癌已成为人类癌症死亡的主要原因之一，且发病率和死亡率均居癌症之首。肺癌在我国也是第一大癌症，目前发病率和死亡率增长迅速。因此，早期发现、早期诊断、正确分期和合理治疗对延长肺癌患者生命，改善其生活质量具有重要意义。PET/CT 作为一种集解剖显像与功能显像为一体的先进诊疗设备，自临床应用以来，其在恶性肿瘤尤其在肺癌的应用上日益得到广泛认可，并于 2008 年被美国国家癌症综合网（NCCN）列为肺癌诊断、评估的重要方法。

1. PET/CT 在肺癌诊断中的应用　孤立性肺结节是肺癌早期的常见表现，且大多数缺乏典型形态学表现。高分辨 CT 诊断孤立性肺结节主要依靠其形态特征及供血状态，然而大量临床病例表明，相当多的形态特征因素交叉存在于良恶性结节中，对于临床确诊形成局限。^{18}F-FDG PET/CT 对肺结节进行显像，能够同时获得肿瘤形态特征及肿瘤代谢程度信息，肿瘤的恶性程度与肿瘤组织的 FDG 摄取成正比，肿瘤的恶性程度越高，FDG 摄取越明显。PET/CT

在肺癌临床诊断中具有很高的实用价值，其对孤立性肺结节的敏感性显著高于CT。

2. PET/CT 在肺癌分期中的应用 肺癌的 TNM 分期（原发性肿瘤、淋巴结、远处转移分期）是肺癌诊断及治疗方案选择中的一个非常关键的步骤，准确的临床分期能够避免不必要的手术及给患者带来不必要的痛苦，同时也可避免因分期过高而失去根治的机会。PET/CT 作为一种全身显像，其最大的优势便是清晰地显示病变在全身的分布情况，能够做到一站式分期，准确显示原发灶和全身累及情况，从而达到精准分期。

原发肿瘤分期即 T 分期，肺癌原发灶部位与纵隔内大血管毗邻情况对于决定是否能够手术治疗至关重要，临床研究证实 PET/CT 肺癌的 T 分期比单独 PET 或 CT 更为精确。

淋巴结分期及远处转移分期（即 N 和 M 分期），对肺癌患者治疗方案的选择及预后评价具有重要意义。临床统计显示，肺癌的主要转移途径是通过淋巴道和血运转移，最常见的是肺门和纵隔淋巴结转移。远处转移多集中于骨、脑、肾上腺及肝脏，PET/CT 一次检查即可完成全身扫描，全面观察机体各部分代谢情况，对淋巴结转移及远处转移具有极高的检出率。

虽然 PET/CT 在肺癌的诊断及分期中具有重要价值，但它并不是万能的，如在肺内单发结节诊断中，对结核、炎症与肿瘤间的鉴别诊断有时存在一定的困难。随着科技的发展，PET/CT 分辨率的提高以及新型示踪剂的研制和使用，以上问题可望得到解决。PET/CT 已经成为肺癌诊断及分期的一把利器，推动肺癌的诊疗走上了新台阶，为延长肺癌患者的生命，改善患者的生活质量作出重大贡献。

（麻广宇）

二十五、PET/CT 揭开肺癌真相（下）
——肺癌治疗的疗效监测

肺癌患者在接受手术、放疗或化疗等治疗手段之后，如何准确及时地检测治疗效果至关重要。

传统观念认为肿瘤的缩小就是对治疗有反应，但越来越多的研究显示这种观念不一定正确。综合多个在未治疗非小细胞肺癌患者中进行的研究结果显示直径呈成倍增长球形肿瘤，当肿瘤其他的特性无有利表现时，仅仅依靠治疗后肿瘤体积减小可能无法更好地预测预后。而且，测量肿瘤大小的方法学也受到质疑。由于测量误差、可测目标选择的误差及观察变异性使得解剖影像学评估肿瘤的治疗反应并不准确。解剖成像在鉴别肿瘤组织残余和治疗引起的间质纤维化及瘢痕的作用也很有限。那些没有客观反应、仅稳定病情减缓肿瘤生长的药物充分改善患者的生存，但目前的疗效监控技术对于这类药物，特别是靶细胞生长抑制药物疗效评估存在的缺陷已被许多研究者提及。

分子影像学能够提供以生化和生物学特征为基础的组织潜在信息，这种信息与解剖成像相结合能够更加有效地对肺癌疗效进行评估。PET/CT 作为功能影像学与解剖影像学相结合的综合体，两者相互印证，产生 1+1＞2 的效应，其在肺癌疗效监测、术后复发及预后评估方面具有重要意义。由于非小细胞肺癌的发病率较高，非小细胞肺癌在肺癌疗效监控中的应用主要集中在非小细胞肺癌中。目前非小细胞肺癌的治疗反应主要基于 CT 测量的病灶大小的变化，但由于分子影像学发展及 PET 在疗效监控中的积极意义，目前已制定了相关标准，将 PET/CT 纳入到疗效评估系统中，为临床应用提供了新的应用参考。

当肺癌患者接受手术治疗后，PET/CT 可监测术区复发及全身转移情况。治疗后病变局部持续摄取增高提示新生物残留或复发。当肺癌患者接受放疗、化疗、免疫及中药等治疗方法时，可早期对疗效进行评估。

PET/CT 显像能够从患者代谢和结构改变方面监测疗效，这比常规影像学有更大的优势，肿瘤治疗后的代谢反应，是更好地预测肺癌治疗后疗效的指征，对患者预后有重要作用。有研究表明，患者在采用新辅助化疗后，若患者 FDG 摄取降低＞60%，其 5 年生存率为 60%；若下降程度<60%，其 5 年生存率仅为 15%。

PET/CT 作为一种无创性全身检查，可以重复多次对肺癌患者的疗效进行动态监控，及时发现问题，其检查结果对临床治疗方案的决策具有重要意义。

（麻广宇）

二十六、PET/CT 探秘纵隔肿瘤

纵隔肿瘤是胸部常见疾病，包括原发性肿瘤和转移性肿瘤。原发性纵隔肿瘤包括位于纵隔内各种组织结构所产生的肿瘤和囊肿，但不包括从食管、气管、支气管和心脏所产生的良、恶性肿瘤。转移性肿瘤较常见，多数为淋巴结的转移，纵隔淋巴结转移病变多来源于原发肺部恶性肿瘤。其他亦常见于原发于食管、乳房和腹部的恶性肿瘤。

^{18}F-FDG PET/CT 在许多肿瘤的诊断与鉴别诊断中起到了重要作用。一般恶性肿瘤会有较高的 ^{18}F-FDG 摄取。PET/CT 检查能够在一次检查中进行全身（体部）扫描，不仅可以对纵隔原发肿瘤进行良、恶性鉴别诊断，还可以发现全身其他部位的原发肿瘤及转移情况。

当怀疑纵隔存在病变时，可以选择 PET/CT 检查以判断良、恶性，进一步指导临床进行穿刺取病理，以便明确病理学诊断。当排除全身其他部位病变时，就可以确定病变为纵隔内原发病变，通过病变形态学及代谢情况变化进行良、恶性病变诊断，对肿瘤性质的判断和临床分期提供有利证据，为临床提供更加丰富的信息，指导并协助临床制订适合的治疗方案，使患者受益。

PET/CT 检查还可以为疗效评估提供可靠信息。如果患者接受了手术治疗，该检查可以对术区是否有残留及复发，或是远处有无转移进行判断。如果患者接受了放疗、化疗或其他的治疗方法，该检查可以在病变大小发生变化之前就可以了解到病变代谢情况从而进行早期评估。如果疗效不佳，可以及时调整治疗方案，为患者争取更多的时间和机会。

总之，PET/CT 在纵隔肿瘤诊断、鉴别诊断、临床分期及疗效评估等方面发挥不可替代的作用。

（麻广宇）

二十七、PET/CT：更精准的胰腺癌检查工具

近些年来，胰腺癌由于其较高的病死率被认为是癌中之王。每年每 10 万人中会有 12.2 例胰腺癌患者，并且发病率逐年升高。该病起病隐匿，患者早期症状不典型，容易被忽视漏诊并发生扩散和转移，往往临床确诊的时候已经是晚期。胰腺癌的主要治疗包括手术切

除，化疗和放疗，其中根治性切除手术是胰腺癌治疗的主要途径，然而这些治疗方案在临床上并不能令人满意。该病手术切除率为 10%～20%，约 75% 患者在确诊后 1 年内死亡，5 年生存率约为 6%。胰腺癌患者想要得到有效的治疗效果并改善预后，必须要早期发现病灶，早期针对疾病开始干预。有研究表明，局限于胰腺的、直径≤2.0 厘米的小胰腺癌施行根治性手术治疗后，5 年生存率可提高至 19%～41%。

胰腺癌的诊断方法很多，临床最常使用的无创检查手段是影像学检查，常见的方法如：B 超、ERCP、CT、PET/CT、EUS 和 MRI 等，不同的检查方法所体现的优势不同。PET/CT 作为近些年兴起的肿瘤影像学工具，已被报道在胰腺癌诊断方面具有更为精准的成像优势。PET/CT 将 PET 和 CT 有机地结合在一起，使用同一个检查床及一个图像工作站，同时采集 PET、CT 数据并将 PET 图像与 CT 图像融合显示。PET/CT 中的 PET 可定性和定量分析病灶的功能和代谢信息，CT 提供清晰的解剖信息，两者的融合图像能对肿瘤进行精确和定性诊断，检查结果较单独的 PET 或 CT 或 MR 有更高的准确性，特别是显著提高了对小病变的诊断能力，胰腺 PET/CT 检查常用的示踪剂为氟-18 标记的氟脱氧葡萄糖（^{18}F-FDG），这种示踪剂进入细胞后会参与体内糖代谢，对于体内以葡萄糖代谢为主的组织具有特殊的亲和性。恶性肿瘤细胞生长速度显著高于正常组织，葡萄糖消耗显著，因此，大量摄取 ^{18}F-FDG，PET/CT 显像表现为肿瘤部位异常放射性浓聚影，即高代谢病灶。因此，PET/CT 对于生长代谢旺盛的恶性肿瘤组织和急性期炎症细胞具有较高的示踪成像作用。对于恶性肿瘤的转移性病变，例如，淋巴结及腹腔其他脏器的转移瘤，以及肿瘤组织与周围结构的毗邻关系，PET/CT 也有很敏感的探测。因此在胰腺癌患者的诊断、分期、指导治疗、疗效监控和预后评价等方面具有较为明显的优势。目前 PET/CT 在临床的主要价值在于辨别胰腺病变的良、恶性，判断胰腺肿瘤的生物学活性，以及发现胰腺外全身转移情况，准确地判断肿瘤分期，为临床治疗决策提供较好的信息。PET/CT 在胰腺癌成像方面的另一个优势就是术后复查，一次检查范围包括全身，不容易有转移灶的遗漏。

综上所述，FDG PET/CT 在胰腺癌的临床诊疗决策中具有显著有效性，在日新月异的精准医疗到来之际，PET/CT 在胰腺癌诊疗及预后方面将发挥更大的作用。

（党浩丹）

二十八、PET/CT——胃癌临床决策的好帮手

近年来，全球人口恶性肿瘤的发生率日益增高，其中消化系统肿瘤占半数以上，尤其以胃癌、肠癌最为常见。根据最近的全球肿瘤学统计，胃癌发病率排名第五，病死率排名第三。在我国，胃癌的死亡率居癌症之首，年平均死亡率为每 10 万人口中 25.53 人。胃癌可分为早期胃癌及进行性胃癌，临床症状差异很大并且非典型性。大部分胃癌患者确诊时都已属中晚期。胃癌病人平均 5 年生存率大约 22%，而晚期胃癌患者的 5 年生存率更小于 5%。

在胃癌定性诊断方面，胃镜能在镜下真实直观地显示胃壁黏膜及胃腔的环境改变，并方便准确地获取活检标本。因此，目前临床上大多经由胃镜检查并镜下活检来做诊断，确诊后才会再经由医学影像确认是否转移及评估分期，PET/CT 在这方面并无优势。由于消化道存在较多的生理性非特异的 FDG 摄取，并且良性肿瘤和胃肠炎性病变也可以不同程度摄取 FDG，因此导致 PET/CT 在胃肠成像方面常出现假阳性诊断。但对于胃癌的临床分期，

PET/CT 有非常好的效果。

研究显示，PET/CT 全身扫描在诊断胃癌的 N 分期及 M 分期方面相较于 CT 及 MR 有明显的优势。在 N 分期方面，淋巴系统是胃癌细胞最主要的转移途径，淋巴结的转移范围直接影响了外科手术方式。胃癌在早期即可出现淋巴结转移，但通常体积较小，加上正常人腹腔内存在良性反应增生的小淋巴结，CT 及 MR 通过形态学手段往往难以定性诊断。PET/CT 显像可以从肿瘤分子葡萄糖代谢水平的异常比较敏感地检测出糖代谢水平增高的转移性淋巴结，尤其对于体积微小或密度、信号无明显改变的转移性病变，并且检查范围覆盖到全身各部位，还可以精确评估淋巴结转移的大小、位置等。这些由 PET/CT 提供的术前依据有力地帮助临床正确决策，判断外科手术的必要性并很好地指导手术切除方式及范围。针对胃癌放疗患者，利用 PET/CT 还可以敏感地标记病变靶区体积大小，直接用于放疗精准定位及治疗后评估。对于已经手术后的患者，根据肿瘤区域治疗前后的 PET/CT 检查中 FDG 的摄取可以很好地反应组织细胞的代谢活性及增殖活跃程度，从而可以灵敏地监测肿瘤原发灶治疗效果、肿瘤复发及全身的转移情况，有效避免了常规 CT 和 MR 对术后正常解剖结构消失区域及残余组织的反应性炎症改变及组织瘢痕增生、肿瘤细胞坏死组织的误诊。

综上所述，PET/CT 显像可以较好地辅助胃癌临床决策，在胃癌的精准分期、手术指导、疗效监测以及预后方面具有较高的价值。

（党浩丹）

二十九、PET/CT 帮助女人呵护子宫

子宫是女性体内最重要的器官之一，它帮助人类孕育生命，是生命的摇篮，同时涉及女性一生的妇科、产科、计划生育、妇女保健和生殖健康，还与妇女本身的健康及家庭幸福密切相关。然而随着早婚早育、多产及性生活紊乱现象的增加，宫颈癌发病率呈逐年上升趋势。目前宫颈癌已成为女性最常见的恶性肿瘤之一，在女性生殖器官肿瘤中居首位。宫颈癌的早期症状隐匿，主要表现为接触性出血，后期可出现异常阴道流血、白带增多，肿瘤侵犯邻近脏器可出现相关不适，当肿瘤累及膀胱、直肠及盆壁时有血尿、便血和疼痛等症状。

宫颈癌的治疗方案主要依据患者的肿瘤分期，治疗前明确肿瘤的侵犯范围及有无转移十分重要，且部分宫颈癌患者在治疗后会出现复发。复发的早期症状往往比较隐匿，常仅为食欲不振，阴道异常分泌物，输尿管梗阻等，缺乏特异性，诊断较困难。如果在没有出现症状时就能早期发现宫颈癌复发并及时治疗，患者的生存率将会明显得到提高。

^{18}F-FDG PET/CT 显像作为一种灵敏的、特异性较高的显像技术，在多种恶性肿瘤诊断及分期中已证实有很好的应用价值，同样 PET/CT 适用于宫颈癌显像，无论是原发灶、复发灶及转移灶均会有较高的 FDG 摄取，病灶显示清晰，定位准确，具有良好的诊断效能。

PET/CT 显像优势在于能够进行全身扫描，可以在一次检查中对全身转移灶进行探测，不仅对重要脏器有较好的显示，而且对一些隐蔽的部位同样有较好的显示。PET/CT 除能清楚地显示肿瘤所在之外，还能清楚地显示肿瘤对周围组织的侵犯，提高肿瘤的 T 分期，并且能更好地指导立体放疗精确布野和指导外科手术切除。

宫颈癌复发和转移的早期症状较为隐匿，常规的随诊手段，例如，症状评估、体格检

查、常规影像学检查及宫颈涂片等在疗效评估及早期发现复发、转移方面均存在较大局限，而应用 PET/CT 可以观测到肿瘤的代谢改变，有助于早期检出复发和转移，是宫颈癌患者疗效评估及治疗后随访的有力武器。

总之，PET/CT 全身检查可以有效地检出宫颈癌病灶，及时准确发现肿瘤的复发、残余与转移，为临床提供可靠的诊疗依据，同时是治疗后疗效监测及随诊复查的有效手段。

（刘红红）

三十、PET/CT "一站式" 检查让原发性肿瘤无处可藏

原发灶不明转移癌（carcinoma of unknown primary site，CUP）即以淋巴结或非淋巴结部位病变为临床首发表现，经组织病理学证实为恶性转移瘤（不包括淋巴瘤），无肿瘤史，虽经临床、实验室（包括血常规、血生化、肿瘤标志物）、影像学（包括 X 线片、CT、MRI 等）、内窥镜等一系列检查仍未确定原发灶者。此类患者约占恶性肿瘤的 3%～5%，男性发病率稍高，往往以早期转移、非常规部位转移及预后差为特点，患者初次被诊断时往往处于晚期或已广泛转移，中位生存期为 6～12 个月，是第四大癌症相关死亡常见原因，其诊断及治疗至今仍是临床一大挑战。

CUP 代表一类异质性很强的肿瘤，临床表现不一，病理类型多样，越来越先进的病理诊断技术及现代影像学技术已在一定程度上提高了该类患者的诊断率，但在尸检前仅能探测到 10%～35%CUP 患者的原发肿瘤病灶，即使在尸检中，仍有一大部分患者原发灶不能得以明确。早期、正确发现原发灶对 CUP 患者至关重要，原发肿瘤病灶明确意味着对病情的全面了解，准确的临床分期、甚至影响患者的治疗决策、预后评估。

^{18}F-FDG 为葡萄糖类似物，经静脉注入后在细胞内被己糖激酶磷酸化，但不能参与下一步代谢，被滞留在细胞内，而大部分恶性肿瘤细胞葡萄糖代谢水平比正常组织明显增加，所以根据 ^{18}F-FDG 浓聚程度可以对病灶的良、恶性进行鉴别。^{18}F-FDG PET/CT 全身显像能同时提供病变部位的详细解剖信息及代谢信息，为肿瘤的诊断、分期及治疗监测提供更具临床价值的协同作用。

越来越多的研究表明寻找 CUP 原发灶是 ^{18}F-FDG PET/CT 全身显像应用的最佳适应证之一，CUP 原发灶部位无规律可循，可以位于身体的任何部位，所以在寻找原发灶时全身显像具有很大优势。有研究指出 PET/CT 探寻 CUP 原发灶诊断的准确率、灵敏度及特异度均比较高。另外，PET/CT 全身检查在探寻 CUP 患者远处转移灶方面具有独特优势，同时对患者治疗方案的确定有十分重要的影响。

CUP 在临床上并不少见，其诊治至今仍是一大挑战。过去的几十年对该类患者的研究已取得某些进展，尤其是 PET/CT 在临床的广泛应用，大大提高了 CUP 患者原发灶的探寻率，并能更好地发现其他转移部位及侵犯范围，对肿瘤的分期、再分期、治疗决策及预后评估起重要作用。相信在不久的将来，随着新型放射性药物、显像技术及 PET/CT、PET/MRI 的发展，CUP 患者能够得到更好的诊断及治疗。

（刘红红）

三十一、黑痣，你关注了吗？

拥有一身古铜色皮肤是很多爱美人士的追求，经常晒太阳是达到"美黑"的捷径之一。适度的日光浴可以帮助我们锻炼身体，但过度暴晒会形成晒伤，当伤口迁延不愈或原有"黑痣"逐渐增多增大、边缘不规则、皮肤瘙痒甚至破溃时就该引起您的注意了，也许这就是潜在的杀手——恶性黑色素瘤。

恶性黑色素瘤是一种少见的起源于黏膜、皮肤、眼及中枢神经系统中表皮成色素细胞和痣细胞的恶性肿瘤，按发生部位长分为发生于头面部、躯干、四肢、肢端（手掌、足趾、足跟、指/趾甲下及甲周皮肤，不包括手足背）。好发于白种人，目前我国属于黑色素瘤的低发区，但近年来其发病率呈逐年上升趋势。由于医生及患者对其严重性认识不足，一般在就诊时往往为时已晚，治疗效果极为不佳。

1. 常规影像学检查弊端重重　常规影像学检查很难发现部位表浅的恶性黑色素瘤，发生在内脏的恶性黑色素瘤影像学报道也不多见。恶性黑色素瘤可以通过淋巴结及血液发生转移，血运转移常见部位为肺、肝、肾上腺、脑、骨髓、胃肠道及软组织，分布范围广泛，可位于身体的任何部位。常规影像学一次检查很难包括多个部位，即使完成了全身扫描也会面临耗时长、辐射量大的问题。而且对于尚未发生形态学改变的病变，常规影像学往往束手无策。再者，常规影像学检查对转移淋巴结探测的灵敏度较低，易漏诊。

2. PET/CT 全身扫描探查转移灶优势明显　^{18}F-FDG PET/CT 全身检查对于皮肤恶性黑色素瘤患者原发病灶的诊断价值并不高，主要依靠详细的病史、体征及病理学结果。转移灶葡萄糖代谢异常往往早于形态学异常 2～3 月，PET/CT 检查属于代谢显像，可以较灵敏地发现恶性黑色素瘤的早期区域淋巴结转移，而且能比常规显像方法更好地发现远处转移灶，从而改变患者的分期及再分期，进而影响晚期患者的治疗方案。对某些治疗后的患者行 PET/CT 检查能够对治疗效果进行跟踪、评估，明确治疗后有无复发。

目前，医生和患者对恶性黑色素瘤认识还存在不足，加强对一般群众及专业人员的教育是做到早发现、早诊断及早治疗的必要手段。

（刘红红）

三十二、"追捕"胰腺神经内分泌肿瘤的利器——^{68}Ga PET/CT

肿瘤是隐藏在人体内并且严重危及人类生命安全的"罪犯"，这种疾病发生于人体各个器官。发生于胰腺的恶性肿瘤病变中最常见的是胰腺癌。近年来，一种完全不同于胰腺癌的另类胰腺肿瘤逐渐被揭露，这就是胰腺神经内分泌肿瘤。2010 年，WHO 公布了胃肠胰腺神经内分泌肿瘤病理学诊断标准，这类肿瘤被明确定义并迅速引起了肿瘤学界的重视。神经内分泌肿瘤起源于干细胞或神经内分泌细胞且具有神经细胞及内分泌细胞分化功能，能够产生生物活性胺和/或多肽激素，是一种可以具有良性或恶性生物学行为的交界性肿瘤，可以在体内单发或多发。这种肿瘤主要发生在消化道或胰腺，能产生 5-羟色胺代谢产物或多肽激素，如胰高血糖素、胰岛素、胃泌素或促肾上腺皮质激素等。根据肿瘤分泌的激素能否引起相应的临床症状，神经内分泌肿瘤分为功能性和无功能性。这种肿瘤不同于常见的胰腺癌等胰腺肿瘤，从临床症状到诊断治疗及生存期预后方面个体性差异非常大。近年来，这种肿瘤的发病率有逐年升高的趋势。由于缺乏对这种肿瘤的了解，临床经常对神经内分泌肿瘤漏诊或误诊。

目前临床有很多手段去"追捕"胰腺神经内分泌肿瘤，需要重点提出的是一种功能成像的影像学检查 PET/CT。相比于 CT、核磁、超声等这些依靠解剖形态变化诊断的检查，PET/CT 成像是从分子水平揭示病变的特征性代谢和功能信息，具有更高的诊断特异性，是捕获胰腺神经内分泌肿瘤的最佳手段。专门针对神经内分泌肿瘤的特异性 PET/CT 显像为 68Ga-奥曲肽 PET/CT 显像，这项技术已经被认为是胰腺神经内分泌肿瘤的靶向性诊断方法。多数神经内分泌肿瘤都会过度表达生长抑素受体，而生长抑素类似物（如奥曲肽）是诊疗神经内分泌肿瘤的重要手段。^{68}Ga-奥曲肽 PET/CT 显像对胰腺神经内分泌肿瘤的特征性标记不仅用于肿瘤的检测及诊断分期，还可以作为肿瘤是否适合生长抑素类似物治疗的判断依据。因此这种显像可以说是胰腺神经内分泌肿瘤的靶向性成像方法。目前这种显像技术已经在欧美广泛应用。多项研究证实，采用 ^{68}Ga-PET/CT 会改变 20%～55%患者的治疗决策。

因此，对于临床怀疑胰腺神经内分泌肿瘤的病例，建议采用 ^{68}Ga-PET/CT 成像定性、定位诊断并明确肿瘤分期，从而为这类疾病的精准诊疗制订有效的临床决策并准确的进行疗效判断、预后估计。

（党浩丹）

三十三、前列腺癌与胆碱 PET/CT 显像

前列腺癌是男性生殖系统常见的恶性肿瘤，全球每年大约有 100 万新发前列腺癌患者，30 万人死于前列腺癌。根治性前列腺切除术（简称根治术）是治疗局限性前列腺癌最有效的方法。进行成功的根治术 3 周后应该检测不到血清前列腺特异性抗原（PSA），而 PSA 持续升高说明体内有产生 PSA 的组织，即残留的前列腺癌病灶。对于根治术后患者，连续 2 次血清 PSA 水平超过 0.2ng/ml 提示前列腺癌生化复发。临床上约 27%～53%的前列腺癌根治术后患者，10 年内发生肿瘤局部复发或远处转移，且大多数复发或转移患者需接受进一步治疗。而对于生化复发患者是否发生临床复发，或已临床复发者是局部复发，还是区域淋巴结转移及远处转移至关重要。因为不同的结果将采用不同的治疗方案。

对于生化复发患者，往往当 PSA 达到很高水平时，全身骨扫描、CT 及 MRI 才可以发现局部复发或远处转移病灶，对 PSA<10ng/ml 生化复发患者的应用价值有限，故常规影像检查方法并不适合探测生化复发患者的病灶。

PET/CT 一次扫描，就可以获得关于 PET 和 CT 的全身断层图像及其融合图像，由 PET 提供功能诊断信息，CT 提供解剖诊断和定位信息，从而全面得知人体的功能和解剖图像信息。但常规 PET 示踪剂 ^{18}F-FDG 主要经泌尿系统排泄，易致尿液高放射性，进而干扰根治术后生化复发患者前列腺床部位及区域淋巴结观察，使得 ^{18}F-FDG PET/CT 在生化复发患者中的应用受限。^{11}C-胆碱作为一种新的 PET 示踪剂，因其不经泌尿系排泄膀胱内尿液无放射性，且前列腺肿瘤组织对其高度摄取，被认为是较理想的示踪剂，目前，美国食品药品监督管理局（FDA）已经批准 ^{11}C-胆碱的生产，并用于前列腺癌复发患者的 PET 显像诊断。

^{11}C-胆碱 PET/CT 显像是评估前列腺癌治疗后生化复发患者的重要检查方法，相对常规

检查方法，^{11}C-胆碱 PET/CT 具有较高的准确度，可以较早地发现复发病灶，甚至可以探测到 PSA 很低的生化复发患者的病灶。对 PSA<1ng/ml 的生化复发患者，胆碱 PET/CT 检出率大约为 10%～20%，且其检出率随 PSA 升高而增加，当 PSA 在 15ng/ml 时其检出率达 30%～40%。

（刘亚超）

三十四、多模态 PET/MR 显像：早期前列腺癌精准诊断之利器

前列腺癌是男性生殖系常见的恶性肿瘤，其发病率有明显的地理和种族差异。目前在欧美国家前列腺癌的发病率已经超过肺癌，在危害男性健康的各类肿瘤中居首位；我国前列腺癌的发病率远低于欧美国家，但随生活条件改善，平均寿命延长，老龄化加重，近年来其发病率呈上升趋势。早期前列腺癌的治疗效果肯定，多数患者可达到治愈的目的，但前列腺癌发病隐匿、进展缓慢，早期患者多无明显临床症状。常规检查方法有血清前列腺特异性抗原（PSA）、直肠指检、CT 及 MRI，但这些检查均有其不足之处：PSA 是目前最常用的 PCa 筛查指标，PSA 具有前列腺组织特异性，但无前列腺癌组织特异性，如良性前列腺增生、前列腺炎及近期行直肠指诊或膀胱镜检查的患者也可导致血清 PSA 升高，且早期前列腺癌的微小病灶并不会立即引起 PSA 的升高，其 PSA 可处于正常水平；直肠指检可辅助诊断位于前列腺外周带的癌灶，但其不易鉴别少数质地正常的前列腺癌灶与良性前列腺增生，尤其是位于中央腺体的病灶；超声检查中，急、慢性前列腺炎和前列腺缺血坏死可有类似前列腺癌低回声表现，另外，前列腺癌也可表现为高/等回声区；CT 检查的分辨率差，不能区分前列腺的外周带、中央带和移行带；MRI 是前列腺疾病的重要影像学检查方法，不仅可以显示前列腺包膜的完整性、前列腺周围组织及器官是否受累及，还可以显示盆腔淋巴结受侵犯及骨转移情况，但当病变位于前列腺癌中央腺体时，MRI 鉴别较困难，且前列腺出血、炎症、瘢痕、钙化、发育异常、增生、穿刺活检后等因素也可表现为类似前列腺癌的 MRI 征象，导致假阳性率的增高。故常规检查方法尚不能满足临床对前列腺癌早期诊断及分期的要求。前列腺穿刺活检是术前诊断前列腺癌的"金标准"，但初次穿刺活检检出率较低，且有一定的漏诊率，而随诊观察及重复穿刺又会给病人带来巨大的压力和痛苦。

大量的临床验证表明，^{11}C 或 ^{18}F 标记的胆碱 PET/CT 扫描对前列腺癌的生化复发起到越来越重要的作用。然而，其诊断原发前列腺癌的作用还一直处于争论中，不推荐 ^{11}C-胆碱 PET/CT 用于前列腺癌原发灶的定性诊断。

PET/MRI 一体机作为一种新型的多参数融合成像手段，集成了 MRI 的高软组织对比度、多种物理参数成像和 PET 的分子成像手段。随着全身 PET/MRI 设备的日趋成熟，人们将更多的目光投向了这种将解剖信息和功能信息完美结合的新技术。与 CT 相比，MRI 在反映解剖形态和生理功能信息方面具有无可比拟的优越性，特别是在软组织对比方面，其优势更强且无辐射。PET 与 MRI 的结合即 PET/MRI 有 PET/CT 和 MRI 无法超越的优势，在早期前列腺癌的精准诊断上被寄予厚望。研究表明 PET/MRI 对前列腺癌的诊断价值高于其他影像手段，尤其新型 PET 示踪剂 ^{11}C-胆碱及 ^{68}Ga-PSMA 的出现进一步提高了其诊断准确性。

（刘亚超）

三十五、正确对待前列腺偶发 FDG 浓聚灶

随着生活水平的不断提高，人们的自我保健意识逐渐增强，对健康体检就有了更高要求。目前，PET/CT 已被视为肿瘤诊断及健康体检的最佳手段。^{18}F-FDG 是葡萄糖的类似物，通过 PET/CT 显像可反应肿瘤的糖代谢水平。一般来讲，恶性肿瘤细胞代谢旺盛，摄取^{18}F-FDG 的量较正常细胞多，在 PET/CT 显像时表现为异常放射性浓聚影，从而使肿瘤显影。很多恶性肿瘤在早期往往无明显不适症状，致使大多数患者就诊时已发展到中晚期而错过最佳的治疗时机。PET/CT 可以早期发现严重危害生命的肿瘤，在高危人群中的应用起到了肿瘤筛查的作用，使许多肿瘤患者因为早期诊断而得到治愈。

前列腺是男性生殖器附属腺中最大的实质性器官。由前列腺组织和肌组织构成。前列腺呈栗子形，底朝上，尖向下，位于膀胱的下方，包绕尿道的起始部。前列腺分泌的碱性液体，参与组成精液；另外，还可以分泌前列腺素。前列腺常见疾病有前列腺炎、前列腺增生及前列腺癌。

在行 ^{18}F-FDG PET/CT 全身显像时，很多受检者（包括健康体检者及与前列腺肿瘤不相关的恶性肿瘤患者）会偶然发现前列腺的放射性浓聚灶。此时受检者尤其关注是不是得了前列腺癌？前列腺癌的可能性有多大？接下来我该怎么办？此时如何正确对待此放射性浓聚灶至关重要。

尽管 PET/CT 显像在临床肿瘤方面应用广泛，但 ^{18}F-FDG 主要经泌尿系统排泄，易致尿液高放射性，所以前列腺内放射性凝聚灶，尤其是位于前列腺中央部（尿道走行区）的浓聚灶，有可能为残尿所致，而非病灶。另外，前列腺良性病变，如前列腺炎及增生结节亦可以对 ^{18}F-FDG 高摄取，可表现为放射性凝聚灶。所以前列腺内放射性凝聚灶不一定是前列腺癌。但值得注意的是，前列腺癌，尤其是低分化（恶性程度高）前列腺癌同样可表现为异常放射性浓聚灶，因此不能忽视前列腺放射性凝聚灶。

尽管前列腺穿刺活检是术前确诊前列腺癌的唯一方法，但并不推荐对前列腺偶发浓聚灶患者进行常规穿刺活检。多项研究表明，前列腺癌及部分良性前列腺疾病同样可表现为放射性浓聚灶，^{18}F-FDG PET/CT 不能很好地对其进行良、恶性鉴别诊断，且部分恶性程度较低（中高分化）的前列腺癌对 ^{18}F-FDG 摄取不高（无异常放射性浓聚表现），但同时发现表现为放射性浓聚灶的前列腺癌往往为恶性程度较高（低分化）。故对偶发前列腺浓聚灶受检者，建议做进一步的血清 PSA、直肠指检、超声或磁共振检查及临床评估，必要时行前列腺穿刺活检。

（刘亚超）

三十六、PET/CT 在不明原因发热诊断中的作用

不明原因的发热（fever of unkown origin，FUO）是 1961 年美国医生 Petersdorf 和 Beeson 提出的，是指体温超过 38.3℃持续 3 周以上（包括 1 周的住院时间），且经过病史询问、体格检查和常规的实验室检查仍不能明确发热原因者。

FUO 在临床较常见，尽管近年来疾病的诊治技术发展很快，但由于传统检查手段如

CT、MR、B 超和实验室检查等在病因鉴别上的局限性，明确 FUO 的病因在临床上仍然是个难题。^{18}F-FDG 是一种显像剂，它可以在感染、恶性肿瘤及炎症等葡萄糖代谢旺盛的组织中浓聚；PET/CT 是近年来出现的新的核医学现象技术，可同时显示组织的形态结构和功能代谢特点，可为查找 FUO 病因发挥重要的作用。

绝大多数 FUO 为感染性疾病。^{18}F-FDG PET/CT 可发现临床不曾怀疑的感染病灶，并能评价疗效。对诊断慢性骨髓炎具有一定优势，可与软组织炎症相鉴别，也可评估抗生素治疗效果。另外，髋关节置换术后约 10%患者出现关节疼痛，PET/CT 可鉴别关节置换术后感染与松动。

PET/CT 诊断结缔组织疾病具有独特优势。据统计，在老年人中，大血管炎尤其是大动脉炎占 FUO 病因的 17%。PET/CT 诊断大动脉炎具有高度的灵敏度及特异度，不仅可以早期诊断，还可以评估疾病的活动程度及判断疗效。成人 Still 病占结缔组织疾病的 60.61%，诊断一般采用 1992 年日本 AOSD 研究委员会标准（排除性诊断），需排除感染性疾病、恶性肿瘤及其他风湿病等；PET/CT 可在基本排除上述疾病的基础上同时显示全身淋巴结与脾的情况。

目前恶性肿瘤的检出率较高，其在 FUO 病因中所占比例较低，但早期诊断及治疗仍至关重要。PET/CT 对肿瘤诊断、分期、再分期、追踪疗效、指导组织活检和制订放疗计划等多方面具有优势。在恶性肿瘤导致的 FUO 中，淋巴瘤占绝大多数。PET/CT 诊断淋巴瘤的灵敏度和特异度较高，特别有助于诊断淋巴瘤分期及评价疗效；可提供诊断穿刺的最佳位置，显著提高诊断准确性。

^{18}F-FDG PET/CT 作为一种多模态影像学诊断技术，它可以将组织的代谢功能与形态结构有机结合。PET/CT 可为诊断 FUO 提供帮助，是当今最高级别的影像学检查设备，可覆盖 FUO 的三大主要病因，具有明显诊断优势，可为临床诊断提供重要的参考价值。

（沈智辉）

三十七、PET/CT 帮助发现淋巴瘤

淋巴瘤是起源于淋巴系统的恶性肿瘤。主要表现为无痛性淋巴结肿大，肝脾肿大，全身各组织器官均可受累，伴发热、盗汗、消瘦、瘙痒等全身症状。据统计，目前我国淋巴瘤成为增长最迅速的恶性肿瘤之一，因其早期诊断困难，死亡率极高。这好比是在潮湿茂密的原始深林里有着诸多暗黑势力角逐，它们觊觎着阳光、氧气、更大的统治范围，正常情况下它们昼伏夜出，初期活动隐蔽，在暗地里招兵买马，悄悄破坏别人的生活环境，森林里维护和平的卫士和正常的族群是不会发现它们的存在，但是萤火虫是森林里最特别的存在，它们生性善良，与世无争，飞舞在深林每一个角落，尤其喜欢在阴暗、潮湿、隐蔽的地方带来点点光明追踪黑暗势力，发现暗黑勾当。

在当代影像医学里有没有一种技术像萤火虫那样在黑暗中发现淋巴瘤？答案是：当然有。^{18}F-FDG PET/CT 检查就是医学里的"萤火虫"，它是一种基于解剖显像之上的功能代谢影像学检查，能够在肿瘤尚未导致组织器官结构改变之前发现其代谢异常，并通过点点光亮表达出来。大量的萤火虫同时一起出动，可以快速发现全身几乎所有被侵犯的淋巴结和结外器官，包括小于 1 厘米而高代谢的淋巴结，也可以被灵敏地探测到局灶性的骨髓侵犯。

"萤火虫们"不仅能早期发现敌情，还能在暗黑环境中通过光亮的聚集勾勒出暗黑势力的强弱及影响范围，再通过细针穿刺病理活检这个"先遣队"对其精确确认，从而制订周密计划指导"核武器"一举歼灭。毫无例外，每次的精确的剿灭战中还是有一些暗黑分子侥幸逃脱，这次它们隐藏得更加隐匿，通常乔装打扮逃避开 X 线、CT、MRI 的搜查，但是一旦启用 ^{18}F-FDG PET/CT 检查，它们会再次被准确追踪，直至彻底被消灭。

"萤火虫"如此神通广大，但作为医学影像学里面的新成员，大家对它的了解似乎并不深入，能否具体给大家讲讲它在淋巴瘤方面的丰功伟绩？当然能，它能敏感探测到霍奇金淋巴瘤、弥漫性大 B 细胞性非霍奇金淋巴瘤、滤泡性淋巴瘤、套细胞淋巴瘤、AIDS 相关 B 细胞淋巴瘤、外周 T 细胞淋巴瘤、边缘区淋巴瘤、Buikitt 淋巴瘤、皮肤原发 T 细胞淋巴瘤等。就是因为"萤火虫"的点点光亮，就可使黑暗中的淋巴瘤被早发现、早诊断、早治疗，从而有效提高患者生存率，继而使部分患者彻底治愈。

无论是动物界的萤火虫，还是现代影像学的 ^{18}F-FDG PET/CT 检查，都是黑暗中的带来光明的使者，为大家守护健康、带来希望。

（王泽民）

三十八、PET/CT 查肿瘤是万能的吗？

PET/CT 是一种无创的功能加结构的显像方式，相比常规的影像学检查（B 超、CT、MRI 等）它可以一次性完成对全身病灶的排查，更灵敏、准确、早期地发现病灶，被认为是目前诊断和指导治疗肿瘤的最佳手段之一。然而是不是所有肿瘤患者都适合做 PET/CT？

PET/CT 并不是对所有肿瘤都拥有"火眼金睛"，它擅长发现的肿瘤往往是在"低本底"区域，如肺部、头颈部、胆囊、肌肉骨骼区域等。这些地方犹如一片黑暗的区域，PET 就像一盏明灯，一旦点亮，就会非常显眼。而在一些"高本底"区域，如胃肠道、肝脏、膀胱等，犹如充满阳光的房间，就算灯已经亮了，我们也很难辨别是否开着。　PET/CT 并不能查出所有肿瘤，大部分的肿瘤葡萄糖代谢是增高的，但少部分肿瘤的葡萄糖低代谢会导致显像的假阴性，如肝细胞肝癌、肾透明细胞癌、消化道印戒细胞癌和一些低度恶性的肿瘤等；小于 0.5 厘米的病灶由于分辨率有限也很难探测出来；对于一些感染性病变（如结核、真菌等），因为炎症区域内激活的炎细胞摄取 ^{18}F-FDG 增高，会被误认成为肿瘤病灶；检查前短期内使用过升白治疗、血糖过高、未充分禁食、冬季未充分保暖导致棕色脂肪动员等也会引起"假阳性"或"假阴性"情况。另外，由于正常脑组织的葡萄糖代谢就很高，所以 PET/CT 对神经系统的病变检出也存在一定局限性。

确诊肿瘤是一个复杂的过程，并非一个 PET/CT 便可说明所有问题；每项检查都有其优势，如食道、胃、肠等空腔脏器的情况内镜检查会更直观，磁共振对于神经系统和软组织更敏感，甲状腺的超声检查可以看到结节的血流、包膜侵犯和微小的钙化等情况；所以，有时候在做 PET/CT 检查时，医生还会要求病人进一步做超声、CT、MRI 超声检查。但是，任何一项影像学检查都不是 100% 准确的，确诊肿瘤的性质，病理仍然是"金标准"。因此，我们需要综合的诊断，才能更容易地发现和确诊病变。

（沈智辉）

三十九、如何看待 PET/CT 在非肿瘤中的作用

PET/CT 显像除广泛地应用于临床肿瘤的诊断、分期和疗效判断外，越来越多的研究表明其对临床上许多非肿瘤性的诊断有重要价值，尤其是有利于确定炎症、感染的部位及性质。

PET/CT 在神经系统中起重要的作用，能够对癫痫病灶进行定位诊断，^{18}F-FDG PET/CT 显像能灵敏地探测到功能性癫痫病灶，致痫灶在癫痫发作期表现为高代谢灶，或与周围正常脑组织相近似；发作间期则为低代谢灶。有学者统计，^{18}F-FDG PET/CT 显像对癫痫病灶的定位诊断的灵敏度为 80%～92%，准确性为 90%。痴呆在 FDG 早期典型表现为顶、后颞区及扣带回代谢减低，多为双侧，进展期上述区域低代谢范围进一步扩大，降低更明显，且出现额叶代谢降低，而基底神经节、中央前后回、视状裂等较少累及。帕金森病 ^{18}F-FDG PET/CT 显像可见双侧基底节区有不同程度的代谢增高；当伴有痴呆时，还存在大脑皮层广泛代谢降低，顶叶更明显。

^{18}F-FDG PET/CT 在心血管系统诊疗中具有重要作用，用心肌血流灌注显像与 ^{18}F-FDG 心肌代谢显像（在葡萄糖负荷状态下）进行对比分析，若表现为灌注-代谢不匹配，即为存活心肌的标志；若灌注-代谢相匹配，则无存活心肌。此方法是目前公认的评价存活心肌的"金标准"。判断有无存活心肌对临床极为重要，有存活心肌的病人可以通过冠脉血管重建重新恢复心功能。

在感染性疾病中，^{18}F-FDG PET/CT 现已被用于多种感染病灶的研究，其诊断灵敏度和特异性均超过 90%，尤其对于肺炎、结核菌感染、局灶性感染，PET/CT 发现病灶的作用表现得最为明显。^{18}F-FDG PET/CT 对诊断大动脉炎具有高度的灵敏度及特异度，不仅可以早期诊断，还可以评估疾病的活动程度及判断疗效。在风湿性疾病中，PET/CT 有助于鉴别诊断。例如，成人斯蒂尔病临床诊断困难，需要排除感染性疾病、血液病、淋巴瘤、系统性红斑狼疮等疾病，尤其是与淋巴瘤的鉴别诊断有一定困难。成人斯蒂尔病患者 PET/CT 显像示脾、骨髓或者淋巴结高代谢，与国外报道成人斯蒂尔病 PET/CT 的显像结果相一致。PET/CT 的这种表现对成人斯蒂尔病可能具有很高的诊断价值。淋巴结良、恶性病变有时很难鉴别，鉴别诊断的"金标准"是淋巴结病理，但是由于选取部位的差异，会出现假阴性。PET/CT 可以依据 FDG 代谢值的差异来选取活检部位，提高病理诊断的准确性。在自身免疫性疾病的研究方面，PET/CT 会给我们提供很有价值的帮助，有助于排除其他肿瘤性疾病。

目前，PET/CT 在非肿瘤疾病诊断方面也基本达到了定位和定量的作用，减少不必要的检查，为临床进一步诊断提供了重要的参考价值。

（沈智辉）

四十、PET/CT 大揭秘

官名：PET/CT（Positron Emission Tomography/Computed Tomography）

小名：派特 CT（音译）

正照（图 3-32）：

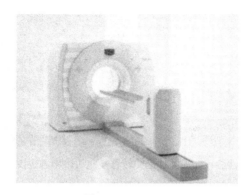

图 3-32　PET/CT

　　身份：是 PET（正电子发射型断层显像）和 CT（计算机断层显像）这两大设备、技术的同机整合。

　　自身特点：一次显像，得到两类图像 ｛ 功能代谢 PET 图像 ／ 解剖结构 CT 图像 ｝

　　工作原理：静脉注射显象剂（FDG，葡萄糖类似物），通过探测其在体内的聚集（图 3-33），来反映生命代谢活动的情况，从而达到诊断的目的。

　　摄取 FDG 能力：恶性细胞＞＞正常细胞，在图像上便会显示异常聚集区域（图 3-34）。

　　功能（图 3-35）：

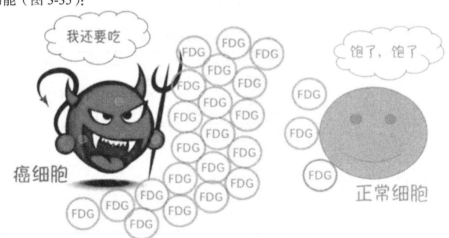

图 3-33　PDG 在体内聚集情况

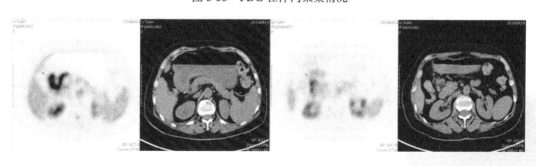

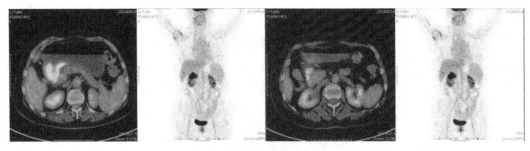

图 3-34　胃部恶性肿瘤伴周围淋巴结转移（包头市中心医院核医学科供图）

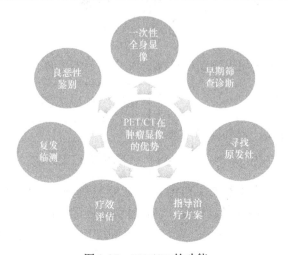

图 3-35　PET/CT 的功能

表 3-2　PET/CT 心肌显像和脑显像

心肌显像	鉴别心肌梗死区存活心肌与无活力的瘢痕心肌，PET FDG 代谢显像被公认为评价心肌细胞活力的金标准
	冠心病的早期诊断，检出冠状动脉轻度狭窄引起的心肌缺血
	监测冠动脉侧支循环存在与否，估测远期预后，帮助制订治疗方案
	测定局部心肌血流量，判断冠心病疗效、预后及心脏移植患者的冠脉血流储备功能
脑显像	癫痫的诊断及定位
	痴呆的早期诊断
	判断急性脑梗死区脑组织存活与否，预测早期介入治疗疗效
	显示大脑的生理、生化活动
	探测脑内多种受体的分布、密度及亲和力，诊断帕金森病和抑郁症，评价药物治疗效果

　　感言：作为核医学科的新锐检查手段，是医学影像界的一次革命，正如其名字里含有的 Pet（宠物）一样，其已成为现代核医学科的新宠，但同时核医学的科普工作任重道远。

（高燕峰）

第四部分 治 疗 篇

一、"结"后人生怎样安然度过——专家解读甲状腺结节随访攻略

又到了一年一度的年终"体检季"。随着经济实力的提升和医疗技术的进步，浅表器官超声检查日益成为体检套餐中的常规项目，甲状腺超声检查自然也不例外。然后就是这看似普通的检查，给很多人带来了烦恼——报告中"甲状腺结节"五个大字宛如一个魔咒。"结节要紧吗？需要手术切除吗？会恶变吗？"一大堆问题萦绕在心头，让人不胜其烦。"结"后人生怎样安然度过？且听专家给出的攻略。

1. 超过 95% 的甲状腺结节都是良性 甲状腺结节在人群中的发病率很高，但恶性结节所占的比例较低，只占约 5%，超过 95% 的都是良性结节，手术不是必选项。因此，查出甲状腺结节没必要恐慌，而且并非都要一切了之，需要警惕过度治疗。

要判断结节的良、恶性，需要综合多方面因素判断。从病史和表现来看，如果童年时期接受过射线照射、家族中有人患有甲状腺癌、结节迅速增大、质硬、固定，伴有持续性声音嘶哑、发音困难、吞咽困难等症状，都要警惕结节可能为恶性。

2. 关注超声报告的描述 一看到报告上面写有"甲状腺结节"，许多人都会心里一惊。而后面写着的"微钙化、粗大钙化、海绵状形态、低回声"等一长串医学名词，究竟意味着什么，更是令人摸不着头脑。

超声检查报告有一些关键词，可帮助患者简单了解结节是良性还是恶性。如果超声结果写明"高回声、粗大钙化（除甲状腺髓样癌以外）、结节周边有丰富血流信号（促甲状腺素正常情况下）、海绵状形态、结节后方彗星尾征"，则往往提示属于良性结节，无需惊慌。

如果报告上有"微钙化、低回声、结节内部血供丰富且杂乱分布、边界不规则，周围不完整的晕、横截面前后径大于左右径"等字眼，意味着患有甲状腺癌的可能性比较大，需要做进一步检查。

3. 细针微创穿刺定乾坤 有些术前怀疑甲状腺癌的患者没有经过严密的检查，便贸然进行手术，结果为良性病变，这种情况并不少见。要判断结节是恶性还是良性，是否需要进行手术治疗，目前最为可靠的检查方式是对结节进行细针或粗针穿刺，取少量组织进行病理学检查诊断。

病人一听说要进行穿刺，往往比较抗拒。细针抽吸穿刺常用 25 号针头，操作安全简便，是最常用的方法之一，可以局麻或者不用麻醉。细针穿刺风险不大，只有极少数患者出现局部肿痛或者出血、感染。有些病人的结节是混合型的，或者位于甲状腺腺叶后部，则需要在超声引导下做穿刺，以避免误诊。当患者有甲状腺恶性肿瘤的高危病史，或者超声提示有可疑恶性的征象时，结节直径只要大于五毫米，也应该接受超声引导下的细针穿刺活检。甲状腺癌高危病史包括一级亲属患有甲状腺癌、儿童时期有外照射治疗史、儿童或青少年时期有辐射照射史、过去做甲状腺部分切除时查出甲状腺癌等。

不过，有四种情况是不用做穿刺活检的。一是经甲状腺核素显像证实为"热结节"；二是超声提示为纯囊性的结节；三是根据超声影像已高度怀疑为恶性的结节；四是结节直径

小于 1 厘米，超声无恶性征象。

4. 盲目手术反带来麻烦　发现恶性结节要尽快到外科进行手术切除，且手术后要终身服用甲状腺素进行抑制治疗。如果是良性结节，未必都要一切了之。有些病人因为"恐癌"，盲目切除良性结节，结果反而出现甲状腺功能减退（即"甲减"）。

良性结节且甲状腺功能正常，只需要定期观察即可，不用手术治疗。但是，如果良性结节合并甲状腺功能亢进，表现为三碘甲状腺原氨酸（T_3）和甲状腺素（T_4）指标升高，而促甲状腺素（TSH）降低，则需要进行药物或同位素碘-131（^{131}I）治疗。如结节手术后出现甲减，则需长期服用左旋甲状腺素（$L-T_4$）进行替代治疗。

5. 半年至一年随访勿忘　如果查出结节定性可疑，但病人又抗拒穿刺检查，则可定期（3～6 个月）复查。对于确诊为良性的甲状腺结节，可以每隔半年到一年进行随访。良性结节患者要注意自我观察，一旦出现声音嘶哑、呼吸困难、吞咽困难、结节固定、颈部淋巴结肿大等迹象，要立即就医。

医生提醒，在确诊、复查过程中，有些检查无需做。经常有人拿着写有"甲状腺结节"的体检报告，要求做 CT、磁共振和全身 PET/CT 确诊，其实它们在敏感性和特异性方面都不比超声好。良性结节患者到医院随访复查时，需要复查甲状腺超声，甲状腺自身抗体和甲状腺球蛋白定量测定对结节病因判断可能有些帮助，但这两项检查对鉴别结节良恶性价值不大。

（余　飞）

二、瘢痕瘙痒怎么办，核素敷贴来帮忙

瘢痕疙瘩好发于胸、肩、颈、背与耳郭等部位，男女均可发生。此病与个人体质有关，是纤维结缔组织过度增生的产物，凡属瘢痕体质者表皮若受到损伤，如手术、外伤、痤疮、蚊虫叮咬等就有很大可能形成瘢痕疙瘩。瘢痕疙瘩凸出皮肤表面呈瘤状增生，表面光滑，色红而发亮，常发现有扩张的毛细血管向外延伸。皮肤损坏至边缘向外伸出，蟹脚形变，感到奇痒或有刺痛灼热感，由于疼痛感敏锐，甚至衣服等轻轻触及即感疼痛，饮酒或吃辛辣等刺激性食物后症状有加重倾向。手术切除后往往增生更大范围。

许多的瘢痕疙瘩伴有奇痒、疼痛，一旦发作，及其痛苦，严重影响患者生活质量。核素敷贴治疗可以有效治疗瘢痕增生、瘙痒及疼痛。敷贴器使用的放射性核素锶-90（^{90}Sr）产生 β 射线，在组织中的最大穿透距离为 11 毫米，随组织深度增加剂量迅速减小，特别适合皮肤浅表性病变如瘢痕疙瘩的治疗，深部及周围正常组织受损伤极小。β 射线作用于瘢痕组织中产生胶原的成纤维细胞，使其受到电离辐射作用后，出现纤维细胞变性，水肿，使原有瘢痕组织被破坏，经过脱痂而消退，代之以上皮组织愈合达到治愈目的。并且经过治疗后一般不再复发。

若瘢痕疙瘩范围太大或太厚，单纯敷贴需要较多疗程，这时，可先行瘢痕切削术，把瘢痕底层手术切除，待切口愈合后 7～10 天再行敷贴治疗，这样所需敷贴疗程少且不易复发。

从临床应用来看，核素敷贴治疗瘢痕疙瘩，有独特疗效。

（李凤岐）

三、核素内放疗助你摆脱"多发性骨转移"的噩梦

近年来，恶性肿瘤的发病率逐年增高，而晚期恶性肿瘤发生多发性骨转移的比率相当高。尤其是肺癌、乳腺癌、前列腺癌的患者更容易导致多发性骨转移。

提到骨转移，上海人就会说这是让人"痛煞特"（上海话让人痛得仿佛要死掉的意思）的毛病。晚期肿瘤所导致的多发性骨转移，确实会产生剧烈的骨痛，让人吃不下、睡不着，痛得在床上打滚。笔者就亲眼目睹过多发性骨转移患者，在做全身骨显像时，连在检查床上平躺十多分钟都难以坚持，痛得直叫的惨样。

1. 怎么才能早期发现"多发性骨转移" 任何疾病，尤其是恶性疾病，早发现、早治疗都是能提高其疗效的。"多发性骨转移"也一样，早发现、早治疗同样很重要。

骨转移早期的症状不明显，有些患者甚至没有不适感觉，或者仅有骨的酸痛不适，开始时很轻微，以后逐渐加重，到晚期就是进行性加重，直至剧烈疼痛。因此对于肺癌、乳腺癌和前列腺癌等骨转移高发的患者，我们在原发肿瘤术后的 5 年内建议患者每半年做 1 次全身骨显像，5 年后每 1 年做 1 次全身骨显像，这样才能早期发现没有明显症状的骨转移，提高骨转移的治疗效果。

2. 核素内放射治疗是多发性骨转移的有效治疗方法 核素内放疗治疗多发性骨转移的原理是这样的：用于治疗多发性骨转移的放射性药物与骨组织具有较高的亲和性，骨组织代谢活跃的部位可摄取更多的放射性药物。骨转移肿瘤病灶部位因骨组织受破坏，成骨修复过程非常活跃，故能浓聚大量放射性药物。放射性药物发射 β 射线对局部肿瘤病灶发挥内照射作用，产生辐射作用的生物学效应，如病灶内毛细血管扩张、细胞水肿；细胞核固缩、炎性细胞浸润；肿瘤细胞核空泡形成或消失，肿瘤病灶坏死或纤维化形成，从而起到不同程度的抑制、缩小或清除肿瘤病灶的作用。

放射性药物治疗多发性骨转移同时缓解骨疼痛的机制尚不完全明确，可能与病灶缩小，减轻了骨膜和骨髓腔的压力；肿瘤侵蚀骨的重新钙化；电离辐射作用影响神经末梢去极化过程，干扰疼痛信号传导；抑制缓激肽、前列腺素等疼痛介质的分泌等机制有关。

目前临床上常用来治疗多发性骨转移的内放射治疗药物有氯化锶-89（$^{89}SrCl_2$）和 ^{153}Sm-乙二胺四甲撑膦酸（^{153}Sm-EDTMP）。从物理特性来说 $^{89}SrCl_2$ 有效期更长，副反应更小。而 ^{153}Sm-EDTMP 也有着价格便宜，性价比高的优点。

3. 内放射治疗是怎样进行的 内放射治疗很方便，全身骨显像等检查明确是骨转移的患者，且血常规和肝肾功能基本正常就可以进行内放射治疗。治疗时只需静脉推注放射性核素就可以了。以 $^{89}SrCl_2$ 为例，进入人体后可以聚集于骨转移病灶内，有效期可长达 3～6 月，患者平均每 4 月注射一次药物即可。

内放射治疗可明显减轻骨痛，抑制甚至杀灭骨转移病灶。而且由于其是纯 β 射线的放射性核素，因此对周围环境的辐射很小，2 周后基本就停留在病人的骨转移灶中，对周围环境没影响了。

与其它的外放疗和化疗等相比，$^{89}SrCl_2$ 的副反应是很轻微的，除可能有短暂乏力和一过性血白细胞和血小板的下降外，基本没有明显反应，不会导致脱发等副作用。

有了核素内放射治疗这种方法，多发性骨转移患者终于可以摆脱噩梦了。

（陈　刚）

四、揭开碘-125（^{125}I）的秘密

随着肿瘤发病率的不断提高，中晚期肿瘤患者的治疗给白衣天使们带来了很大的困惑。无手术指征、无放疗适应证、无化疗耐受性……，而患者及其家属将面对无奈、挣扎、痛苦、绝望。但是，在20世纪90年代，新型、低能、安全、易防护的放射性粒子碘-125（^{125}I）研制成功，开创了组织间近距离治疗的先河，给不能手术或化疗、放疗的肿瘤晚期病人带来了福音。目前，在美国粒子植入治疗已成为前列腺癌的标准治疗手段，对一些临床现存治疗手段疗效不佳的或复发的肿瘤，如肝癌、胰腺癌、肺癌、头颈部肿瘤、颅内肿瘤等也取得了令人满意的效果。

1. ^{125}I 粒子——小身材大能量　让我们先来认识 ^{125}I 粒子吧（图4-1)! ^{125}I 粒子是将吸附 ^{125}I 的银棒装在钛管内，两端用 TIG 技术焊接的密闭源，其直径 0.8 毫米、长度 4.5 毫米、钛杯壁厚 0.05 毫米，它的最大优势就是不需要特殊防护。由于其能量低，穿透距离较短，组织内半价层为 1.7 厘米，在肿瘤组织间按一定的要求植入 ^{125}I 粒子后，我们就利用她产生的低剂量率的 γ 射线，局部能够获得足够高的剂量；加上 ^{125}I 半衰期为 59.4 天，能持续对肿瘤细胞进行照射，使肿瘤细胞逐渐失去繁殖能力，进而杀伤肿瘤细胞，使治疗更彻底。她具有在靶组织外短距离内剂量迅速衰减和深部剂量很低的特点，你也别担心，不同大小的肿瘤，怎么来公平地放置粒子呢？我们现在有先进的计算机立体计划系统（TPS）设计方案，准确的计算和合理的安排对每个角落、每一个层面的肿瘤细胞都会照顾到，而且现在可以用先进的机器人操作，做到更安全更精确。但术后也需密切观察有无出血、发热、疼痛等并发症。植入后 ^{125}I 粒子永久存在体内，经过 5～10 个半衰期后即可失去原有放射性，不会对人体造成损伤。

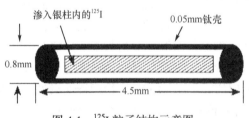

图 4-1　^{125}I 粒子结构示意图

2. ^{125}I 粒子——与你相处并不难　^{125}I 粒子源，由于能量低，穿透距离较短，一般的治疗、护理、生活照料均无需特殊防护，如果在患者种植部位放一块 0.25 毫米的薄铅片（10个铅半价层）就更安全了，而且钛壳有很好的生物组织相容性，加之 ^{125}I 的银棒被封闭在钛壳，不会污染身体内的血液及各种体液，所以种植后的患者对家庭、对环境都没有污染性。植入患者如为晚期肿瘤，在粒子陪伴的人生中，寻找快乐是每个患者追求的目标。

可见，对痛苦小、创伤小、治疗效果好的 ^{125}I 粒子治疗，我们还有什么好犹豫的呢？剩下的就是让肿瘤细胞无处生存啦！

（范素云）

五、分化型甲状腺癌碘-131（^{131}I）治疗后可以回家吗？

人们越来越多地发现自己或者周边人群中甲状腺癌的发生率越来越高。据文献报告，2011 年，美国有超过 4.8 万人被诊断为甲状腺癌，同年全球有超过 20 万人被诊断为甲状腺癌。一旦确诊为分化型甲状腺癌后，甲状腺根治手术是首选治疗方案，而手术之后，常需要对转移灶及残留甲状腺组织采用碘-131（^{131}I）再一次斩草除根。癌症、手术、^{131}I 治疗，使患者的担心、恐惧、焦虑不断加重，特别有很多病友对手术无法彻底切除的甲状腺或转移灶需要 ^{131}I 治疗心有余悸，尤其是 ^{131}I 作为放射性药物，治疗后是否可以回家。

1. ^{131}I——你的能力不可估量 我们先来认识一下 ^{131}I，利用甲状腺细胞具有选择性摄取 ^{131}I 的特性，来达到清除被外科大夫切除后留下的少量甲状腺组织。那么 ^{131}I 到底是什么宝贝？与普通的碘有什么不同呢？其实它是在普通碘元素身上穿了一件有放射性的外衣，可发出 β、γ 射线，我们就利用 β 射线具有放射能量使细胞照死，其半衰期为 8.1 天，当残留的甲状腺细胞在"不知情"的情况下摄取了她，只能接受被 ^{131}I 不断发出的射线所消灭，继而在临床上达到清除甲状腺所有细胞的作用，从此在你的身体内再也没有甲状腺来源的细胞了。

2. ^{131}I——有限的距离之美 我们真的谈"核"色变吗？回答是否定的（NO）。我们知道服 ^{131}I 后除了被残留的少量甲状腺细胞摄取外，多余的 ^{131}I（约 90%）由尿液排出，少量由粪便及汗液等排出，所以我们要告知病人服用 ^{131}I 后多饮水，多排尿，保持大小便通畅，使多余未吸收的 ^{131}I 尽快排出体外。加强患者排出的尿粪的管理显得非常重要了，二便后勿忘多冲洗几次；同时，避免尿液溅出，且勤换内裤为佳；目前，国内甲状腺癌的 ^{131}I 治疗需要住院治疗，核素治疗病房都有比较规范的辐射防护设施，并且有比较完善的远程监控系统，使病人住院期间享受安全、温馨的治疗环境；甲状腺癌病人服 ^{131}I 后住院时间 3～5 天为佳，这时出院时体内的 ^{131}I 活度控制在国家标准允许范围内，对环境和周围人群是安全的，但在出院后的两周内避免与孕妇、婴幼儿长时间的密切接触，哺乳期病人需终止哺乳；患者可以与家人同桌进餐，出去工作学习也无妨。请记住，辐射效应与接触的时间和距离是成反比的，特别是距离。

这样来说，我们不用再惧怕 ^{131}I 治疗的患者，隔离几天后的他们是安全的，请放心大胆地迎接我们爱的人回家吧！

（范素云）

六、碘-131 治疗对生育和后代有影响吗？

随着生活节奏的加快，工作压力及其他精神负荷的加大，以及环境污染的日益加重，甲状腺机能亢进（甲亢）及甲状腺癌的发病率逐年增高，已越来越受到医学界及大众群体的广泛关注。

甲状腺能高度选择性摄取和浓聚碘-131，碘-131 在甲状腺内衰变发射的 β 射线对甲状腺发挥内照射治疗作用，临床上常用于治疗甲亢及甲状腺癌，由于碘-131 治疗甲状腺疾病具有简便易行、副作用小、疗效好、不易复发的特点，因此采用碘-131治疗甲亢及甲状腺癌的患者也在逐年增多。尽管这样，身边仍有很多人因为担心碘-131治疗对生育和后代有不良的影响，不愿意接受碘-131治疗。其实这种担心大可不必。

1. 生殖器官不摄取碘-131　生殖器官均无浓聚碘-131的能力，因此治疗量的碘-131对男、女生殖器官影响很小。大量的研究数据表明：接受碘-131治疗的患者其生育能力不受影响，死胎、早产儿及后代先天畸形的发生率未见增加，不育症的发生率也与正常人群无显著性差异。相反，因甲亢引起内分泌紊乱而造成不育的病人，经碘-131治疗后随着甲亢的好转而恢复了生育能力。

2. 碘-131治疗甲亢6个月后计划生育　尽管碘-131的放射损伤不会降低患者的生育能力，但考虑到电离辐射的远期效应与遗传效应，为了保障下一代和隔代子女的健康，将妊娠期列为碘-131治疗的禁忌证是很有必要的。由于治疗后3个月体内放射性已降到本底以下，故碘-131治疗甲亢后6个月考虑生育计划是安全的。特别需要提醒生育期的甲亢患者，由于采用内科抗甲状腺药物治疗疗程长达1.5～2年，停药后复发率高，治疗期间受孕会影响胎儿的健康。所以，建议短期内急于要宝宝的甲亢患者更适合采用碘-131治疗，半年后就可以放心考虑生育了。

（宋春丽）

七、分化型甲状腺癌（DTC）碘治疗后需要注意啥

当您因为分化型甲状腺癌而进行了外科手术，再经过核医学科医生的综合评估分析后，可能您要接受的就是碘-131治疗了。治疗当日，您遵医嘱进行治疗前的相关准备工作，再于核医学科治疗病房内口服碘-131后3小时，开始多饮水、勤排小便，好好休息。

治疗过程非常简单，然而，在碘-131治疗后，您有什么要注意之处，本文慢慢为您道来。

首先，您要知道DTC的碘-131治疗后的不良反应是什么？碘-131是一种放射性药物，可靶向治疗甲状腺疾病，已应用于临床治疗近70年，该治疗总体上很安全，与其他肿瘤的放射治疗和化学药物治疗有很大区别，但随着患者服用碘-131的剂量（单次或累积）越大，不良反应可能会越大。患者接受碘-131治疗后，一般有颈部不适，如肿胀、疼痛感，是因为残余甲状腺组织受到了碘-131的破坏而引起的局部水肿所致，几天后可缓解。常见的不良反应有恶心、呕吐，在儿童和少年患者中较为明显，可于服药后数小时内发生，持续时间很少超过24小时。少数患者可出现口干、味觉变化、白细胞一过性降低和放射性唾液腺炎。您的主治医生会为您做一些对症处理，比如维生素C、维生素B_4、泼尼松、利可君等药物的服用。

其次，您要牢记您的"护身符"——优甲乐！小药丸有大作用！您要遵照主治医生的医嘱，按时、按量服用。这里告诉您一个大致用量标准：2～2.2μg/kg体重。

再有，您别忘记在医生规定时间内需要做一个"治疗后碘-131全身显像"的检查，它的意义是帮助您评估治疗后全身摄碘情况，探查残余甲状腺及有无摄碘的转移病灶。

最后，再跟您说一个更重要的事，那就是随访。您在碘-131治疗后，至少每2到3个月左右要随访一次，此后可延长时间随访。您可别怕麻烦，核医学科医生们随访的目的是

监控 TSH 水平,保证其抑制治疗的效果,以达到降低肿瘤复发概率或抑制肿瘤增长的目的;对临床完全缓解者进行监控,以便早期发现肿瘤复发和转移;对复发和带瘤生存者动态观察病情的进展和治疗效果,以便及时调整治疗方案。

另外,辐射防护安全您别大意,更重要的是保护妇女儿童!

(李从心)

八、分化型甲状腺癌（DTC）采用碘-131（^{131}I）治疗前的八项须

对于日益增多的 DTC 患者而言,在外科手术后,是否有必要以及如何进行碘-131 治疗,或许都还是一个谜,本文将为您揭开他神秘的面纱。

1. 为什么碘-131 可以用于 DTC 的治疗?

有道是,一个好汉三个帮,甲状腺激素就是靠碘、酪氨酸和钠碘转运体（NIS）等"众兄弟们"的共同努力而胜利合成的。其中,NIS 不仅可以使正常甲状腺聚集高浓度的碘来合成甲状腺激素,而且还可表达于绝大多数 DTC（如甲状腺乳头状癌、滤泡癌）,同样具备强大的摄碘能力。

碘-131 和碘其实就是孪生兄弟,他一样地被甲状腺组织或甲状腺癌细胞高选择性摄取,并通过释放 β 射线（孪生兄弟也是有差异的）将残余甲状腺及癌灶消灭,以达到减少肿瘤复发和转移之目的。

一般来说,碘-131 治疗通常出现在您的 DTC 术后或/并发生转移患者的治疗大片当中。不过,对于未分化癌、髓样癌,由于病灶不摄碘,一般就不用碘-131 了。

2. 什么是 DTC 的碘-131 治疗?

简言之,就是利用放射性碘-131 发射出的 β 射线有效地清除残余甲状腺组织和杀灭甲状腺癌细胞。

其最大优点就是成熟、安全、有效、无创。此内照射治疗方法深受国内外医患双方的好评,您大可放心。

其内容有二:一是"清甲",即采用碘-131 扫荡手术后残留的甲状腺组织;二是"清灶",即采用碘-131 干掉手术不能切除的 DTC 转移灶。

3. 您为什么要进行"清甲"治疗?

原因有"四个利于":

（1）利于术后随访检测。

（2）利于转移灶的治疗。

（3）利于 DTC 术后再分期。

（4）利于辅助治疗潜在的 DTC 病灶。

4. 碘-131 治疗适用于您吗?

当您,一名甲状腺癌患者,在外科术后的病理报告证实为甲状腺乳头状癌或甲状腺滤泡癌,根据您的病情,可选择到核医学科就诊以继续治疗。

核医学科的大夫们会为您进行综合评估分析,以备方案:

（1）肿瘤病灶直径>1 厘米。

（2）肿瘤组织侵犯到甲状腺被膜外（如浸润甲状腺周围脂肪组织、包绕喉返神经等）。

（3）肿瘤组织表现为侵袭性病理亚型（如实体亚型、高细胞型等），或伴有与侵袭性及不良预后密切相关的 BRAF 基因突变等。

（4）伴颈部淋巴结转移或远处转移。

另外，对于甲状腺全切患者，也可进行"清甲"治疗；对于妊娠期和哺乳期妇女，一定要做好保护。

5. 碘-131 治疗前您要做什么准备？

（1）患者要在碘-131 治疗前接受外科的甲状腺全切或次全切除术。

（2）如前所述，接受核医学科的大夫们的综合评估分析。

（3）停用甲状腺激素，使 TSH 升高。

（4）忌口含碘饮食、药物及增强 CT。

6. 您如何做好低碘饮食？

碘-131 治疗前低碘饮食的唯一目的就是使术后残留的甲状腺组织或甲状腺癌细胞处于"碘饥饿"状态，从而碘-131 能被更多地摄取，达到治疗目的。

请您记住一个数字，日摄碘量<50 微克即为低碘饮食。含碘最高的食物是海产品，如海带、紫菜、鲜带鱼、干贝、海参、海蜇等，同时禁忌牛奶、鸡蛋，还有增强 CT，您要特别注意！

7. 您进行碘-131 治疗的时机何时更合适？

一般来说，手术切口 1 周左右愈合，1 个月颈部血液循环基本恢复，此时可以进行碘-131 治疗。若手术切口还未彻底愈合，甚至还有其他问题，必须延后，请您耐心等待。

8. 是否需要再次治疗？

您需要知道，碘-131 治疗次数没有明确规定。是否需要再次治疗，要视具体病情分析和上一次碘-131 治疗后评估等综合判断。

一般来说，在"清甲"治疗后半年左右再次随访评估，如发现仍有异常状况，可以再次治疗，直到残敌消失或不再没完没了地吃碘。

（李从心）

九、皮肤血管瘤患儿的福音——核素敷贴治疗

生活中常见婴幼儿在出生后几天或数周内头面和/或躯干部位出现鲜红色小斑点状或片状"胎记"，这些"胎记"其实就是血管瘤。

血管瘤是婴幼儿时期最常见的皮肤软组织良性肿瘤或血管畸形，发病率约 4%～5%，约 60%发生于头颈部，常见于颜面皮肤或皮下组织、口腔黏膜，如舌、唇、口底等。皮肤血管瘤根据形态可分为浅表血管瘤、深部血管瘤和两者混合型血管瘤。浅表血管瘤因为生长在皮肤的表面，颜色鲜红似草莓，因此也称为"草莓状"血管瘤；深部血管瘤生长于皮下，局部皮肤呈暗青色，质地柔软，因此也称为"海绵状"血管瘤。临床中常见的是"草莓状"血管瘤和两者兼有的"混合型"血管瘤。

草莓状血管瘤和混合型血管瘤的非手术治疗方法主要有核素敷贴治疗、冷冻、激光等。其中核素敷贴治疗的疗效确切、方法简便、无痛苦、复发率低，效果明显优于冷冻、激光等。

核素敷贴治疗应用的核素主要有磷-32（^{32}P）或锶-90（^{90}Sr），其中较常用的是 ^{90}Sr。敷贴治疗是将不同形状大小的敷贴器紧贴在病变皮肤表面，利用由核素衰变时发射出的 β 粒子组成的射线照射局部病灶，产生电离辐射生物效应，抑制血管内皮细胞生长和增殖，导致微血管萎缩、闭塞等，促使血管瘤消失。由于治疗用的 β 射线射程短，在组织内的射程平均 4～6 毫米，且能量低，因此不会对邻近组织造成损伤。

核素敷贴治疗安全、简便、无痛苦，一般无明显副作用，局部反应轻微，易为家长及患儿所接受。特别是对于面积不大的点状、米粒状、略突出皮肤表面 1～2 毫米的草莓状血管瘤疗效明显，并且越早治疗效果越好，1 岁以下儿童毛细血管瘤治愈率可达 70%～80%。如果是较小体积的血管瘤一般仅需要一个疗程（5～10 次，每天或隔天一次）即可治愈，较大的可能需要重复多个疗程，一般每个疗程间隔 2～3 个月。

大部分患儿在核素敷贴治疗头几天即可出现血管瘤皮肤颜色加深，色素沉着，疗程结束后 1 个月内渐出现皮肤表皮脱屑，2～3 个月后血管瘤颜色逐渐减淡直至消失，毛发脱落后一般会再生。极少数人可能出现色素减退或瘢痕形成。由于吸收剂量过大，或由于少数患者对射线作用十分敏感，皮肤反应可以很快由红斑到溃疡，或成为湿性皮炎，此时应立即终止治疗。

核素敷贴治疗后的注意事项有：①注意保护血管瘤部位皮肤，减少摩擦，保持局部清洁卫生；②治疗开始到治疗后 2 周内患处禁止搔抓，不可用热水烫洗，避免感染和损伤；③治疗过程中如患处皮肤破损或感染时，应终止敷贴治疗，并行抗感染等对症处理。

为了加强疗效，核素敷贴治疗血管瘤时可联合内科药物或外用药物治疗，如草莓状血管瘤可外涂塞吗洛尔滴眼液，混合型血管瘤可加服盐酸普萘洛尔，10～20mg/kg·d。

（廖 宁）

十、核素敷贴治疗皮肤血管瘤效果好

皮肤血管瘤是一种先天性血管发育异常所致的皮肤良性肿瘤或血管畸形，多见于胎儿出生时或出生后不久，它起源于残余的胚胎成血管细胞，活跃的内皮样胚芽向邻近组织侵入，形成内皮样条索，经管化后与遗留下的血管相连而形成血管瘤，瘤内血管自成系统，不与周围血管相连。血管瘤是婴幼儿最常见的良性肿瘤，其发病率可达 1%～2% 。此病虽是良性肿瘤，却影响美容或功能，对小孩的心理健康影响较大，甚至造成一生的精神压力。

放射性核素敷贴治疗皮肤血管瘤在国外已经有几十年的历史，国内开展此项治疗也有近三十年的历史，治疗的经验及技术已经比较成熟。目前用于敷贴治疗皮肤血管瘤的放射性核素主要有磷-32（^{32}P）及锶-90（^{90}Sr）。其主要原理均为 β 射线的电离作用：

敷贴器上 ^{90}Sr 或胶布上的 ^{32}P 发射出纯 β 射线，作用于血管瘤部位，通过电离作用使病变组织发生形态及功能变化，血管内皮细胞肿胀、发生炎性改变、萎缩，以至血管闭合，最后被纤维细胞代替，达到治疗目的。β 射线在组织中的射程平均只有 4～6 毫米，不会影响深部和周围正常组织。

1. 治疗时机宜早不宜晚 血管内皮细胞对 β 射线的敏感性通常随年龄的增长而降低。血管内皮细胞的发育愈不成熟，对射线越敏感。早治疗，可以防止血管瘤由表皮向深部发展造成治疗难度加大，而且疗程短，效果好，辐射剂量也少，发生色素沉着等现象消失亦早。此外，还可以避免随年龄增长皮肤血管瘤给患儿及家长带来的心理问题，以及因贻误治疗可能引起的终生功能障碍等。

2. 治疗剂量要严格掌握 治疗用多大的剂量，要根据患者的年龄、病程、是否经过其他治疗、血管瘤类型、发病部位、治疗季节及机体对射线的敏感程度等具体情况而定。对于草莓状血管瘤、鲜红斑痣等这类生长部位比较表浅的瘤体给予的吸收剂量要偏小；对于海绵状（或混合型）血管瘤等生长部位较深厚的瘤体要适当增加吸收剂量；对于年龄较大、瘤体深厚、病程长者要适当增加吸收剂量；对于生长在口腔、会阴、头颈、腋窝、腘窝等敏感、皱褶或易磨擦部位的瘤体，给予的吸收剂量要偏小；对于生长在足背等部位者可适当增加吸收剂量。对于颜面部血管瘤治疗要特别仔细小心，避免过度照射引起皮肤损伤后遗症，确保不出现湿性红斑，否则会引起面部皮肤萎缩；眉头等部位的治疗应慎重，以免可能引起永久性脱毛。在不同季节其投放的剂量应不同。南方夏季气候湿热，毛细血管舒张、血运丰富，血管内皮细胞对射线敏感性提高，加之皮肤局部出汗较多，增加了湿性皮炎的机会，故每次投放的剂量宜偏小。

3. 疗程要适当 放射性核素治疗后会产生生物效应，而生物效应往往是发生在治疗之后2～3周，且持续一段时间。如经1个疗程治疗未愈者，2～3个月后可行第2个疗程，最多不超过3个疗程。不要为了提高治愈率而过于追求多疗程，造成剂量累加而出现副作用。

4. 治疗前要做好沟通解释工作 患儿首次接受放射性核素敷贴治疗，家长对治疗的过程、反应、疗效等不甚了解，往往存在疑虑、紧张甚至是恐惧心理。故细心做好解释工作能获得家长的配合，使治疗工作顺利开展并取得较好效果。

5. 交待治疗后的注意事项 嘱家长密切观察患儿的局部皮肤反应，保持治疗部位清洁、干燥，减少磨擦，避免理化刺激等；要按预约时间及时复诊等。做好随访工作，及时了解患儿敷贴治疗后的反应及效果，对出现的异常反应及时处理。

总之，放射性核素敷贴治疗婴幼儿毛细血管瘤，只要选择病例合适，治疗及时，剂量控制得当，家属理解和患儿配合，均会取得良好效果。

（黄斌豪）

十一、冬天不怕冷 未必是好事——关注甲亢的"另类"表现

随着新一年日历的翻开，一年中最冷的一段日子到来了。街上行人纷纷"全副武装"，每天早晨离开温暖的被窝成了最痛苦的事……然而有些人却显得"卓尔不群"，哪怕气温降到冰点以下，他们却并不感到寒冷刺骨。如果你恰巧属于这"少数派"，千万别光顾着自鸣得意，小心一种内分泌疾病——甲亢悄然来袭。

1. "人体引擎"超速运转——甲亢的病理基础 在人体颈部的甲状软骨前方，有一个蝴蝶形状的器官——甲状腺。它是人体主要的内分泌器官之一，其所分泌的甲状腺激素发挥着调节机体代谢的重要作用，故而有"人体引擎"的别称。正常情况下，甲状腺激素的分泌量恰到好处，人体的分解代谢与合成代谢处于动态平衡中；一旦在各种内、外部致病因素的作用下，甲状腺机能亢进，人体引擎超速运转，激素分泌过量，就会大大增加人体的分解代谢（即将机体储存的糖原、脂肪等能量物质加速分解），从而引发各种甲

亢症状和体征。

2. 心慌怕热急躁消瘦——甲亢的多样表现 人体引擎超速运转，引发的连锁反应将累及多个系统——最为显著的就是心跳加快，血液循环速度增加，心慌、心悸、心动过速、怕热、多汗等症状相继出现，部分病情较重的患者甚至会发生甲亢性心脏病。人体消耗多了，能量入不敷出，自然会出现消瘦，随之而来的便是食欲旺盛。当然，由于存在个体差异，并不是所有的甲亢患者症状都那样典型、全面，相当比例的只出现其中几种甚至只有一种症状。

严冬时节为了抵御寒冷，人体代谢率普遍较高，心率自然较快，胃口变大更是几乎每个人都会遇到，因此，季节性的生理机能变化，常常会掩盖甲亢的症状，降低患者的警惕性。如果冬天一反常态地不怕冷，甚至稍一活动或不活动都会出汗，就得当心是否甲状腺出了问题。

3. 药物手术还是核素——患者的进退维谷 治疗甲亢最常用的方法是服药。人体内分泌机制极其复杂，其中很多细节医学界至今尚未明了，因而药物疗法所需时间较长，常常需要一两年甚至更久。由于药物需要通过肝肾进行代谢，一些肝肾本身就存在慢性病变的患者往往无法耐受，甚至被迫停药，前功尽弃。即便没有出现副作用，治甲亢药物昂贵的价格也给不少患者带来沉重的负担。

既然常规内科疗法存在诸多弊端，患者们很自然地就把关注的目光转移到外科手术上。从理论上来说，甲亢手术治疗很简单，只要切除部分甲状腺腺体就可以了。事实上，手术存在一定的风险。甲状腺虽然位置表浅，但周围存在很多重要的血管和神经，特别是喉返神经。术中如果不慎损伤了该神经，患者将会出现声音嘶哑的后遗症。更可怕的是，部分患者的甲状旁腺潜藏于甲状腺中，手术时如果切除了甲状旁腺，患者血钙浓度会明显下降，引发手足抽搐，甚至会有生命危险。

内外科疗法都存在诸多不确定因素，难道甲亢治疗就没有第三条路可走了吗？答案是否定的，核医学疗法融合了服药与手术的优势，同时又避免了副作用，给甲亢患者带来了福音。

4. 甲亢同位素治疗——安全引爆"超微核弹" 核医学的"核"字让很多人心存疑虑甚至恐惧。其实这大可不必，治疗剂量的核素对人体健康的影响微乎其微。甲状腺有个特点——对碘元素有特别的嗜好，人体通过消化道摄入的碘，绝大多数都富集到甲状腺中。这就给核医学治疗提供了便利，患者口服含有碘-131 的药剂后，具有衰变特性的碘-131 就通过血液循环汇集到甲状腺中。碘-131 在衰变的过程中释放出 β 射线，射线释放的能量可破坏机能亢进的甲状腺组织，就像动了一场不流血的手术，悄无声息荡平甲亢。

为什么同位素治疗有如此明显的疗效？因为甲状腺合成甲状腺激素的过程中，碘元素是必备原料，放射性碘-131 和稳定性碘具有相同的生理生化特性，甲状腺组织同样对它有高度的吸收和浓集能力。大量浓聚的放射性碘-131 使甲状腺受到辐射作用，部分甲状腺组织被破坏，使甲状腺激素生成减少，甲亢缓解或治愈。碘-131 是一种不稳定的放射性核素，在衰变过程中可发射 γ 和 β 射线，起治疗作用的 β 射线占 99%。很多患者对核医学治疗的安全性存在疑虑，认为在治疗过程中人体会"吃光"。事实上，β 射线甲状腺组织中的射程很短，仅为 2 毫米，不会对甲状腺外的组织造成影响。更重要的是，碘-131 在人体中的半衰期只有 3～5 天，患者在一个疗程中受到的辐射剂量仅为拍一次普通 X 光片的 1/5，不会对健康造成损害。无法耐受药物和手术的患者，应该毫不犹豫地选择核医学疗法。

5. 同位素治疗会致癌？无稽之谈！ 哪些甲亢患者适宜放射性碘治疗？普遍认为成年男女患者均适宜。现在有争论的是育龄妇女和儿童的治疗问题。在使用碘-131 治疗甲亢的初期，有人担心碘-131 有致癌及白血病、胎儿先天性异常的危险。然而经过半个世纪的临床实践，这些担心已被消除，国内外 100 多万例病人资料统计，没有发现白血病和甲状腺恶性肿瘤的发生率增加，胎儿畸形不超过自然发生率，对生育力和后代发育无影响。目前专家一致公认的是对妊娠期和哺乳期的甲亢患者不宜用碘-131 治疗，因为这可以引起胎儿或婴儿的甲状腺功能减退。因此我们认为除妊娠和哺乳期妇女外，碘-131 对所有年龄的病人（包括育龄期妇女和儿童）都是安全的治疗方法。

（余　飞）

十二、瘢痕疙瘩的放射性核素敷贴治疗

1. 什么是瘢痕疙瘩？

瘢痕疙瘩，又称疤痕疙瘩，是继发于皮肤损伤愈合后形成的、以超出最初损伤边缘，呈浸润性、过度生长为特点的结缔组织。本病常继发于外伤、烧伤、烫伤、耳环刺激、注射和手术后，常伴有瘙痒、刺痛等症状，影响患者的生活质量，大面积的瘢痕疙瘩若发生在关节部位，使肢体活动受限，会严重影响工作和生活。

2. 如何知道长了瘢痕疙瘩？

瘢痕疙瘩的临床诊断标准：①病变超出皮肤最初的损伤边缘，向周围正常组织浸润，呈蟹足状生长；②呈持续性生长，不会自行消退；③高出皮肤表面、质硬韧、颜色发红，呈结节状、条索状或片状肿块，常伴痒、刺痛等症状。

3. 瘢痕疙瘩与增生性瘢痕有何区别？

一般来说，瘢痕疙瘩常超出损伤范围，向正常皮肤侵袭性持续生长，单纯手术切除后易复发；增生性瘢痕疙瘩则边界不超出损伤范围，有自然消退趋势，手术切除后很少复发。

4. 瘢痕疙瘩的主要治疗方式有哪些？

瘢痕疙瘩应采取包括手术治疗、非手术治疗等多种方式在内的综合治疗，非手术方式主要为瘢痕疙瘩内药物注射、放射治疗，其中放射治疗包括放射性核素敷贴治疗、浅层 X 线治疗、直线加速器产生的电子束治疗。放射性核素敷贴治疗的机理主要是利用放射性核素释放的 β 射线作用于疤痕组织中的成纤维细胞，成纤维细胞受到电离辐射后发生变性，从而减少了胶原的合成与沉积，达到治疗的目的。目前常用的放射性核素为商品化的敷贴器——锶-90（^{90}Sr）、自制的敷贴器——磷-32（^{32}P）。

5. 什么情况下可以采取放射性核素敷贴治疗？

放射性核素敷贴治疗瘢痕疙瘩应坚持早期、小剂量、长疗程及总剂量控制的原则，下列 5 种情况可以进行敷贴治疗：

（1）面积较小且厚度小于 5 毫米者：直接敷贴治疗。

（2）面积较小但厚度大于 5 毫米者：先手术切除瘢痕疙瘩，折线后第 2 天行同位素敷贴；或者瘢痕疙瘩内注射激素等药物，待瘢痕疙瘩变平后再行同位素敷贴，预防瘢痕疙瘩的复发。

（3）面积较大但厚度小于5毫米者：直接敷贴治疗；或者先手术切除病变+皮瓣转移、植皮术，术后对皮肤缝合处行同位素敷贴。

（4）面积较大且厚度大于5毫米者：先手术切除病变+皮瓣转移、植皮术，术后对皮肤缝合处行同位素敷贴。

（5）瘢痕疙瘩易发部位术后：切口部位瘢痕增生的预防。

（6）放射性核素敷贴治疗安全可靠吗？

用于敷贴治疗的同位素为锶-60（^{90}Sr）、磷-32（^{32}P），它们发出纯β射线，这些β射线在组织中穿透距离较短，最长距离约为11毫米，平均约为4～6毫米，不会对人体深部的组织器官产生危害，也没有导致局部皮肤癌变的报道，所以是安全的。

总之，放射性核素敷贴治疗的优点是无痛苦，疗效肯定，简便安全；缺点是剂量较大时易造成放射性皮炎，可出现皮肤发红、脱皮、色素减退或沉着，影响美观。

（黄定德）

十三、甲亢与甲减，性格迥异的"孪生兄弟"

甲亢，是甲状腺机能亢进症的简称；甲减，是甲状腺机能减退症的简称。可见，甲亢与甲减，均与甲状腺有关。那么，在甲状腺身上会发生怎样的故事呢？

首先，让我们认识一下甲状腺。甲状腺是人体最大的内分泌腺体，位于颈部气管前方，由左右两叶及中间相连的峡部组成，像一只展翅的蝴蝶，重约20～30克。甲状腺细胞对碘有很强的聚集能力，人体每日摄入的碘约1/3进入甲状腺，全身含碘量的90%都集中在甲状腺。甲状腺合成和分泌有生物活性的激素是甲状腺素（四碘甲腺原氨酸，T_4）和三碘甲腺原氨酸（T_3）两种。甲状腺激素是人体最重要的激素之一，它的生理功能主要是：①促进新陈代谢，使绝大多数组织耗氧量加大，并增加产热。②促进生长发育，对长骨、脑和生殖器官的发育生长至关重要，尤其是婴儿期。③提高中枢神经系统的兴奋性，加强和调控其他激素的作用及加快心率、加强心缩力和加大心输出量等作用。甲状腺是内分泌系统的一个重要器官，它和神经系统紧密联系，相互作用，相互配合，被称为两大生物信息系统，没有它们的密切配合，机体的内环境就不能维持相对稳定。甲状腺受到神经刺激后分泌甲状腺激素，作用于人体相应器官而发挥生理效应。

甲状腺疾病多种多样，甲亢和甲减的表现尤为突出。下面先分别看看此两兄弟的性格吧！

甲亢是指甲状腺处于高功能状态，其特征有甲状腺肿大、突眼症、基础代谢增加和自主神经系统的失常。本病青睐年轻女性，男女之间比例为1∶4～6，以20～40岁多见，起病缓慢。临床上最常见的甲亢是毒性弥漫性甲状腺肿，其主要的临床表现及危害有：①怕热多汗、心动过速、气促、食欲增加等高代谢症候群，但体重反而下降，疲乏无力。②甲状腺肿大。③眼球突出。④神经过敏、易于激动、烦躁多虑、失眠紧张、多言多动等神经系统症状，有时思想不集中，有时神情淡漠、寡言抑郁。⑤心悸、胸闷等心血管系统症状，可出现早搏及房颤等。⑥女性患者常有月经减少，周期延长甚至闭经，影响乳房发育。男性患者多阳痿。

甲减是甲状腺激素合成与分泌不足或甲状腺激素生理效应不好或不足而致的全身性疾病。成人甲减绝大多数是由于手术切除、长期抗甲状腺药物治疗或使用放射性 ^{131}I 治疗甲亢所致。其主要的临床表现及危害有：①怕冷、皮肤干燥少汗、粗糙、泛黄、发凉、毛发稀疏、干枯、指甲脆、疲劳、瞌睡、记忆力差、智力减退、反应迟钝、轻度贫血、体重增加等一般表现。②部分患者会出现颜面苍白而蜡黄、面部浮肿、目光呆滞、眼睑浮肿、表情淡漠、少言寡语等特殊表现。③心率缓慢、心音低弱、心脏呈普遍性扩大、常伴有心包积液。④男性可出现性功能低下、性欲减退、阳痿；女性可有月经不调、经血过多或闭经，一般不孕。⑤常感肌肉疼痛、僵硬、关节不灵、有强直感、受冷后加重。⑥食欲减退、便秘、腹胀等。⑦记忆力减退、智力低下、反应迟钝，多瞌睡、精神抑郁、焦虑，严重者发展为精神分裂症。后期多痴呆、木僵或昏睡。

从以上甲亢与甲减的临床表现看，一个是"暴躁君"，一个是"温顺妹"；一个是"大食神"，一个是"小吃鬼"；一个"手震震"，一个"木呆呆"；一个"骨瘦如柴"，一个"脑满肠肥"。

甲亢与甲减，虽同在甲状腺疾病的大家族，但多数情况下是"分居"的。但有时候经不住"寂寞"，"同居"了（如在桥本氏甲状腺炎病程的不同阶段），有时候又互相"捉迷藏"：甲亢进行抗甲状腺药物过量治疗后出现了药物性甲减，停药后甲亢又复发了；甲减予甲状腺激素替代治疗过量后，会变成药物性甲亢，停药或减量后又变成甲减了。

甲亢与甲减，给你俩一个封号最合适不过了：性格迥异的"孪生兄弟"。

（黄斌豪）

十四、甲状腺癌患者经碘-131（^{131}I）治疗后，甲状腺素片应该这么吃！

DTC（分化型甲状腺癌）患者经碘-131（^{131}I）治疗后均应行 TSH 抑制治疗，TSH 抑制治疗是指服用大剂量甲状腺激素使血清促甲状腺素水平降低。TSH 抑制治疗不是单纯的甲状腺激素替代治疗，是一种新的治疗理念，可使 DTC 术后复发率显著降低，患者的生存时间显著延长。但对于每天口服甲状腺素片（即 L-T$_4$，常用优甲乐或雷替斯）患者及部分临床医生往往易忽视一些细节问题，导致抑制治疗不达标准。而 TSH 抑制水平与 DTC 的复发、转移和相关死亡的关系密切。左甲状腺素钠（Levothyroxine Sodium，L-T$_4$）为人工合成的四碘甲状腺原氨酸钠（T$_4$），在体内可转变成三碘甲状腺原氨酸（T$_3$），再通过与 T$_3$ 受体特异性结合而发挥特定作用。由于 TSH 抑制治疗对 DTC 患者预后具有重要意义，医生和患者都应该对该药的规范服用有充分的了解。

1. L-T$_4$ 何时吃？

推荐早晨起床第一件事是先口服 L-T$_4$，将一日剂量一次性用半杯水送服，然后再洗漱，间隔至少半小时后吃早餐，这样最利于维持稳定的 TSH 水平。万一哪天早晨忘记了吃药，不要担心，在第二天早晨将前一天漏服的药物全量补齐就可。

2. L-T$_4$ 吃多少？

关于吃多少的问题要因人而异，建议要听取核医学科或甲状腺外科专家的意见。口服 L-T$_4$ 吸收可达 80% 以上，达峰时间（t_{max}）大约为 5~6 个小时。口服给药后 3~5 天发生作用。L-T$_4$在体内作用时间较长，停药后作用可持续 1～3 周。因此在服用 L-T$_4$时，要根据患者甲状腺功能水平、体重、年龄、基础疾病情况选择合适剂量。L-T$_4$规格有 50 微克和 100 微克两种。推荐 TSH 抑制剂量为每日 150～300 微克。一般来说对已清除全部甲状腺的 DTC 患者，每日量约为每千克体重 1.5～2.5 微克；因老年人甲状腺激素外周降解率降低，所以老年患者 L-T$_4$剂量较年轻人要低 20%～30%。部分患者需要根据冬夏季节 TSH 水平的变化调整 L-T$_4$用量（冬增夏减）。L-T$_4$最终剂量的确定要依靠血清 TSH 的监测。在 L-T$_4$剂量调整阶段，应每 4 周测 1 次 TSH，达标后应定期复查甲状腺功能，以保证 TSH 维持于目标范围。

3. L-T$_4$如何吃？

L-T$_4$口服后，大部分在小肠的上端被吸收。为保证能充分吸收，应在间隔足够时间后服用某些特殊药物或食物。例如，与维生素、滋补品间隔 1 小时；与含铁、钙食物或药物间隔 2 小时；与奶、豆类食物间隔 4 小时；与降脂药物间隔 12 小时。因为与奶、豆类食品间隔要 4 小时，建议患者服用 L-T$_4$期间早餐食谱要改变，不要再食用牛奶、豆浆或其他豆制品，可改在中餐或晚餐食用。

L-T$_4$要避免与多种药物同服。有相关文献报道，含铝药物、含铁药物和碳酸钙含铝药物（抗酸药、胃溃宁）可能降低左甲状腺素的作用。因此，应在服用 L-T$_4$至少 2 小时后服用上述药物。同样，消胆胺、考来替泊会抑制左甲状腺素钠的吸收，故应在服用 L-T$_4$后4～5 小时再服用消胆胺。由于 L-T$_4$主要在肝中代谢，因此任何具有肝酶诱导作用的药物，如巴比妥盐、苯妥英钠、卡马西平、利福平等可加速 L-T$_4$的代谢，增加肝脏清除率，导致体内作用时间缩短，血药浓度下降。

L-T$_4$可能降低抗糖尿病药物的降血糖效应。因此，开始甲状腺激素治疗时，应经常监测患者的血糖水平，如需要调整抗糖尿病药物的剂量。对于抗凝药物香豆素衍生物，左甲状腺素能够取代抗凝药与血浆蛋白的结合，从而增强抗凝作用。因此，对使用抗凝药物的患者，开始甲状腺激素治疗时，应定期监测凝血指标，必要时应调整抗凝药的剂量。

以上服药的细节问题貌似小事，但关系到 TSH 抑制治疗效果，而且甲状腺癌患者 [131]I治疗后，需要终生服用 L-T$_4$。因此关注以上问题，有利于促进临床合理用药，提高 DTC患者长期的治疗效果。

（程 兵）

十五、甲状腺激素，无处不在的"生命之火"

甲状腺，位于我们脖子中间，形态酷似蝴蝶，是人体最大的内分泌器官，所分泌的甲状腺激素，可谓是人体的"生命之火"，故有"人体发动机"之称。近年来，甲亢、甲减、桥本氏甲状腺炎、亚急性甲状腺炎等甲状腺疾病日渐困扰国人，甲状腺结节和甲状腺癌的发病率也逐年升高，根据文献提示，甲状腺疾病在美国影响着大约 12% 的人群健康。

那么，作为"生命之火"的甲状腺激素到底是什么?她有什么神通？许多甲状腺疾病（例如甲减）都需要甲状腺激素治疗，但因对相关知识的缺乏，老百姓在认识上还存在一些误区。

1. 甲状腺激素的四个分身 甲状腺激素的叫法，其实是我们的口头语，医学上它有严谨而复杂的"全名"。多数语境中，甲状腺激素包括四个"分身"：四碘甲状腺原氨酸（TT_4）、三碘甲状腺原氨酸（TT_3）、游离甲状腺素（FT_4）、游离三碘甲状腺原氨酸（FT_3）。

这四枚"生命之火"的分身根据所拥有的碘分成两个派别：拥有 4 个碘的是 TT_4 和 FT_4，我们称之为 T_4；拥有 3 个碘的是 TT_3 和 FT_3，我们称之为 T_3。人体中 93% 的是 T_4，7% 的是 T_3，虽然 T_4 的储量是 T_3 的十几倍，但是 T_3 的生理活性是 T_4 的 5 倍。具体来说，TT_3 是甲状腺激素对各种靶器官作用的主要激素，是查明早期甲亢、监控复发性甲亢的重要指标；FT_3 是在体内发挥生物作用最强的"精兵强将"；TT_4 是甲状腺分泌最多的激素，TT_4 的代谢调节同 TT_3 一样，也受下丘脑-垂体前叶-甲状腺轴的控制；FT_4 是甲状腺代谢状态的真实反映，是反应甲状腺功能最为灵敏和最有价值的指标；这四种生力军的直接上级"指挥官"叫 TSH（促甲状腺激素），甲状腺平时都会听从其号令而进行"加班加点"或者"休养生息"，TSH 也会根据其"下级"的反应而调整"作战战略"。TSH、FT_3 和 FT_4 三项联检，常用以确认甲亢或甲低，以及追踪疗效。

大家可能会问，如果换个角度看这四枚"生命之火"，FT_3、FT_4 和 TT_3、TT_4 有啥区别？我们可以这样理解，TT_4、TT_3 是我们的总兵力，她们随时缓冲甲状腺分泌活动的急剧变化，而 FT_3、FT_4 是一线作战部队。一线作战部队的数量是总兵力的不到百分之一，但却是在一线发挥甲状腺激素生命之火的实际作战力量！

2. 她是生命中不可缺少的"一把火"   甲状腺激素的主要生理功能是促进机体新陈代谢及生长发育，并对全身各个系统（如心血管、消化、神经、造血系统等）发挥重要的调节作用。简单地说，甲状腺激素不足，导致"甲减"；甲状腺激素过量，导致"甲亢"。

人类在胚胎期，甲状腺激素就能促进神经增殖和神经元骨架的发育，调控幼年期的生长发育，促进骨化中心发育成熟，加速软骨骨化，促进长骨和牙齿的生长。人类成年后，她能增强能量代谢，使基础代谢率提高 60%～80%；可调节人体的糖、脂肪、蛋白质的合成和分解代谢。分泌过量时（甲亢）促进分解代谢的作用更明显，有助于胆固醇从血中清除；分泌不足时（甲减）脂肪合成与分解均降低，体脂比例升高，血胆固醇水平升高，此时容易引发动脉粥样硬化，同时蛋白质合成障碍，组织间黏蛋白沉积，可使水滞留于皮下，会引起黏液性水肿。研究发现，甲减常可导致心动过缓和心脏舒张功能下降。轻度甲减可增加冠心病风险，而治疗甲减则有助于对血清总胆固醇水平的控制。应用左旋甲状腺素片治疗亚临床甲减后，患者的缺血性心脏病事件风险显著下降。此外，甲状腺激素还可以协助肝脏调节血脂紊乱。

3. "生命之火"有时候缺乏活力却半遮半掩   甲状腺这个重量仅为 20～30 克，看似"不起眼"的微小器官，却很容易受伤。"甲减"是甲状腺功能减退症的简称。国外有一项调查研究发现，在健康人群中甲减的发病率约为 8.9%，并不是很低。但这个病很难发现。为什么这么说呢？这是因为甲减虽然是一种甲状腺疾病，甲状腺局部却可以毫无症状，很容易被误诊或漏诊，症状不典型是甲减难以被发现的主要原因。甲减可引起心、肝、肾、血液、神经、消化等多个系统的损害，有时可能只是某一个系统的症状表现突出，所以甲减的症状表现五花八门。

甲减患者有时会有反复发作的胸闷、心悸、气短、心衰等症状，容易被误认为是冠心病，这是由于甲状腺激素不足，心肌对肾上腺素和去甲肾上腺素的敏感性下降，加之组织耗氧量减少及代谢率降低，往往会心动过缓，心搏出量减少，外周血管收缩，脉压变小，皮肤、脑、肾血流量降低；突然变胖，甲减好发于中年妇女，尤其是四五十岁以上的女性更应该注意，如食量未见增长，体重却增加不少，有时还会发现自己双脚、双腿突然长"胖"了，不要轻易认为是女性"中年发福"，这可能是甲减的水肿，与一般水肿不一样，用手指按压皮肤无凹陷，医学上称为"黏液性水肿"，但一般人会误认为是肥胖；记忆力减退，甲减可发生于任何年龄，发病率随年龄增长而增加，老年人患上甲减，多表现为大脑思维迟钝、记忆力减退、少言语、嗜睡、注意力很难集中、精神委靡、记忆力下降，这些症状，或被误认为是衰老的正常写照，或被错当成老年性痴呆的典型表现，但其实，这也有可能是"甲减"在捣鬼，这时不妨给甲状腺作个检查。因为，这种情况很可能是老人的甲状腺出了问题；如果患了甲减，人常表现为无缘无故的疲乏，整天昏昏欲睡、反应迟缓、精神抑郁、言语减少、皮肤粗糙苍白、出汗少、怕冷等等，常常会有些人误以为这是亚健康或更年期症状，不当回事，检查可发现皮肤无弹性、面部无表情、毛发稀少、眉毛脱落、心率缓慢、血脂高、贫血等，但如果不检查甲状腺功能往往发现不了病人患病的真正原因，常久治不愈，成为"疑难杂症"；顽固便秘久治不愈，如果甲状腺功能衰减了，人体各个系统的生理机能必然下降，消化系统也不例外，会出现胃肠道功能减退、蠕动缓慢，伴随而来的有食欲下降、腹胀以及便秘等症状。特别是便秘，常常较为顽固，一般治疗便秘的办法往往难以奏效。

4. 如何呵护你的"生命之火" 甲状腺疾病有"重女轻男"的倾向，通常女性病人是男性病人的6～8倍，每6个女性中就有一个可能患。尽管甲减不会直接威胁到生命，但会严重影响患者的生活质量和工作能力，长期甲减还会导致心血管疾病的发病风险和死亡率明显增高。但也不要过于紧张，甲减如果早期发现，及早治疗，其实并不可怕，属于可治之病。

因为甲减患者自身合成甲状腺激素不足，因此我们通常使用左旋甲状腺素用于甲减的治疗，它的成分主要是 T_4，服用左旋甲状腺素就相当于补充 T_4。T_4 补充足够了，由 T_4 转化成的 T_3 也就足够了，那么能发挥生理功能的甲状腺激素也足够了。

有一种特殊的甲状腺疾病叫做桥本氏甲状腺炎，当它出现甲减和亚临床甲减时需要按照情况行甲状腺激素替代治疗。甲状腺肿明显时，对于甲状腺机能正常者，甲状腺激素可能有减小甲状腺肿的作用，但是否采用还需评估心脏和全身状况，权衡利弊。

5. 甲状腺激素——此激素非彼激素 很多人会有这个想法，既然是甲状腺激素，那么这个药物就含有"激素"了，心里就有抵触情绪，不想吃，认为激素会使人发胖，会成瘾，好像毒品一样。其实人们心目中怕的激素一般是指肾上腺皮质激素，商品名叫泼尼松或强的松等，而甲状腺疾病患者吃的"甲状腺激素"和人们所说的激素完全不同，此激素非彼激素，大可不必如此顾虑。

甲状腺激素原本产生于人体，原本就是人体自身分泌的激素之一。目前认为遵照医嘱服用适量的甲状腺素是没有副作用的。当然，前提是要注意以下几点：①从小剂量开始服用，逐渐加量，如果一开始就服用较大剂量的甲状腺激素有可能会引起心绞痛，特别是心脏不好或高龄患者；②要适量，量小了起不到作用；量大了，当然会对身体有害。这就如同吃饭，吃少了肚子饿，吃得多了也会撑坏肚子。目前用于桥本氏甲状腺炎、甲减治疗的甲状腺素药物有优甲乐、雷替斯、加衡、甲状腺素片等，大多数患者需要长期服药。

（余 飞）

十六、甲状腺疾病日常饮食要注意什么？

门诊经常有甲状腺疾病的患者咨询能不能吃加碘盐？还会问能不能吃海鲜？可以吃十字花科类蔬菜吗？那么，甲状腺疾病患者的日常饮食该注意哪些？

1. 碘：摄入不足或过量都有可能会导致甲状腺疾病　碘是甲状腺最亲密的"朋友"。自然界从空气到水，从土壤到植物再到动物，都有碘的身影，尤其在大海中，海水的碘含量超出想象的高。自然界中的这些碘，可以通过食物、饮用水和空气，进入人体，遇到甲状腺后，甲状腺就会牢牢抓住这些碘，成为最亲密的"朋友"，一起合成人体的"生命燃料"——甲状腺激素。同样地，碘与甲状腺疾病也密切相关，碘与甲状腺疾病之间的关系呈 U 形曲线，碘过量或缺乏都会损害甲状腺功能。世界卫生组织（WHO）的建议：健康成人（非孕妇）每天需摄入碘 150～200 微克，妊娠期和哺乳期妇女每天要保证至少 250 微克的碘摄入量。医院一般可通过尿碘测定，初步判断碘在人体的多少，一般认为介于 100～200 μg/L 为碘适宜状态；也有国外研究认为甲状腺球蛋白（Tg）可作为儿童体内碘状态的可靠血液学标志。根据 2016 年 7 月在《Thyroid》最新发布的我国甲状腺流行病学数据（研究对象为来自中国东部和中部 10 个城市的 15008 位成年人），我国从 1996 年实施全民食盐碘化法规以后，现已基本消除了碘缺乏病，部分地区还存在着碘过量的问题，中国摄碘量被认为已超过所需水平，甲状腺疾病患病率和疾病谱的改变反映出碘摄入过量可能产生负面影响。

2. 还能够愉快地吃海鲜吗？

海鲜味道鲜美，含有丰富的营养成分，深受大家喜爱。但是，海鲜不宜多吃，特别是患有甲状腺疾病的患者，面对味美汤鲜的海鲜，该如何下口呢？医生和病人交代注意事项时候，一般所说的海鲜包括三类：藻类、虾贝类、鱼类，它们的含碘量其实有天壤之别，呈现三个等级。我们常说的海带、紫菜属藻类，属于高碘含量；虾、扇贝等则是虾贝类，属于中等含碘；鱼类有带鱼、三文鱼、小黄鱼等，属于低等含碘。甲亢患者在治疗后，如果甲状腺功能还未正常，或者还伴有甲状腺肿大，同时再摄入较多碘的话，会让病情雪上加霜。此时必须"忌"碘饮食。若甲状腺功能已经正常，甲状腺无明显肿大，可选择含碘量较少的小黄鱼、带鱼、墨鱼解解馋，每周吃一次还是可以的，烹饪时使用无碘盐。单纯甲状腺结节的患者，最好在测定自身体内碘多少的情况下，再选择性地吃海鲜。长期高碘饮食会诱发自身免疫性甲状腺炎，如桥本氏甲状腺炎，破坏甲状腺细胞，从而加重甲减，该病为遗传因素及环境因素影响的自身免疫性疾病，可在同一家族中的几代人中发生，所以对于桥本甲状腺炎患者的子女要注意减少碘的摄入量，必要时检查甲状腺功能，尽量做到提前干预，预防桥本甲状腺炎的发生。

3. 十字花科的蔬菜能吃吗？

十字花科听起来可能比较复杂，但如果我告诉你，我们常吃的花椰菜、卷心菜、萝卜、西蓝花、芥蓝等都是十字花科这个家族的，你大概就不会觉得陌生了吧。十字花科植物中有一类抗氧化物质——硫苷，在某些条件下，硫苷会水解生成异硫氰酸盐。硫氰酸盐是一种致甲状腺肿物，致甲状腺肿影响的作用方式是竞争性抑制碘-钠转运体（NIS）的活性，进而抑制甲状腺碘吸收，长久以往会造成人体内甲状腺激素生成障碍，导致甲状腺肿大。

门诊经常有甲状腺病人问是不是不能吃十字花科类植物，其实我们经常会说一句话，离开"数量"判断"能不能吃"都是伪命题。一般来说，在下列情况下，你才需要认真考虑这个问题。首先，你需要短时间内大量食用十字花科食物，相当于每天要吃 1000 克的西蓝花、萝卜、卷心菜等；其次你同时有大量吸烟的历史，或者处于低碘地区并且吃不到海鲜和碘盐，或者同时食用富含类黄酮的水果（苹果、梨、葡萄、橘子）的水果。除了上述的情况，一般情况下甲亢、甲减、甲状腺结节、甲状腺癌的患者都可以适当增加十字花科类食物的摄入。尤其是平时经常进食海产品及沿海地区的人群，进食十字花科食物能有效降低高碘对于甲状腺的刺激作用，其中富含的大量抗氧化剂更是保护全身细胞免于各种有毒物质的侵袭。

（余 飞）

十七、甲状腺结节，是切还是留？

常规体检中外科检查总少不了颈部触诊这一项，然而就是这看似简单的"一摸"，一些人却"摸"出了问题——体检报告上多了"甲状腺结节"五个刺眼的大字。如果把体检项目升级，再多做一项甲状腺 B 超的话，相信会有更多的人成为"结节一族"。有人一听到"结节"两个字就非常紧张，生怕自己得的是不治之症；另一些人则认为结节没什么大不了的，既不痛又不痒，随它去好了。其实，这两种极端观点都是不科学的。

1. 甲状腺结节背后的 N 种可能　结节可以是多种甲状腺疾病的体征，从最常见的结节性甲状腺肿、甲状腺囊肿、甲状腺腺瘤，到凶险的甲状腺癌都有可能。由此可见，一味地紧张或听之任之都是不可取的。一旦发现甲状腺结节，第一时间做进一步的检查和评估，判断其性质才是科学的做法。

2. B 超——无创、快捷、价廉初探结节性质　一提到判断肿块的性质，不少人首先想到的就是做 CT、磁共振。其实，对于甲状腺这样比较表浅的器官，使用 B 超就能清晰地窥见其全貌。如今 B 超的"技艺"已经很高超，可以检查出直径仅为 2 毫米的微小结节。B 超不仅能忠实显示结节的位置、形态、大小及边界，还可提示结节是否有钙化、血流状况如何，并能针对颈部淋巴结进行客观的观察，如果结节为恶性，则会存在所有恶性肿瘤所"擅长"的行为——"转移"，而临近的淋巴结是其喜欢攻击的目标之一。如果发现结节中有微小的钙化，局部低回声，结节之间血液供应较为丰富，则提示有恶性的可能，应做进一步的检查。

B 超的无创、快捷、价廉，是判断甲状腺结节性质的首选检查，但这并不意味着 CT 和磁共振就毫无意义。CT 和磁共振的空间分辨率较高，在精确定位结节及与毗邻组织（如重要血管、神经等）的关系上具有较大优势，对于需要手术的患者是很有必要的。

3. "温度"暴露结节的性质　甲状腺有一个特点——对碘有特别的"嗜好"，人体摄入的碘基本都富集在甲状腺中。这一特点为核医学检查甲状腺提供了便利。在人体中引入少量具有放射性的碘同位素，通过血液循环富集在甲状腺中。通过特殊的 γ 射线照相机，就能让甲状腺显像。根据甲状腺组织中碘的浓度，标记上不同的颜色。摄取碘较少的结节颜色较深，称为"冷结节"；与周围组织吸碘程度相同的结节称为"温结节"；如果吸碘量比周围组织更多，颜色就更为鲜亮，称为"热结节"。"温度"恰恰暴露了结节的性质。一般情况下，恶性结节较少吸收碘，所以一旦核医学检查发现"冷结节"，就要引起高度警惕。

4. 定期随访很重要　综上所述，对甲状腺结节既不能听之任之，也不能草木皆兵，应结合患者的各种症状和体征进行综合判断。如通过常规的影像和实验室检查无法判定性质，可做穿刺抽取部分结节细胞行病理检查。但是，一次阴性检查结果并不能说明问题，有可能并没有正好抽取到癌变的细胞。因此，甲状腺结节患者应根据医嘱定期随访，密切关注病变的动向。如果我们把良性的结节称为"好孩子"，恶性的结节称为"坏孩子"，那么"好孩子"在某些因素的推动及诱发下，是可以变为"坏孩子"的，一旦各种证据都提示结节存在恶变的倾向，应毫不犹豫地手术切除。就象培育栋梁之才一样，对于甲状腺结节我们要关注，必要时要施以适当的干预就会保证它不会"长歪"，造成不良后果。

（余　飞）

十八、甲状腺结节患者的"三个注意"

1. 甲状腺结节要注意定期随访　甲状腺结节的患者在临床上可能没有不适症状，当结节较大并且位置靠近气管或食管的话，可能会有局部压迫症状，表现为呼吸或者吞咽的不适，但是大部分患者是没有感觉的，人们常在体检或无意触摸颈部时发现肿块而就诊。单纯的甲状腺结节恶性率很低，恶性病变仅占 2%～5%，所以体检查出来有结节不用惊慌，但是合并桥本氏甲状腺炎的患者要适当注意，这种情况下结节的恶性率较单纯的甲状腺结节患者要高一些，桥本病的患者通常会有不明原因的乏力、干燥感、睡眠质量差的症状。碘充足地区触诊患病率女性为 5%，男性为 1%。美国报道甲状腺结节患病率最高的一项研究结果是应用高清晰度超声，在随机选择的人群中，甲状腺结节的检出率高达 19%～67%，女性和老年人群更为多见。甲状腺结节的患者不论治疗与否，都要定期随访复查，一般来说，6～12 个月要复查甲状腺 B 超、血清甲状腺功能指标，以防病情发展和变化，错失治疗时机。即使证实了结节是恶性的，也不必谈癌色变。甲状腺癌根据病变细胞类型的不同有迥异的发展过程，常见的乳头状癌术后治愈率达 90%，对生活质量和寿命都没有太大的影响，不必太紧张和怕耽误了治疗。即使是良性结节，有些患者也会产生心理压力，夜不能寐，生活在恐惧之中。在这种情况下，也可以行手术治疗，解除患者的后顾之忧，目前的甲状腺结节手术非常成熟和先进，不会造成不良的后果。

2. 如何在日常饮食上注意?　饮食中的碘元素对甲状腺的影响最大，摄碘不足或过多都会引起甲状腺病变。随着饮食的丰富，因缺碘而引起的甲状腺结节已经非常少见，相反，过多碘摄入所致的甲状腺结节日益增多。以上海地区为例，上海属于碘充足地区，有观点认为居民长期食用加碘盐，甲状腺结节的发病率也逐年上升。所以，在日常沿海地区人群则应控制碘的摄入，控制加碘盐的食用量。一般来说，成年人每日摄入 100～200 微克的碘就够了。甲状腺组织内由于需要合成甲状腺激素，几乎每时每刻进行着生化合成反应，而催化这一反应所需的酶容易受到有害化学物质的破坏和干扰，特别是一些人工合成的化学物质，如硫氰酸盐、过氯酸盐、农药、有害化学气体、过量的食品添加剂等，当食品中出现这些化学物质时，容易诱发结节。同时应该杜绝吸烟不良嗜好，还应减少油炸、烧烤、腌制食品的摄入。在日常饮食中，多食用绿色健康食品，少食用过期变质食品及含有人工化学合成的食品；吸烟人群避免短时间内大量食用富含硫氰酸的十字花科食物（如西蓝花、萝卜、卷心菜等）；避免同时食用十字花科食物和富含类黄酮的水果（如橘子、梨、苹果、葡萄等）；多吃具有消结散肿作用的食物，包括菱角、油菜、芥菜、猕猴桃等；多吃具有增强免疫力的食物，如香菇、蘑菇、木耳、核桃、薏米、红枣、山药和新鲜水果等。

3. 甲状腺结节要注意调整情绪 中医认为甲状腺结节是"情志致病"，特别是工作压力大，精神情绪不畅，经常郁怒的人；在西医看来这些都是甲状腺疾病的易感因素。因此，要善于调整心态，摆脱不良的情绪刺激，经常做到"心平气和"。过度劳累会加重甲状腺的负担，降低人体免疫力。长此以往甲状腺处于一种不稳定的状态，在受到外界因素的影响下，如化学刺激或细菌病毒侵犯时，就容易发生病变。因此，劳逸结合、保持健康的生活与工作方式，也是预防甲状腺病的有效方法。中医辨证调治，一般多采用理气解郁、化痰散结的中药，如玄参、牡蛎、浙贝母、香附、郁金等药物。

甲状腺结节患者如果按照上述注意事项同时进行"内功""外功"修炼，相信一定可以很好地保护我们人体这只重要的"小蝴蝶"。

（余 飞）

十九、警惕老年人甲状腺机能减退

甲状腺机能减退（甲减）是由多种原因引起的促甲状腺激素合成分泌或生物效应不足所致的全身性低代谢综合征。甲减的发病率随着年龄递增而增加。大多数研究提示，老年人群中临床甲减患病率介于1%～10%。亚临床甲减患病率介于1%～15%。（各地区摄碘，TSH、FT_4正常参考范围不一样，人群纳入标准不同）

老年性甲减体征缺乏特异型，容易被归咎为老年化或其他老年慢性病。比如，一些甲减患者患病后会出现睡眠质量变差、反应淡漠、少动懒言、对生活不感兴趣等类似抑郁症的表现；一些正值更年期的甲减女患者又会出现月经不调、睡眠差、长色斑、发胖等类似更年期综合征的现象；还有一些患者出现高血脂、高血压症状，并且经常感到疲劳乏力……这些患者往往辗转于精神科、心血管病科、中医科就医，却得不到较好的效果。后来或偶然体检或被建议查甲状腺功能才得以确诊。中老年人、尤其女性是甲减的好发人群，因为女性的情绪相对于男性可能更容易波动，对于压力的化解可能较男性为弱，这是女性易发甲状腺疾病的可能因素。既往曾有甲状腺功能损害，如做过甲状腺手术、甲亢经过碘-131治疗、患有甲状腺炎、亚甲炎等自身免疫系统疾病的患者，更易患此病。患者患病后可出现五花八门的症状，如怕冷、疲乏、焦虑、抑郁、思维迟钝、肥胖浮肿、记忆力减退、皮肤干燥、骨质疏松、面部色斑、高脂血症等，因此中老年人，尤其是有甲状腺病史者，出现上述症状时要及时到医院检查甲状腺功能。血清甲状腺功能指标（血清总甲状腺原氨酸 TT_3、血清总甲状腺素 TT_4、血清游离甲状腺原氨酸 FT_3、血清游离甲状腺素 FT_4、促甲状腺素 TSH）。还要注意检测甲状腺自身抗体指标。甲状腺过氧化酶抗体 TPOAb、甲状腺球蛋白抗体 TgAb 升高是诊断自身免疫性甲状腺炎、确定原发性甲减病因的重要指标。

老年性甲减最常见病因：自身免疫性甲状腺疾病；甲状腺手术、放射治疗，药物因素胺碘酮、锂剂、干扰素-α 等；碘摄入（不足）碘缺乏；（过量）诱发自身免疫性加减，短暂性甲减，亚甲炎恢复期，中枢性甲减。

老年性甲减一旦确诊，一般建议终身服药替代治疗。治疗目的一是为了缓解症状，二是避免疾病进展发生黏液性水肿及心血管病。治疗首选左旋甲状腺素（优甲乐或雷替斯），从小剂量开始，根据血中 TSH 水平缓慢加量，一般从 25 微克/天开始，一个月左右逐渐加量。心血管病患者开始剂量要小，可以从 12.5 微克/天开始。服药方法：每天一次，早上空腹服用，服药后 30 分钟以上方可进食。服药 1~2 周后可缓解症状。替代治疗是维持血中 FT_4、TSH 达正常水平。该药物与人体内的甲状腺素结构一样，没有什么副作用。

（陈　萍）

二十、小粒子如何消灭大肿瘤

癌症，正越来越多地威胁到人类的健康及生命安全！

手术、放疗、化疗是癌症治疗的三大法宝，但相当一部分患者经过上述治疗，肿瘤仍然复发或进展，只能坐以待毙，忍受着疼痛的煎熬，生不如死。

近几年，一种新的医疗技术——碘-125 粒子植入术正在临床被广泛应用于癌症的治疗，关键是对患者不会造成明显的伤害。

（1）它可以在术中用于手术切不干净的肿瘤残余病灶，延缓或避免肿瘤复发。

（2）对无法手术的病灶或已发生的转移灶进行治疗，可以使肿瘤缩小，甚至消失。

（3）它可以用于放化疗失败的病例，让这些病人得到有效治疗。

（4）它在控制治疗肿瘤的同时，可以明显缓解癌疼等系列症状，提高患者的生存质量。

1. 碘-125 粒子治疗肿瘤病例

病例 1：女性，60 岁，甲状腺癌胸骨转移，经碘-131 内照射、外照射治疗等多种治疗后，胸骨转移肿块明显增大，患者疼痛无法睡觉，经碘-125 粒子植入治疗，治疗当晚，患者疼痛就明显减轻，无需服用止疼药物睡了一个安稳觉，4 月后复查肿块明显缩小，疼痛消失，并且长出新骨（图 4-2），

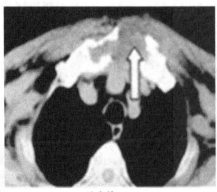
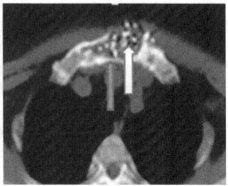

a. 治疗前　　　　　　　　　　　　　b. 治疗后4月

图 4-2　碘-125 治疗甲状腺癌胸骨转移

判断肿瘤复发程度的指标甲状腺球蛋白（Tg）从 2205ng/ml 下降到 463.7ng/ml，患者无疼、肿瘤无进展生存已经快 2 年，生活完全自理，当地媒体对她进行了专门的采访报道。

病例 2：男性，42 岁，肺癌经放疗、化疗及靶向治疗后出现肋骨及胸壁转移，只能依靠止痛药来减轻疼痛。患者抱着试试看的态度对胸壁转移瘤进行了碘-125 粒子治疗，治疗后 1 个半月复查，肋骨处病变明显缩小（图 4-3）、疼痛基本消失，不用再吃止疼药了，胸壁肿瘤完全消失（图 4-4）。

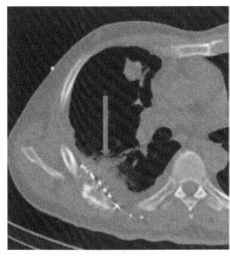

a. 治疗前   b. 治疗后1.5月

图 4-3 碘-125 治疗肺癌转移

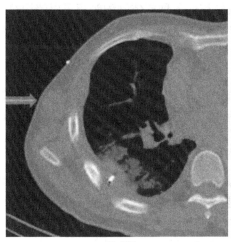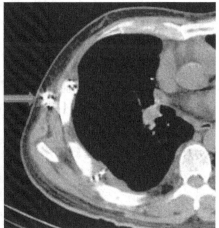

a. 治疗前   b. 治疗后1.5月

图 4-4 碘-125 治疗胸壁肿瘤

2. 治疗效果这么好，碘-125 粒子到底是什么？

它就是装有放射性碘-125 药物的 0.45 厘米×0.08 厘米大小的特制金属粒子（图 4-5），通过手术、CT 或 B 超引导下，用穿刺针将它植入到肿瘤组织中（图 4-6），在肿瘤组织内发出射线来杀死癌细胞，达到治疗肿瘤的目的。

3. 肿瘤放疗失败了，碘-125 粒子治疗还有用吗？

放疗失败有多种原因，比如医生不敢用太高的剂量照射肿瘤，因为在照射肿瘤的同时，周围正常组织也会受到严重伤害，导致肿瘤细胞不能完全杀灭；另外，每次放疗的时间很短，在这期间，有的肿瘤细胞对射线敏感就被杀死了，有的不敏感，射线对它无可奈何，但这些细胞会发生变化，在医学上称为细胞周期，随着时间的延长，会从对射线不敏感变为敏感，但放疗无法控制这个时间点。碘-125 粒子在肿瘤组织内作用时间可以长达 180 天，持续不断地发出射线作用于不同周期的肿瘤细胞，加上它在组织内射程很短，对周围正常组织损伤小，因此可以让肿瘤细胞接受比放疗 2 倍以上的照射剂量，因此能让肿瘤细胞得到有效杀灭。

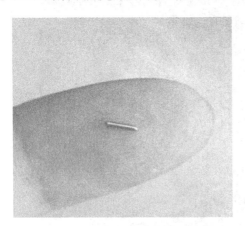

图 4-5　碘-125 粒子

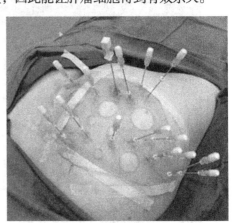

图 4-6　碘-125 粒子植入

4. 哪些肿瘤可以用碘-125 粒子治疗？

手术切不干净的残灶、无法手术的、复发转移的各种实体肿瘤等都可以使用粒子治疗，并且治疗越早，效果越好，当肿瘤超过 8 厘米时，疗效会受到影响。碘-125 粒子治疗与放化疗等治疗联合使用，效果更加理想。

5. 碘-125 粒子治疗麻烦吗？

碘-125 粒子治疗操作相对方便，经过严格的治疗剂量计算后，通过穿刺针将粒子送到肿瘤部位就行。患者住院时间短，治疗完成后休息几天就可出院，相当一部分患者甚至可以在门诊进行治疗。

6. 碘-125 粒子治疗有哪些副作用？

因为复发转移的肿瘤大多数靠近血管或其他重要脏器，植入过程可能损伤到血管导致大出血。另外，粒子治疗可能会引起局部水肿、溃疡、坏死、移位等副反应，但是只要仔细计算剂量，熟练掌握穿刺技术，这些副反应大都可以避免。

7. 是不是做了碘-125 粒子治疗就不用做其他治疗了？

不是的！肿瘤的治疗是一个综合治疗，任何单一的治疗模式都不能让患者最大程度获益，碘-125 粒子治疗也是一样，虽然它能很好地控制肿瘤，但毕竟是一个局部治疗，因此需要与其他全身治疗方法一起共同治疗，才能达到最佳治疗效果。

一颗小小的粒子，正在控制、治疗人类难以攻克的大肿瘤方面发挥它的力量，但愿越来越多的肿瘤患者能从中获益，衷心祝愿他们早日康复。

（陈志军）

二十一、天气这么热，当心甲亢"刷存在感"

入夏以来，酷暑带来高温难熬，同时又到了甲亢高发的季节，伴随着闷热的天气，到医院就诊的甲亢复发者和新患者逐渐增多，有近一半的老甲亢患者症状有所加重，并且多发于 20～50 岁的女性，女性发病率远高于男性。

1. 祸起萧墙——高温是甲亢重要诱发因素　夏天，甲亢进入一个高发期，患者数量会比秋冬季增多，患者中包括三部分人：一是甲亢初发者，二是甲亢复发者，三是甲亢加重者。甲亢是由于甲状腺功能增高、分泌过多的甲状腺素，引起机体代谢率增高的一种常见的甲状腺疾病，病人主要表现为心悸、失眠、手抖、怕热、多汗、低热、疲乏无力、多食消瘦等症状。夏季人体新陈代谢会加快，甲状腺激素也随之变化。炎热更易使人情绪波动，也会诱发甲亢的发生或使原有症状加重，所以在夏天甲亢患者更容易多汗、烦躁。甲亢患者中以中青年女性为多，可能是由于受到极大的工作生活压力、精神刺激等诱因作用，同时激素水平紊乱；女性更容易引发甲状腺激素分泌过多而导致甲亢，也是诱因之一。甲亢病情严重者还可能导致"甲亢危象"，出现高热、心率过快、休克昏迷等严重危及病人生命的状况。对老年人来说，也许不会有消瘦、心慌、腹泻等典型症状，但心脏感觉不舒服有可能是甲亢的首发表现，当老年人出现房颤等健康问题时，也需排除是否由甲亢引起的。

2. 权宜之计——甲亢患者如何安然度夏　由于甲亢容易在夏天发作或复发，夏季要避免高温，户外作业时避免在高温下工作时间过长；不要熬夜，作息要规律；设法排解工作、生活上的压力和焦虑，避免情绪过度波动；尽量不吸烟，降低甲亢发病率。

补充充足的、平衡的饮食对甲亢病人是十分重要的。我们建议要控制含碘食物和药物的摄入，碘是合成甲状腺激素的原料，可诱发甲亢，应减少含碘高的食物如海带、紫菜等，各种含碘的造影剂也应慎用；忌辛辣食物、烟、酒，少喝咖啡、浓茶，因为吃辛辣食物容易引起身体发热、出汗；有突眼症状的患者应低盐饮食或辅以利尿剂以减轻眼部水肿，外出时戴深色眼镜防强光；限制膳食纤维，防止胃肠蠕动增强应限制高纤维饮食；保证蛋白质供给，动物蛋白有刺激兴奋作用，应该少吃，以大豆等植物蛋白为主，肉蛋奶的选择为猪肉、鹅肉、兔肉、鸭肉、鱼、牛奶、鸡蛋等；增加热量供应，应给予足够的碳水化合物；增加维生素的供给，甲亢患者应多选用含维生素 B_1、维生素 B_2 及维生素 C 丰富的食物，适当食用动物内脏，多吃新鲜绿叶蔬菜；补充微量元素，甲亢患者由于肠蠕动增加、腹泻引起微量元素吸收减少，钡、镁、锰、锌、锑等明显降低，甲亢伴低钾周期性麻痹时，可多选橘子、苹果等补钾。糖可以引起血钾进入细胞内，导致血钾低，应少吃甜食。

3. 长远之计——选择合适的根治方法　对于甲亢的治疗，目前有三个方法：药物治疗、手术治疗、同位素碘-131 治疗，三种治疗方法各有利弊。最常用的是药物治疗，由于人体内分泌机制极其复杂，很多细节医学界至今尚未明了，药物治疗通常所需时间较长，基本疗程需要 1～2 年甚至更久，并且复发率高。目前抗甲状腺药物无论是咪唑类（如赛治）还是硫脲类（如 PTU）都有一定概率引起白细胞减少或粒细胞缺乏、肝功能损伤、血管炎和致畸等不良反应或事件。

甲亢也可采用手术治疗，似乎只要简单切除部分甲状腺腺体就可以了。然而手术存在一定的风险，并且复发率也不低，由于甲状腺周围存在很多重要的血管和神经，特别是喉返神经。术中如果不慎损伤了该神经，患者将会出现声音嘶哑的后遗症，麻醉意外及手术疤痕也是患者不愿看到的。

甲亢治疗还有一种更好的"武器"，那就是同位素碘-131，堪称甲亢治疗的"法宝"，方法简单、经济、治愈率高，并且复发率低。目前，欧美等多数国家已将同位素碘-131列入甲亢的首选方法。为什么同位素碘 131 治疗有如此显效?因为甲状腺合成甲状腺激素的进程中，碘元素是必备原料，治疗所使用的同位素碘 131 和人体所必须的碘具有相同的生理生化特性，因此甲状腺组织同样对同位素碘 131 有高度的吸收和浓集能力。一般情况下甲状腺内碘浓度可达到血浆浓度的 25 倍，甲亢患者由于合成甲状腺激素的速度和量都增加，此时对同位素碘 131 的浓集能力更高，可达 80%～90%。同位素碘-131 在甲状腺的有效半衰期平均为 3.5～4.5 天。大量浓聚的同位素碘-131 使甲状腺受到辐射作用，部分甲状腺组织被破坏，使甲状腺激素生成减少，甲亢缓解或治愈。

（余　飞）

二十二、肿瘤内部植入"铅笔芯"，近距离杀死肿瘤细胞

将"铅笔芯"大小的放射性碘-125 粒子通过 CT 或超声等技术植入肿瘤的内部，便可以近距离"点对点"杀死肿瘤细胞，从而达到治疗肿瘤的目的。该技术不仅能有效避免伤及"无辜"正常组织细胞，而且还能减少放化疗的副作用，甚而避免手术创伤。

今年 53 岁的李先生，因肺癌在胸外科进行手术治疗，由于瘤体边界不很清晰，医生在术中将长度为 0.5 厘米的铅笔芯大小的"粒子刀"放在残留在肺部的瘤体里，通过放射线的作用，杀死癌细胞。术后数次复查，李先生体内的癌细胞正不断减少，恢复状况较好。

"粒子刀"全称是"放射性粒子组织间近距离治疗肿瘤"，是一种治疗肿瘤的最新方法，也是一种非常有效的治疗手段，卫计委已将其归入放射治疗肿瘤范畴。

资料显示,该项技术通过将具有杀伤肿瘤细胞作用的放射性碘-125 密封在金属钛壳里，制成像小学生使用的 0.8 毫米铅笔芯粗细的，不到半厘米长的"放射性粒子"。医生事先将肿瘤患者 CT 或 MRI 资料输入到一个三维立体定向计划系统内，并还原成肿瘤立体图像，结合肿瘤组织致死所必需的放射剂量，制订植入肿瘤组织内粒子分布数目、位置、活度及引导针进针通路等的术前计划。计划确定后，利用微创技术，比如腔镜，或借助于 CT 或 B 超等引导下的经皮穿刺，用一套特殊的器械，像"布雷"一样，把放射性粒子直接植入到肿瘤内部或手术切不干净的肿瘤瘤床、亚肿瘤区域及可能转移的淋巴结。这些粒子在肿瘤内部持续发出 γ 射线导致肿瘤细胞死亡。由于植入的放射性粒子发出的射线作用范围与肿瘤形态一致，从而可达到象手术刀切除一样的效果，所以称之为"粒子刀"。由于碘-125 放射性粒子发出的射线射程较短，并且 80%的剂量多在 1.0 厘米以内，所以周围正常组织所受的剂量很低。该项技术既能具备杀死肿瘤细胞的作用，又可避免外放疗通常引起的并发症，外放疗由于为了减少周围组织的副作用，不能无限扩大"杀死"肿瘤的放射剂量，可能直接影响最后的放疗效果，而"放射性粒子组织间近距离治疗肿瘤"可考虑扩大有效治疗剂量，提高治疗效果。另外，碘-125 放射性粒子发出的射线射程较短，不仅对病人损害较小，还有利于周围

人群的防护，包括医护工作人员。

人体许多部位的实体瘤可使用"粒子刀"治疗技术，尤其对不能手术、不愿接受有创手术及手术后或外放疗后复发的患者更有价值。该项技术无论在近期缓解症状，改善肿瘤晚期病人生活质量方面，还是在提高病人生存率方面都十分有效，值得积极推广。

（吴永港）

二十三、"云克"——类风湿性关节炎治疗家族的新成员

类风湿性关节炎（RA）是一种以慢性、对称性、进行性多关节炎为主要表现的自身免疫性疾病，严重危害人类身体健康，是一种致残率较高的疾病。如未进行及时有效的治疗，可导致病情加重，出现关节强直、畸形、功能丧失，甚至造成不同程度的残疾。

早期合理的抗风湿药物治疗目的是缓解关节炎引起的关节肿痛、晨僵等症状；控制疾病发展，防止关节骨质破坏，减低致残率并改善其功能。类风湿性关节炎药物治疗的原则是早期诊断、早期治疗、联合用药、长期观察。治疗类风湿性关节炎的药物主要包括非甾体类抗炎药、慢作用抗风湿药、免疫抑制剂、免疫和生物制剂及中草药等。按照《RA 诊治指南》及 2009 年美国风湿病学会治疗 RA 的推荐意见，一旦诊断明确，宜尽早应用甲氨蝶呤（MTX）或以此药为基础进行联合治疗。目前甲氨蝶呤（MTX）联合多种药物如来氟米特、柳氮磺胺吡啶等治疗 RA 已广泛应用于临床，但在取得疗效的同时，与 MTX 单药治疗相比，存在不良反应增加的问题如消化道症状、外周血细胞降低、肝酶升高的发生率也有一定增加。因此必须找到新的联合治疗药物，^{99}Tc-MDP（云克）作为一种新型核素制剂开始用于临床 RA 的治疗。

"云克"是中国核动力研究院同位素所研发的新药，该药物在临床上用于治疗多种自身免疫性疾病及骨科疾病，如 Graves 眼病、强直性脊柱炎、银屑病性关节炎、骨转移瘤、多发性骨髓瘤等。"云克"由微量元素锝（^{99}Tc）和亚甲基二磷酸盐（MDP）组成，利用 ^{99}Tc 在低价态时的价态变化，通过 ^{99}Tc 元素获得或失去电子而不断清除人体的自由基，保护超氧化物歧化酶活力，抑制病理复合物的产生，防止自由基对组织的破坏。^{99}Tc 是比较稳定的同位素，对人体无辐射损伤。MDP 通过螯合金属离子可降低胶原酶对软骨组织的破坏作用，修复软骨逆转病情。由于 MDP 聚蓄在骨的生成区和骨关节部位，体内半衰期达 1～10 年，可长期发挥疗效。"云克"能抑制炎性介质白细胞介素 1 的产生，抑制前列腺素 E 和组胺的产生和释放，降低外周血中性粒细胞水平，从而起到抗炎作用。此外，"云克"可有效改善 RA 的骨密度。有数据表明，磁共振检查发现 RA 患病 1 年以内骨侵蚀发生率达 33.9%。手、前臂、髋关节和腰椎等部位骨密度检测证实 RA 患者骨量显著下降。腕关节是 RA 最易累及的部位，严重影响患者手部运动功能。"云克"治疗能够抑制破骨细胞活性，降低血清 I 型胶原氨基末端肽（NTX）水平，增加 RA 患者骨密度，尤其是提高腕骨密度，对于维持腕关节的形态和功能有重要意义。

使用"云克"治疗 RA，没有明显的副作用。从药物结构来分析，核素 ^{99}Tc 进入体内后沉积到骨骼中并在骨内长期停留，相对来讲比较恒定，因此 ^{99}Tc 不会对机体其他脏器产生影响；另一主要活性成分 MDP 为小分子简单化合物，具有亲骨性，对有炎症的骨关节和滑膜组织也具有很好的靶向性，在骨内代谢分解，因此它也不会对身体其他组织产生毒

性。临床实践证明："云克"无非甾体类抗炎药引起的胃肠和肾脏方面的不良反应，无肾上腺皮质激素抑制免疫系统而产生的随机感染和内分泌失调，无雷公藤引起的指甲变软、肝毒性、骨髓受抑、肺间质变等毒副作用，无环磷酰胺的致癌倾向等；经国家计量站检验，"云克"放射剂量接近于天然本底，按化学药品进行管理。无放射性药物引起的骨髓抑制、血白细胞和血小板下降等血液毒性反应；连续使用"云克"剂量 1000 毫克/月，血液学和肝肾功能跟踪复查（24 个月）白细胞、红细胞、血小板、肝、肾功能、血钙、血磷均未见有异常改变；很多 RA 患者都合并有其他不同疾病，"云克"治疗与其他疾病治疗互相之间并无冲突，也没有特别的配伍禁忌，所以，只要不是恶性疾病的晚期或因病导致严重肝肾功能不全，都可以在治疗其他疾病的同时使用"云克"来治疗 RA。

需注意的是，"云克"中的 MDP 有可能对血管壁产生刺激，引起血管壁的炎症改变，出现沿静脉血管走向的红肿、轻度疼痛等，局部热敷即可改善。此外，少数病人会对药物有过敏反应，出现皮疹、皮肤瘙痒、恶心等，有时还出现精神欠佳、食欲不振、局部关节疼痛加重等，一般不需要特殊处理。

有研究表明将"云克"与MTX 联合应用，为 RA 的治疗提供了一种新的可行性方案。在一定病例数量范围内证实了二者联合用药，既发挥核素 ^{99}TC 与二磷酸盐螯合剂促进软骨修复的优势，又可协同发挥免疫抑制作用从而阻止病情进展，取得了较好的疗效，同时不良反应无明显增加。联合"云克"治疗 12 周后，在晨僵时间、关节肿痛数、超敏 C 反应蛋白、血沉及类风湿因子滴度等检验指标及疗效评价方面改善明显。

"云克"作为类风湿性关节炎治疗家族的新成员，具有疗效好、安全性高、持续时间较长、价格亲民的优点，是广大类风湿性关节炎患者的新选择。

（苏　莉）

二十四、云克为什么能治疗甲亢伴浸润性突眼？

甲亢伴浸润性突眼是一种与内分泌和自身免疫有关的疾病，不仅影响患者的外观，而且严重影响患者的身心健康。甲亢患者眼眶内组织存在与甲状腺组织共有的抗原，这些抗原刺激 B 淋巴细胞产生大量自身抗体，主要包括促甲状腺激素受体抗体（TRAb）、抗甲状腺球蛋白抗体（TGAb）和抗过氧化物酶抗体（TPOAb）。这些自身抗体与抗原形成抗原抗体复合物，在补体系统的参与下，使眼眶内大量的 T 淋巴细胞浸润，T 淋巴细胞又刺激眼眶内成纤维细胞释放多种细胞因子、氧自由基和成纤维细胞生长因子，促使细胞再生和葡萄糖氨基葡聚糖合成，造成眼眶内胶原聚集，结缔组织增加，眼眶内容物增加，临床常见的症状包括结膜充血、水肿、畏光、流泪、异物感、眼肿、眼睑闭合不全、复视和视力下降，甚至失明。

1. 甲亢伴浸润性突眼的治疗方法　目前治疗甲亢伴浸润性突眼的方法很多，但这些方法均有一定的毒副作用且疗效不够满意。如手术治疗具有较大副作用；局部放射治疗显效较慢，一般要数月后才能明显有效；糖皮质激素免疫抑制剂治疗虽能迅速减轻软组织炎症导致的疼痛、充血、水肿，并能部分改善突眼、眼肌麻痹和视力，但毒副作用较大，常出现体重明显增加、向心性肥胖、脱发、恶心、失眠等症；其他治疗方法，如中药治疗、血浆置换法、免疫球蛋白治疗、细胞因子治疗等，由于疗效不肯定，未被临床广泛采用。

2. 云克治疗甲亢伴浸润性突眼的机制 云克治疗甲亢伴浸润性突眼能调节内分泌和人体免疫功能，具有免疫抑制剂的治疗作用而没有免疫抑制剂治疗的毒副作用，患者易于接受。云克能有效清除氧自由基，抑制免疫复合物的形成，保护人体中超氧化物歧化酶（SOD）的活力，特别是能明显降低促甲状腺激素受体抗体（TRAb）、抗甲状腺球蛋白抗体（TGAb）和抗过氧化物酶抗体（TPOAb）的水平，抑制甲状腺素的分泌，抑制病理复合物的产生和沉积，从而减少细胞再生和葡萄糖氨基葡聚糖合成，防止眼眶内胶原聚集，防止结缔组织增加和眼肌肥厚，减少眼眶内容物，使甲亢伴浸润性突眼的症状和体征消失，从而达到治疗的目的。

因此，云克治疗甲亢伴浸润性突眼是目前较为理想的治疗方案，患者可在医生指导下放心使用。

（宋春丽）

二十五、云克对骨关节无"炎"的关怀

当别人在云游四海，欣赏无限风光的时候，他却因为关节不适只能躺在床上；当别人在球场上潇洒自如、痛快淋漓，他却因为关节不适只能在场下助威；当别人在广场脚下生风、载歌载舞的时候，他却因为关节不适只能默默围观。他的内心别提多苦闷了……

"骨关节炎"这个词并不陌生，但是也并非大家都耳熟能详，借此文帮助大家认识这个生活中的"隐形杀手"。

1. 什么是骨关节炎?

骨关节炎是一种以关节软骨损害为主，并累及整个关节组织的最常见的关节疾病，最终发生关节软骨退变、纤维化、断裂、溃疡及整个关节面的损害。表现为关节疼痛、僵硬、肥大及活动受限。好发于中老年，曾称骨关节病、退行性关节病、肥大性关节炎。常见受累关节包括手、膝关节、脊柱、髋关节、足，其中以膝关节受累在临床上最为常见，主要表现为膝关节疼痛，活动后加重，休息后缓解，严重时会造成关节变形，甚至无法行走，进而引起肥胖，增加心肺负担，导致患者全身健康状况每况愈下。

2. 常见病因有哪些?

人口老龄化、肥胖、吸烟、遗传、创伤、关节形态异常、长期从事反复使用某些关节的职业或剧烈的文体活动等。

3. 对这个病的治疗方案有哪些?

治疗以缓解疼痛，阻止和缓解疾病的进展，保护关节功能，改善生活质量为目的。通常给予患者心理教育、物理疗法、推拿针灸、控制症状药物、改善病情药物、手术治疗。

4. 云克治疗特色 云克是"锝[^{99}Tc]亚甲基二膦酸盐注射液"的商品名，是国家专利药品，其中"锝[^{99}Tc]"是对人体无伤害的核素。在临床上主要用于治疗骨科疾病及自身免疫性疾病。由于"云克"对骨生成区或带有炎症的骨关节具有良好靶向性，当"云克"被骨关节吸收后，能够通过消炎、镇痛的作用改善临床症状，同时不具有非甾体抗炎、镇痛药物和激素类药物的不良反应。与常规意义的软骨保护药物不同，云克可以对受损的骨关节及疾病所引起的继发性骨质疏松具有治疗作用。其独特成分使药物进入人体后能迅速浓聚于骨代谢异常部位（比如受损的关节结构），从而发挥作用。需要注意的是，患者要遵医嘱，坚持足剂量、足疗程治疗，从而战胜病魔。

那么，现在你还为关节肿痛、晨僵、关节畸形、活动受限而困扰吗？还为每日服用大把药物而苦恼吗？还为是否应用激素而纠结吗？云克对骨关节如此"无炎"的关怀，带给您多一份选择。

（周　杰）

二十六、说说"甲减"那点儿事儿

临床上，经常遇到这样的患者，甲亢多年，药物治疗久治未愈，长期不能停药也不肯接受碘-131（^{131}I）治疗，究其原因只有一个：害怕甲减，担心甲减后会发胖、会掉头发、不能正常怀孕等，关键一点还要吃一辈子的药。

那么，甲减究竟是怎么回事儿？造成甲减的原因是什么？是什么原因使许多患者谈之色变呢？和甲亢长期药物治疗来比，要做一个怎样的权衡和选择呢？下面我就和大家聊聊"甲减"到底是怎么一回事。

1. 什么是甲减？

正常情况下人体内的甲状腺组织可以合成甲状腺激素，为人体正常代谢提供保障。"甲减"是甲状腺功能减低的简称，是指甲状腺所合成的甲状腺激素降低，不能够保障人体的正常代谢需要，相应地会引起一系列的症状，如记忆力减退，嗜睡，体重增加等。

2. 造成甲减的原因有哪些？

一些自身免疫性甲状腺疾病也可以导致甲减的发生，而且年轻女性患病率非常之高。甲亢患者 ^{131}I 治疗是造成甲减的原因之一，而甲亢的其他治疗方式（如手术）也可以导致甲减的发生，有文献报道甲亢患者无论选择何种治疗方式甚至不治疗随着病情的发展都可能发生甲减，只是时间早晚的问题。毋庸置疑，相对于其他治疗手段，甲亢患者 ^{131}I 治疗后甲减的发生率较高且较早。但是，患有甲减并不可怕，甲减所引起的一些症状与体征可以通过补充外源性的甲状腺激素来纠正，如果补充的药物使血中的甲状腺激素达到正常水平，甲减得到纠正，患者可以和正常人一样工作与生活。

3. 甲减的治疗选择　目前，临床上使用最多的甲状腺激素药物为合成的左甲状腺素，其与甲状腺自然分泌的内源性甲状腺素相同，人体是不能够区分内源性或外源性的左甲状腺素的。只不过内源性甲状腺激素是在体内合成，现在体内合成甲状腺激素的机器（甲状腺）出了故障，需要在体外合成之后再引入到体内。

相对于甲亢患者长期应用抗甲状腺药物来说，甲减的用药（如左甲状腺素）更加简便安全。严格意义上讲，服用的甲状腺激素就是体内应有的一种生理性物质，所以安全无副作用；而治疗甲亢的抗甲状腺药物所引起肝脏损伤、白细胞降低和过敏等是非常多见的，即使没有这些反应，用药期间要频繁地去医院复查，频繁地调整药量。而治疗甲减药物每天口服一次（早晨空腹为佳），调整好用药量后不需要经常到医院复查。另外，有些甲亢患者长时间控制不好还会引起一些并发症，最常见的是甲亢性心脏病、突眼等，后果就更严重了。

终生服甲状腺激素也是甲减患者不愿意接受的事实，但是如果把服用甲状腺激素当成每天一杯牛奶、一盘水果来享用，是不是生活顿时美好了很多呢？既然不经意间结缘了甲亢，就要选择一种乐观的心态来对待，选择一种最佳的治疗方式，与其受甲亢的折磨，还不如坦然的接受甲减。

看了本文的介绍，你还怕 ^{131}I 治疗甲亢吗？

（徐微娜）

二十七、皮肤血管瘤，核素敷贴疗效好

有些新生儿出生后发现皮肤上有红色或紫色标记，生长较快，这时候应该找医生看看了，区分是血管瘤还是"胎记"，若是血管瘤就需要及时治疗了。血管瘤分几种类型，如毛细血管型血管瘤、海绵状血管瘤及蔓状血管瘤等，要区别对待。

1. 毛细血管型血管瘤　毛细血管型血管瘤又称草莓状血管瘤，瘤体是由大量交织、扩张的毛细血管组成。表现为点状或片状、鲜红或紫红色斑块，状似"草莓"，瘤体与皮肤表面平齐或稍隆起，边界清楚，形状不规则，大小不等，以手指压迫瘤体表面时，颜色不易退去。

2. 海绵状血管瘤　海绵状血管瘤由扩大的血管腔和衬有内皮细胞的血窦组成。血窦大小不一，有如海绵状结构，窦腔内充满血液，彼此交通。表现为无自觉症状、生长缓慢的皮下柔软肿块；孩子哭闹时，瘤体因充血而扩大，正常时即恢复原状；表浅的肿瘤，表面皮肤或黏膜呈青紫色；深部者，皮色正常；触诊时肿块柔软，有的边界规整，有的边界不清，无压痛；扪之有捻发音，挤压时肿块缩小，压力解除后则恢复原来大小；瘤体表面皮温较正常稍高。

3. 蔓状血管瘤　蔓状血管瘤主要由扩张的动脉与静脉吻合而成。瘤体突起呈念珠状或蚯蚓状，扪之有搏动感与震颤感，听诊有吹风样杂音，若将供血的动脉全部压闭，上述的搏动及杂音消失。

4. 血管瘤的治疗　目前血管瘤的治疗方法多种多样，如手术、局部注射、冷冻、激光、放射性核素敷贴等，要视瘤体类型和生长情况而定。从治愈率、后遗症、治疗费、安全简便、无创性等多方面综合评价，对于毛细血管型血管瘤来说，放射性核素敷贴治疗是首选方法。海绵状血管瘤可以核素敷贴配以 β 受体阻滞剂药物治疗。（建议此处增加蔓状血管瘤治疗方法的简要介绍）

敷贴器上的放射性核素锶-90（^{90}Sr）产生 β 射线，作用于病变组织，在电离作用下使病变组织发生形态及功能变化，血管内皮细胞肿胀、后来萎缩，以至血管闭合，最后被纤维细胞代替，达到治疗目的。β 射线在组织中的最大穿透距离为 11 毫米，平均平均 4～6 毫米，随组织深度增加剂量迅速减小，特别适合皮肤浅表性病变的治疗，深部正常组织受损伤极小。

（李凤岐）

二十八、沉默的恶性疾病——甲状腺癌

在关乎人体健康的诸多微量元素中，除了钙之外，最受关注的恐怕就要算碘了。近年来，以食物中碘含量为关键词的新闻反复出现，不断挑动人们的神经。其中人们最为关心的就是长期食用碘盐是否会成为甲状腺癌的推手？甲状腺癌的诱发因素究竟有哪些？为您剖析沉默的恶性疾病——甲状腺癌的前世今生。

1. 搜寻——买不到无碘盐该如何是好　与肝癌、胃癌、肠癌等常见恶性肿瘤比起来，人们对甲状腺癌普遍比较陌生，然而现在这一恶性疾病的"知名度"却"与日俱增"，一些人甚至陷入了恐慌。究其原因，这和近一段时间来网络上流传的一种说法有关——长期碘摄入过量与甲状腺癌之间存在关联。尽管只是传言，却在公众中引起了轩然大波，原本专供甲亢等甲状腺疾病患者的无碘盐开始走俏，超市中的加碘盐越来越不受待见。除了加碘盐遇冷，原来受人们热捧的健康食品海带、紫菜等也遭遇了类似的命运，这也与其中富含的碘脱不了关系。高碘饮食与罹患甲状腺癌之间是否存在必然的联系呢？

2. 比高碘饮食更危险的"杀手"——电离辐射　从专业角度来分析，甲状腺癌的发生是一个极其复杂的过程，将之归咎为高碘饮食这个单一因素，显然缺乏科学精神。流行病学调查显示，电离辐射是甲状腺癌的重要诱因。查阅医学史资料可以发现，三十多年前甲状腺癌的发病率不及现在的水平，但过了一个重要的时间分水岭——1986年之后，发病率有所上升。这在某种程度上与切尔诺贝利核电站事故有关。核电站泄漏出的放射性物质极易使对射线敏感的甲状腺细胞发生癌变　。流行病学统计已经证实，电离辐射是比高碘饮食更为危险，同时也更为直接的致甲状腺癌致癌因素。另外一个因素是小儿在疾病诊治过程中颈部多次受射线照射，也有可能是甲状腺癌发病的原因。

3. 重女轻男的甲状腺癌　如果统计甲状腺癌的发病年龄的性别，就会发现疾病好发于中青年女性，女性发病率几乎是男性的3～4倍，有典型的重女轻男倾向。医学专家对这一现象进行了大量研究，认为较高的雌激素水平，可能与甲状腺癌的发生有关。除此之外，少部分甲状腺腺瘤、甲状腺结节、毒性甲状腺肿等患者，也有可能发展为甲状腺癌。另外，约5%～10%甲状腺髓样癌有明显的家族史，而且往往合并有嗜铬细胞瘤等，推测这类癌的发生可能与染色体遗传因素有关。所以，将高碘饮食认定为唯一的致病原因太过武断。

4. 焦虑——甲状腺结节是肿瘤的前奏吗？

随着社会的发展，体检越来越受重视。人们已经不仅仅满足于年度例行体检，对体检项目的"深度"也日渐关注，原先简单的甲状腺触诊已经为甲状腺B超检查所替代。检查的灵敏度提升了，查出的"问题"也随之增多。部分人颈部B超做出甲状腺结节，尽管没有任何的症状和体征，心中却"直打鼓"，总担心哪一天一不小心结节就发生了恶变。坊间甚至流传着这样的恐怖说法——甲状腺结节就是肿瘤的"前奏"，一旦"冒头"就要坚决手术切除。这是防微杜渐，还是草木皆兵？其实在甲状腺结节中，真正恶性的只有3%～4%。

对甲状腺结节既不能听之任之，也不能草木皆兵，应结合患者的各种症状和体征进行综合判断。如通过常规的影像和实验室检查无法判定性质，可做穿刺抽取部分结节细胞行病理检查。但是，一次阴性检查结果并不能说明问题，有可能并没有正好抽取到癌变的细胞。因此，甲状腺结节患者应根据医嘱定期随访，密切关注病变的动向。一旦各种证据都提示结节存在恶变的倾向，应毫不犹豫地手术切除。

如果通过各项检查并结合临床症状与体征进行分析，确诊为甲状腺癌，就需要立即由专科医师科学合理地制定综合治疗方案。在患者身体条件允许的情况下，应首先考虑手术，以尽可能地切除肿瘤组织。甲状腺的位置特殊，周围存在诸多重要的组织器官，如喉返神经、大动脉、气管等，这对主刀医生的技术提出了很高的要求。

手术切除可将肉眼可辨的肿瘤组织、受累淋巴结等清扫干净，但客观上总有少部分肿瘤组织残留，因此，辅助放射性核素碘（^{131}I）治疗也是很有必要的。

甲状腺组织有富集碘元素的生理特性，放射性碘同位素通过血液循环聚集到甲状腺肿瘤组织中，通过释放射线来杀死残存的肿瘤细胞，可提升治疗的综合效果。

目前，国际上公认的甲状腺癌的标准治疗方案是手术+碘-131 清甲和转移灶治疗+左甲状腺素抑制治疗。研究表明，甲状腺癌单纯手术切除后的复发率是手术切除加术后放射性碘-131 清甲复发率的 3~5 倍。也就是说单存手术治疗后，如不进行碘-131 治疗，有相当一部分病人会复发，进行二次手术。此外，甲状腺癌的多灶性和隐匿性增加其手术治愈的难度，且甲状腺癌极易发生局部浸润和局部淋巴结转移，碘-131 可清除术后残留甲状腺组织及其内隐匿的肿瘤灶，可显著减少肿瘤复发和转移的概率，降低病死率。而对于已发生的无法手术的转移灶，碘-131 治疗则为目前唯一治疗选择。

碘-131 治疗最佳时间为术后 1 个月左右。清甲治疗次数个体间存在差异，通常为 1~3 次，每次治疗间隔时间为半年，而对转移灶的治疗则需要更多次，间隔时间也应缩短。

碘-131 治疗前须停食含碘的药物和食物，包括：①停止甲状腺激素替代治疗约 4 周；②要严格忌食含碘丰富的食品；③服用无碘盐；④治疗前 2 月内忌行增强 CT（因造影剂会对碘-131 治疗造成影响）。

（余 飞）

二十九、"核"你贴身肉搏——抗击恶性肿瘤的碘-125（^{125}I）粒子

有谁能谈癌不色变呢？据统计，全世界每年约有 700 万人死于恶性肿瘤。恶性肿瘤对人类的危害，不仅是威胁患者的生命，还在于它给患者带来的躯体痛苦、精神压力和经济负担。随着社会的发展，癌症已不再是老年人的"专利"，已呈现出年轻化倾向。常见的致癌因素有：化学物质（大气污染、化学原料/产品、亚硝酸盐物质、黄曲霉菌毒素等）、物理因素（电离辐射、紫外线等）、生物因素（EB 病毒、乙肝病毒、人乳头瘤病毒、幽门螺杆菌等）、遗传及自身免疫等。

1. 恶性肿瘤常见的治疗方法有哪些？

目前癌症主要的治疗手段是手术治疗、放疗、化疗、靶向治疗等。手术治疗虽然能切除恶性肿瘤，但同时也会给患者造成不可忽视的损伤，尤其是年老体弱患者化疗和放疗往往是"杀敌一千，自损八百"，这就是大家常听到的"副作用"。在过去的几十年，人类投入了大量的人力、物力、财力与恶性肿瘤作战，随着我们对恶性肿瘤的认识不断深入，一批批新的抗癌药物陆续面市，但随之而来的抗药性和变异性已成为我们最残酷的现实和挑战。

恶性肿瘤是"不治之症"的阴影长期笼罩在人们心头，挥之不去。事实上，不少恶性肿瘤的治疗效果近年来有所改观，明显延长患者的生存期，甚而可以长期存活。恶性肿瘤是复杂难治的疾病，治疗方案要因时、因人、因病情而异，同一个患者的治疗方案可能会有多个。

下面让我们来认识一种像"步兵"一样慢慢杀死恶性肿瘤的独特方法。

2. 核素 ^{125}I 粒子——贴身肉搏恶性肿瘤 ^{125}I 粒子半衰期是 60 天，其释放的 γ 射线辐射距离为 1.7 厘米，有效射程 1 厘米左右。把这个具有长效的粒子，根据肿瘤的形状和大小"排兵布阵"，通过植入针经皮将这些"步兵"精确地一个个送入到实体肿瘤内，与肿瘤

"贴身肉搏"。它们在肿瘤靶区内近距离地释放放射性的根治剂量，在一定时间内持续地释放能量，杀伤肿瘤细胞，使肿瘤缩小甚至消失，转移和复发减少，生存率提高。既达到了内放射治疗的目的，也避免或减少了射线对肿瘤周围正常组织的照射，既安全又可靠。

目前低危组前列腺癌近距离 ^{125}I 粒子放射治疗已经被国内外认为是标准治疗方式，其长期疗效与根治手术或外照射相似，但副作用特别是性功能障碍的发病率较低，它具有快速、便捷、微创、局部剂量高和周围损伤小的优点，深受患者欢迎。国内外研究结果表明，^{125}I 粒子植入治疗还适用于肺癌、软组织肿瘤、颅内肿瘤、肝和胰腺癌等中晚期患者。

当我们身边的人被癌症所困扰时，不要放弃，来核医学科进一步了解一下 ^{125}I 粒子。它具有抑制肿瘤生长、缓解疼痛、改善生活质量、提高患者的生存率和病变的局部控制率的作用。请记住我们的小"步兵"——^{125}I 粒子。

（周　杰）

第五部分 放射性药物篇

一、放射性药物简介

放射性药物指含有放射性核素供医学诊断和治疗用的一类特殊药物，用于机体内进行医学诊断或治疗的含放射性核素标记的化合物或生物制剂。放射性药物除和一般药物一样必须符合《药典》规定，如无菌、无热原、毒副作用小等要求，还应根据诊治需要而对其发射的核射线种类、能量和半衰期有一定的要求。医院及其他使用单位必须持有政府药品监督管理局颁发的《放射性药物使用许可证》。放射性药物主要有以下种类。

（1）按用途分类：可分为体外用放射性药物和体内用放射性药物。体外用放射性药物即体外分析用放射性试剂或示踪剂，如放射免疫分析试剂、呼气试验用放射性试剂等；体内用放射性药物又可根据其应用于不同的组织系统进一步分为神经系统的放射性药物、心血管系统的放射性药物、呼吸系统的放射性药物、消化系统的放射性药物、内分泌系统的放射性药物、泌尿生殖系统的放射性药物、骨骼系统的放射性药物、血液淋巴系统的放射性药物、肿瘤放射性药物等。

（2）按作用分类：可分为诊断用放射性药物和治疗用放射性药物。诊断用放射性药物通过一定途径引入体内获得靶器官或组织的影像或功能参数，从而对疾病进行诊断。治疗用放射性药物利用放射性核素半衰期较长的发射 β^- 粒子、α 粒子、俄歇电子或内转换电子的放射性核素及其标记化合物高度选择性浓集在病变组织而产生电离辐射生物效应，从而抑制或破坏病变组织，起到治疗作用。

（3）按放射性核素半衰期分类：可分为长半衰期放射性药物和短半衰期放射性药物。

（4）按辐射类型分类：可分为单光子放射性药物、正电子放射性药物、β 粒子放射性药物、α 粒子放射性药物等。

（5）按放射性核素的来源分类：可分为加速器生产的放射性药物、反应堆生产的放射性药物等。

（6）按药物性状或剂型分类：可分为注射液、注射用悬浮液、口服液、气体、气溶胶等。

（范文博）

二、放射性药物的来源

说到药物，相信大家一点都不陌生，它和我们生活关系太密切了，一点都不亚于开门七件事的柴、米、油、盐、酱、醋、茶；可是说到放射性药物，知道的可能就稀少了；甚至有人会问，还会有放射性药物，放射性不是对人体有害吗，怎么会成为治病救人的药物呢？

首先让我们来看看什么叫放射性药物。所谓放射性药物就是指含有放射性核素，用于医学诊断和治疗的一类特殊制剂；放射性药物可以是某一种单独的放射性核素，比如放射性碘、放射性铕，也可以是放射性核素标记的化合物；由于单独能用于人体疾病诊断或治疗的放射性核素种类和数量均有限，所以更多的放射性药物是放射性核素标记的化合物、生物大分子、受体配基、蛋白质、多肽等组成；所以又常常说放射性药物由两部分组成，一是放射性核素，二是能被标记的化合物、生物大分子、受体配基、蛋白质、多肽等；这两部分的作用也是不一样的，放射性核素的作用是用于探测和治疗疾病，而化合物等的化学或生物学性能决定放射性药物在体内的分布和生物学特性。

一般的药物是由药厂生产的，那么放射性药物也是我们常见的工厂生产的吗？回答是否定的；现在我们就回到主题，回答放射性药物是怎么来的；放射性药物一定要含有放射性核素，所以我们首先来看看医用放射性核素的来源，放射性核素在自然界中是存在的，但是天然放射性核素一般半衰期及射线不适合人体应用等缺点，所以医学中应用的放射性核素都是通过人工的方法获得，主要有三种方式：一是核反应堆生产，可以获得 ^{131}I、^{99}Mo、^{133}Xe 等放射性核素，而且产量大，操作简便；二是医用回旋加速器生产，可以获得 ^{67}Ga、^{11}C、^{15}O、^{201}Tl、^{113}In、^{123}I、^{18}F 等放射性核素；三是放射性核素发生器生产，可以获得 ^{99m}Tc、^{113m}In、^{68}Ga、^{81m}Kr 和 ^{82}Rb 等放射性核素，我们最常用的 ^{99m}Tc 就是通过这种方式获得。但是能直接用于人体用于疾病诊断和治疗的放射性核素如 ^{99m}Tc、^{131}I 等种类和数量、靶向性等问题，能直接诊断或治疗的病种也是有限的。

放射性核素来源介绍完后，我们就开始说放射性药物的第二个组成部分，即能被标记的化合物、生物大分子、受体配基、蛋白质、多肽等，这些是由一定的工厂按照严格的标准生产。放射性核素有了，标记物也有了，通过一定的方法就可以将二者连接起来（也就是我们常说的标记），获得我们需要的放射性药物。

当然，在实际工作中，医院获得需要使用的放射性药物通常主要有两种方式：一是从定点核药房直接购买放射性药物，然后直接用于临床诊治，但这种情况主要在核医学发展得很好的大城市可以实现；二是从相应的企业购买放射性核素或核素发生器及用于标记药物的配套药盒，按照配制说明自行标记制备，这种方式对于偏远、落后的地区就非常实用，这也是我国目前最常用的一种方式。

（黄占文）

三、医学需要的放射性核素有哪些？

医学使用放射性核素进行特殊的诊断和治疗，除少数几种放射性核素作为放射源用于治疗外，多数放射性核素用于体外示踪和体内显像、定位诊断和导向治疗时即所谓医用放射性核素。现在已发现的放射性核素虽然已有 2000 余种，然而医用核素需要在以下几个方面符合相关要求。

（1）核素的射线：对于体外示踪可以只有较低能量的射线；体内显像则需有适当的低能 γ 射线或正电子，但不宜有 β⁻射线；治疗需有高能量 γ 射线和高 LET 的 α、β⁻射线。

（2）半衰期：除用作辐射源和示踪时半衰期可适当长一些以增加使用周期外，一般不宜小于 10 秒或大于 4 天。

（3）毒性：用于体内的放射性核素不应长期聚积在要害组织中，否则将产生辐射损害。

（4）纯度：放射性核素纯度一般要求主要放射性核素的含量不低于 90%，但一些会产生严重干扰的放射性核素杂质含量则要很低。

（5）比活度：要求有高的比活度，应接近无载体。

（6）品种形式：要求多种元素的放射性核素，特别能产生多样化学形式的元素的核素。

（7）来源：容易生产、产量大，供应方便，价格低廉。

因此实际可供选用的医用放射性核素目前仅百余种，但有几种有机元素和过渡元素的放射性核素如 ^{11}C、^{13}N、^{18}F、^{123}I、^{99m}Tc 等却能合成数以千计、万计的放射性药物。

临床应用的放射性核素可通过加速器生产、反应堆生产、从裂变产物中提取和放射性核素发生器淋洗获得。

（1）加速器能加速质子、氘核、α 粒子等带电粒子，这些粒子轰击各种靶核，引起不同核反应，生成多种放射性核素。医学中常用的加速器生产的放射性核素有：^{11}C、^{13}N、^{15}O、^{18}F、^{123}I、^{201}Tl、^{67}Ga、^{111}In 等。如图 5-1、图 5-2 所示。

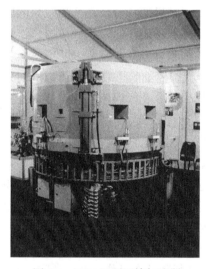

图 5-1　IBM 医用回旋加速器

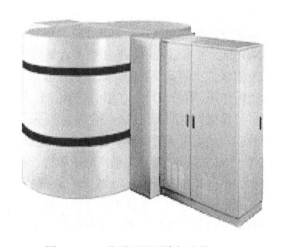

图 5-2　GE 公司医用回旋加速器

（2）反应堆是最强的中子源，利用核反应堆强大的中子流轰击各种靶核，可以大量生产用于核医学诊断和治疗的放射性核素。医学中常用的反应堆生产的放射性核素有：^{99}Mo、^{113}Sn、^{125}I、^{131}I、^{32}P、^{14}C、^{3}H、^{89}Sr、^{133}Xe、^{186}Re、^{153}Sm 等。

（3）核燃料辐照后产生 400 多种裂变产物，有实际提取价值的仅十余种。在医学上有意义的裂变核素有：^{99}Mo、^{131}I、^{133}Xe 等。

（4）放射核素发生器是从长半衰期的核素（称为母体）中分离短半衰期的核素（称为子体）的装置。放射性核素发生器使用方便，在医学上应用广泛。医学中常用的发生器有：^{99}Mo–^{99m}Tc 发生器、^{188}W–^{188}Re 发生器、^{82}Sr–^{82}Rb 发生器、^{81}Rb–^{81m}Kr 发生器等。

（范文博）

四、放射性药物显像的原理

核医学影像诊断相对于其他医学影像技术有其独特的特点：一般的影像技术，如 X 线片、CT、超声、磁共振等，主要是通过获得组织、器官的形态学信息对疾病进行诊断。核医学影像技术，除了可以获得组织、器官的形态学信息外，还可以获得组织和器官的功能信息，以此来诊断，因而又被称为功能显像。核医学影像诊断的这一特点是通过放射性药物来实现的。在核医学影像诊断中，放射性药物基于其物理、化学或生物学性质在体内的分布情况，反映了体内组织、器官的功能信息。药物中的放射性核素发射的核射线示踪其在体内位置，形成了影像图像。

在获取核医学影像图像前，放射性药物首先分布到我们想获取信息的组织或器官中。放射性药物分布到这些特定的组织或器官的机制，即是我们所说的显像的原制。放射性药物的显像原理有多种，主要包括：①代谢显像。体内组织都有代谢活动，相对于正常组织而言，某些异常组织具有更加旺盛的代谢活动，表现出摄取更多代谢活动所需的能量物质、原料物质等。例如，^{18}F-FDG 是葡萄糖的类似物，可以被糖代谢旺盛的肿瘤组织或炎症细胞等更多地摄取而浓聚；^{18}F-FLT 是 DNA 合成原料胸腺嘧啶核苷的类似物，可被快速增殖的肿瘤细胞更多地摄取，反映了肿瘤细胞核酸代谢旺盛的特点。在药物浓聚的区域，影像图像显示放射性异常增高。②细胞选择性特异性摄取作用。通过组织或器官特异性选择性摄取放射性药物而成像。例如，碘是甲状腺上皮细胞合成甲状腺激素的原料，患者服用 ^{131}I-NaI 后，^{131}I 可以被甲状腺组织或者是分化型甲状腺癌细胞摄取，^{131}I 可以同时发射 β$^-$射线和 γ 射线，探测其发射的 γ 射线可以获得影像图像。③化学吸附作用。放射性药物通过化学吸附作用，附着或结合在组织或器官表面而进行成像。例如 ^{99m}Tc-膦酸盐类药物、^{18}F$^-$离子可以与骨组织中的无机成分（主要是羟基磷灰石晶体）表面进行离子交换或化学吸附，结合到骨表面从而引起骨显像。④特异性结合作用。指的是放射性药物是体内某种特定物质的底物、配体等，对其具有很高的亲和力，从而选择性地在富含该特定物质的组织中聚集。例如，帕金森病诊断中利用 ^{11}C-raclopride 与多巴胺受体的选择性结合作用进行纹状体显像。⑤通道空间分布。人体内存在供体液，如血液、淋巴液、脑脊液流动的管道和供气体进行流通的气管。在管道中引入放射性药物，监测药物在管道中的移动轨迹可以动态地获得不同器官的动态变化影像（如利用 ^{99m}Tc-DTPA 进行肾动态显像、利用 ^{99m}Tc-RBCs 进行心血池显像），或者利用通过管道的药物因被摄取、沉积、栓塞而留存，得到器官静态的影像（如利用 ^{99m}Tc-MIBI 进行心肌灌注显像、利用 ^{99m}Tc 气体进行肺通气显像、利用 ^{99m}Tc-MAA 进行肺灌注显像）。⑥细胞吞噬作用。利用体内的单核-吞噬细胞系统的吞噬功能，对放射性药物进行摄取而显像。例如，肝、骨髓、脾脏内含丰富的单核巨噬细胞，可以利用其对放射性药物 ^{99m}Tc-胶体的吞噬作用来进行显像。

以上列举了核医学影像成像的一些常见的基本原理，但由于机体的生命活动非常复杂，很多具体的成像机制难以简单抽象地加以概括。也正是因为这种复杂性，使得核医学检查的每一种药物有具体的针对性，通过不同的放射性药物的不同的显像机理，可以从不同的角度反映机体的功能。因此，种类丰富的放射性药物正是核医学诊断的物质基础。如果将核医学比作诊治疾病的"武器"，那么放射性药物就是其"弹药"，在核医学的诊疗过程中起着至关重要的作用。

（劳业兴）

五、放射性药物在活体内的摄取情况

在日常核医学临床诊疗工作中，引入活体内的放射性药物只有定位于特定的组织或器官，才能进行疾病的诊断与治疗。放射性药物是通过什么原理定位于特定的组织或器官的呢？放射性药物在活体内的摄取主要有以下几种形式。

（1）特异性摄取：某些放射性药物进入活体后，依赖于特异性转运载体可被特定组织或器官所摄取，从而实现对该组织或器官的显像、功能测定或治疗。例如，$^{99m}TcO_4^-$可通过钠-碘同向转运蛋白的主动转运而浓聚于甲状腺、唾液腺、胃黏膜，从而用于甲状腺、唾液腺及异位胃黏膜的显像，因此被广泛用于上述组织器官的显像。

（2）特异性结合：放射性药物可通过与组织细胞中特定的结合位点或靶点发生特异性结合反应而定位于这些组织细胞中。这些特定结合位点或靶点可以是核酸算（如 DNA 或 RNA），也可以是蛋白质（如受体、抗原决定簇、以及酶或转运蛋白的特异性结合位点）。包括反义显像、受体显像、放射免疫显像及中枢神经系统多巴胺转运蛋白显像，其中反义显像和放射免疫显像主要用于肿瘤研究；受体显像广泛用于中枢神经、心脏及肿瘤受体的研究。

（3）代谢性滞留：某些放射性药物经过不同的机制进入特定的组织细胞后，在相关酶的作用下发生化学结构的改变而滞留于细胞内。例如，^{18}F-氟代脱氧葡萄糖（FDG）可反映心肌、脑、肿瘤等组织的葡萄糖摄取及利用情况；^{13}N-氨被用作心肌血流灌注显像剂；^{99m}Tc-双半胱乙酯用于局部脑血流显像。

（4）引流和生物分布区：引入体内的放射性药物，可通过其特殊的引流或生物分布区来进行相应组织器官的显像。例如，将 ^{99m}Tc-二乙三胺五乙酸（^{99m}Tc-DTPA）引入脊髓蛛网膜下腔后，其将随脑脊液循环进入到各脑池，最后经大脑凸面的蛛网膜颗粒吸收入血，从而可进行脑池显像。

（5）物理或化学吸附：放射性药物可通过化学或物理吸附作用定位于特定组织中。例如，吸入的放射性气溶胶，如经过喷气雾化生成的 ^{99m}Tc-DTPA 或高温生成的锝气体，会通过物理吸附作用沉积于肺毛细支气管和肺泡内，从而可进行肺通气显像。静脉注射的 ^{99m}Tc-多磷酸化合物能通过离子交换作用与骨骼的无机盐成分（羟基磷灰石晶体）产生高度化学吸附作用，故可用于骨显像。

（6）微血管栓塞：静脉注射大于毛细血管直径的放射性颗粒或微球，如直接为10～60微米的 ^{99m}Tc-大颗粒聚合白蛋白，当其随血流灌注到肺微血管床时，将形成暂时性微血管栓塞而使肺显影，而用于肺灌注显像。

（7）细胞吞噬作用：经静脉注射进入体内的放射性胶体，可被肝、脾、骨髓骼等器官内丰富的单核巨噬细胞所吞噬，故可进行上述器官的显像。

（8）排泄清除：放射性标记的特定结构化合物引入体内后经一定途径排泄清除，从而可使排泄系统显影。例如，^{99m}Tc-DTPA 经肾小球滤过排泄，^{99m}Tc-双半胱氨酸可经过肾小管分泌排泄，都可以用于肾动态显像。^{99m}Tc-二乙基乙酰替苯胺亚氨二醋酸静脉注射后，由肝脏清除，经胆道系统排泄，故可用于肝胆显像。

（9）简单扩散：引入体内的放射性药物可依赖浓度梯度经简单扩散进入或离开某些组

织器官，从而可对其进行显像或功能测定。例如，吸入的氙气可通过简单扩散透过肺细胞膜进入血循环，并可迅速弥散进入脑实质，然后再经简单扩散随脑血流自脑组织清除，由于氙气在脑组织的清除速率与脑血流量呈正相关，故可用于脑血流量测定。

（范文博）

六、放射性核素在核医学影像诊断中的作用

我们都已经知道，放射性核素可以通过核衰变发射出核射线，核医学治疗是利用了放射性核素发射的 α、β⁻射线进行治疗，那么在核医学的影像诊断中，又是利用放射性核素的什么性质来进行诊断的呢？

这要从核医学影像诊断的原理说起，核医学影像图像从获得到诊断大约经历四个主要阶段，首先是放射性药物通过不同的给药途径，例如，吸入、口服、静脉注射等方式进入人体。然后放射性药物通过其本身的物理、化学或生物学性质，在特定的（靶）组织、器官中聚集。接着体外的核医学设备探测放射性药物所在的位置，通过计算机运算、图象重建，得到核医学的影像图像。最后核医学医师根据影像图像中放射性药物的分布情况对患者疾病进行诊断。

在上述的这四个过程中，我们可以看到，放射性药物起到了两个作用，第一个作用是起到了生物学意义上的指示作用，放射性药物由于个体组织器官功能的差异，显示出不同的体内分布，从而反映了组织器官的功能状况（正常或异常）及导致该状况的原因。放射性药物的这个作用是由其本身的物理、化学、生物学性质所决定的。放射性药物的第二个作用是起到了药物位置的指示作用，即发射出可以使体外的核医学设备所能探测到的信号，来表明药物在体内的位置。这个信号就是放射性核素所发射出来的核射线。放射性核素是放射性药物结构的一个组成部分，如果把放射性药物比做一名侦察员，放射性核素就是安装在侦察员身上的定位器，通过发出射线信号，使得核医学设备得以探知侦察员（药物）所在的具体位置。

由于放射性核素要在核医学图像成像中发挥示踪（指示位置）的作用，因此对其性质具有一定要求，仍以侦察员上的定位器为例：首先要求定位器发出信号足够强以利于接收，即放射性核素所发出的射线穿透性较强，可以穿过人体被体外的核医学设备所获取；其次定位器需要便于安装携带，且不容易脱落（发出错误的位置信号），即要求放射性核素具有较好的化学反应性，可以较容易地引入到化合物的结构中，而且不容易在体内发生分解（脱标）；最后，侦察任务完成后定位器信号要及时消灭，即要求完成核医学检查，放射性核素尽可能快地衰变完毕，放射性消灭，最大程度地降低核辐射对人体造成的损伤。

针对核医学成像对放射性核素的要求，一般选择最终可以产生 γ 射线的放射性核素，并将其引入到化合物结构中形成放射性药物进行显像。原因是 γ 射线射线相对于 α、β⁻射线具有更好的穿透能力，更少的辐射生物学效应。这种核素有两类：第一类放射性核素本身衰变时发射出合适能量的 γ 射线，并且具有较短的物理半衰期。例如，单光子显像（SEPCT 显像）中最常用到的放射性核素 ^{99m}Tc，发射 140KeV 单能 γ 射线，半衰期（即放射性衰减为原来一半所需要的时间）为 6 个小时。第二类放射性核素发生正电子（β⁺）衰变，衰变时产生的正电子与周围的电子碰撞后发生湮没辐射，产生方向相反、能量相同的两个 γ 光

子。例如，正电子核素显像（PET 显像）中最常用到的放射性核素 ^{18}F，发射能量为 0.635 MeV 的正电子，发生湮没辐射后产生两个 511KeV 的光子，半衰期仅为 109 分钟。通过适当的核素的选择，既满足了核医学检查的需要，又尽可能地减少了患者所受到的辐射剂量。

（劳业兴）

七、微观视觉下的 PET 分子探针

在日常生活中，我们可能会听到周围的一些亲朋好友生病或住院了，做了一个昂贵的 PET 检查。虽然你听到亲朋好友生病不是一个好消息，但估计你对这个"贵族"派的检查大多会一脸的茫然，不知为何物。甚至感叹：病不起啊。

是的，这个检查每次的费用接近万元，更惊讶的是，听人说这个检查还有辐射。这个检查究竟是什么，有什么用？这必须对 PET 显像技术的核心——PET 分子探针在体内的生理过程有所了解，从而有助于在分子水平的微观视觉下理解"我从哪儿来，我有什么用"的问题。

我们知道，病变细胞与正常细胞肯定是有所不同的，譬如说癌变细胞分裂快，也就是生长快，因而消耗的能量、氧气等物质多，科学家们通过利用这些特点设计了区分和鉴别它们的显像方法。从理论上讲，只要有一个细胞在一开始表现出异样时，我们就可以发现并找到它，这也是 PET 分子显像技术优于 MR、CT 等传统显像技术的优势之一。当然，理论与现实还有天与地的差距，但 PET 显像技术可以比传统的显像技术更早发现病变，在病变没有发生器质性改变前得以诊断，这是完全能够做到、并一直在做的。

细胞在其生理功能产生差异的基础上，发现和鉴别的方法成为关键，特别是要从分子水平上进行，于是乎，分子探针设计产生。当然，人工同位素标记的 PET 放射性药物就是最主要的分子探针。分子探针根据其功能的不同可以分为不同的类型，其在体内的生理摄取和生理活动也有不同，下面仅以最常见的代谢型氨基酸类的 PET 分子探针从微观的角度说明其在人体内的摄取情况。

研究证实，氨基酸在人体内的摄取的是经过氨基酸转运载体进行的，其中一种主要的转运模式是 L 型的氨基酸转运载体，它由两部分组成：重链和轻链。重链只有一个跨膜的螺旋体结构（图 5-3），它的 NH_2 末端在细胞内部，而 COOH 在细胞的外部。轻链有 12 个跨膜主体（灰色），它的 NH_2 和 COOH 末端均在细胞的内部。重链和轻链之间被假定通过半胱氨酸的残基形成二硫键进行连接。总的来说，重链被假定为是轻链连接外界血浆的交通桥梁，而轻链决定了载体的转运特征和性质。也就是说，氨基酸转运载体相当于一个国家的边境站，而重链是这个部门的对外窗口，轻链是安检的主体和出口。氨基酸类分子探针从境外到达入口后，将由安检站的轻链决定到底哪一个氨基酸分子探针符合条件可以进入境内，而其他不符合条件的统统被挡在门外。这好比一群有不同肤色和不同颜色的头发的外国人（标记的 PET 分子探针），当他们到达中国的出入境的边检站后，边警（相当于氨基酸转运体）对他们进行各种审查和信息核对（被识别），符合要求的允许进入国内相关部门工作（摄取）。当然，由于其不同的肤色和头发，很容易在人群中被发现（显像），从而可以探查得到他们的活动过程和工作状况（功能信息），我们可以根据国内有关部门（器官）的喜好和这群外国人活动信息作出各种他们是否有违法的状况（病变）。氨基酸转运载体就是一个异常复杂的安检站，目前发现的氨基酸转运载体的种类众多，结构复杂，其鉴别功能也异常强大，氨基酸类的分子探针结构上很细微的差异也不可能逃出它的"火眼金睛"。

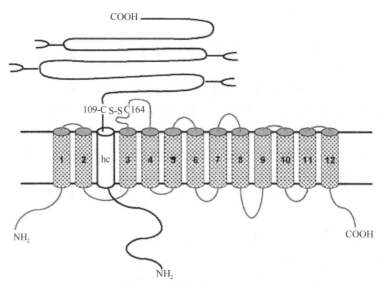

图 5-3   重链跨膜螺旋体结构图

肿瘤细胞作为一种源于特殊细胞的细胞，经常延续了其特殊细胞通过特异性转运体表达的特性，这样，与普通细胞相比，它能选择性地摄取某种特定的氨基酸分子探针。由此，通过与 PET 技术的结合可以为临床提供肿瘤相关的一些特异性的生物学信息。

这些分子微观的研究结论也为标记不同结构的氨基酸类分子探针在临床 PET 的应用和氨基酸类抗肿瘤药物使用前的评估打开了一扇明亮的窗户，特别是标记氨基酸与 PET 技术的完美结合将为改善众多疾病的诊断和治疗提供巨大的潜力。

（何山震）

八、牛奶不仅仅可以补钙，还可以诊断疾病

牛奶可谓是食品界的明星，作为一种古老的天然饮料，被誉作"白色血液"。除了营养补钙、滋养身体外，牛奶还有美容养颜、促进睡眠等功能，因此大多数家庭选择牛奶作为早餐伴侣和睡前饮品。而牛奶除了这些功效，还有一项隐藏在医学界的特殊功能——诊断疾病。

牛奶诊断疾病？这从何说起呢？不是医学专业的朋友肯定要画问号了。原来，在核医学科有一项专业检查，叫做 milk scan（牛奶显像），是将核素（^{99m}Tc）标记的硫胶体混入到牛奶或者配方奶中，然后让患病的儿童饮用，患儿饮用这种特殊"牛奶"之后，用核医学仪器设备（SPECT，单光子发射计算机断层显像仪）对患儿消化道进行连续动态的图像采集，收集由放射性核素 ^{99m}Tc 发射的 γ 射线，来判断患儿体内的牛奶分布信息，从而诊断疾病。

那么"牛奶显像"能诊断那些疾病呢？最常见的就是胃食管反流，指的是胃或十二指肠内容物从胃反流进入食管内。正常人偶有生理性的返流，见于饱食、咳嗽或婴儿贲门括

约肌发育不全，而病理性的反流会引起胸骨后灼烧感、反酸、婴幼儿顽固性呕吐和生长发育迟缓、反复不愈的呼吸道症状等一系列问题，此时称作胃食管反流病。胃食管反流病在儿童中发病率较高，在 8%左右，尽管大部分患儿在出生后 12～18 个月时症状消失，但大部分患儿还是会出现症状并影响其进食、发育，严重者可引起肺炎、肺不张甚至死亡。所以，及时诊断该病对患儿有重要意义。这个时候，牛奶就成为核医学科医生的好帮手。通过"牛奶显像"，医生可以观察食管里有没有牛奶分布（正常情况下，牛奶进入胃内，食管没有牛奶分布），如果有，则说就胃里的牛奶返流到了食管里，可以诊断胃食管反流。明确诊断后，患儿可以接受相关的治疗。

其他的一些方法也可以诊断上述疾病，比如消化道钡餐、超声、内窥镜、24 小时 pH 监测、多通道管腔内阻抗监测等，但是由于受到检查时间、辐射剂量、依从性差、检出率低等缺点的影响而不被推荐。"牛奶显像"以其特殊的优势，被《儿科临床指南》推荐为诊断婴幼儿胃食管反流病的常规诊断与管理方法。

"牛奶显像"不仅仅可以诊断胃食管反流，还可以诊断吸入性肺炎、胃排空障碍、肠闭锁等疾病。特殊"牛奶"搭配影像技术则成为一种专业的医疗手段，对患儿的多种消化道、呼吸道疾病均有良好的诊断能力。

所以，当您的家人朋友尤其是小孩子出现反酸、呕吐等症状，怀疑是胃食管反流或其他消化道疾病的时候，别忘了去核医学科找"牛奶"来帮忙。

（邵付强　黄占文）

九、放射性核素在疾病治疗中的作用

核素包括稳定性核素和放射性核素。在核医学诊疗中，大部分使用的是放射性核素。所谓放射性核素，指的是原子核不受到外来物理、化学等因素的影响，可以自发地转化为另外一种核素并且发射出射线的一种不稳定的核素。这一变化的过程称为放射性核衰变，简称核衰变。大多数核医学的诊疗项目就是利用放射性核素所发射出来的射线进行的。

核衰变有多种类型，例如，为大众所熟知的 α 衰变、β^- 衰变、γ 衰变，通过这些核衰变，放射性核素发射出 α 射线、β^- 射线、γ 射线。除了这些衰变，还有其他类型的如 β^+ 衰变、电子俘获、内转换等形式的衰变。不同类型的核衰变在核医学中有着不同的应用。在核医学的治疗中，通常是利用含有可以发射 α、β^- 射线的放射性核素的药物来进行的。

我们不禁要问：放射性核素在治疗中起到什么样的作用呢？这要从射线对人体的作用说起。我们都知道放射性核素衰变产生的核辐射可以导致对人体产生损害，例如，原子弹爆炸、核电站核泄漏中，受到核辐射的人群可以产生各种放射病、遗传病，因而在较长的一段历史时期甚至是现今，不少人依然"谈核色变"。核辐射对人体的损害，就是放射性核素衰变产生的射线与人体作用的结果。核射线主要是通过电离辐射的生物学效应对人体产生作用的。核射线可以与人体中的生物大分子，如 DNA、蛋白质、各种酶等直接作用，破坏或者改变这些分子的结构，进而改变其功能，引起功能和代谢障碍等，从而影响组织或细胞的正常功能；或者核射线通过作用于人的体液，如水分子，产生大量的化学性质非常活泼的化学产物，比如自由基，通过这些非常活泼的化学产物作用于机体组织或细胞，同样引起其生物学功能的异常。核射线就是通过这样的辐射生物学效应来作用于人体的。

核医学的治疗就是利用放射性核素发射的射线作用于引起人体疾病的细胞或组织（如癌细胞、亢进的甲状腺组织），对其进行抑制或者破坏，起到治理效果的。在放射性核素发射的射线中，α、β^-射线引发的辐射生物学效应强，并且射程短，穿透性差，可以较好地在治疗的同时，较少地伤及正常组织和细胞。因此发射 α、β^-射线的放射性核素是核医学治疗中最常使用的治疗工具。例如，甲状腺组织特异性摄取 ^{131}I，利用 ^{131}I 发射的 β^-射线对甲状腺组织进行照射，可以使部分甲状腺组织细胞功能受到抑制或破坏，从而起到治疗甲亢的作用。甲状腺癌细胞同样可以摄取 ^{131}I，受到 β^-射线的照射，产生变性坏死，可起到治疗分化型甲状腺癌的作用。

在这里我们要注意放射性核素引起的电离辐射和我们日常生活中所说的辐射，不完全是一会事。生活中我们所指的辐射，一般包含了两个意思：一种是电离辐射，例如，去医院拍 X 线片、做 CT 检查、核医学 SPECT 或 PET/CT 检查，乘坐飞机受到宇宙射线的照射及自然环境存在的本底辐射，都属于电离辐射。另外一种辐射指的是电磁辐射，例如，变电站产生的辐射、电视、手机产生的辐射、微波炉产生的辐射，属于电磁辐射。电磁辐射引起的直接效果是产生热。自然环境中的天然辐射和人为活动产生的辐射在我们的生活中随处可见，只要符合国家相关标准，都是安全，不需引起无必要的担忧。

（劳业兴）

十、放射性药物的不良反应及其防治

放射性药物不良反应的定义放射性药物的不良反应是指注射了一般皆能耐受而且没有超过一般用量的放射性药物之后，出现异常的生理反应。放射性药物的不良反应与放射性本身无关，而是机体对药物中的化学物质（包括细菌内毒素）的一种反应。

1. 放射性药物不良反应的主要类型及发生率放射性药物不良反应的发生率很低（仅万分之二左右），主要为变态反应、血管迷走神经反应，少数为热原反应。

2. 常见放射性药物的不良反应

（1）^{99m}Tc-MIBI：给药后偶有一过性异腈臭味，伴口苦，偶有面部潮红，但均自行消退。第二次注射 ^{99m}Tc-MIBI 后 2 小时偶见较重变态反应，包括呼吸困难、低血压、心悸、无力、呕吐。

（2）^{99m}Tc-MAA：可出现变态反应；皮肤发紫；肺部紧缩感、喘息或呼吸困难；面部潮红等。

（3）^{99m}Tc-SC：可出现变态反应。

（4）^{99m}Tc-PYP：偶有皮疹、瘙痒、荨麻疹等变态反应。

（5）^{99m}Tc-ECD：偶见静脉注射后面部潮红，可自行消退。

（6）^{131}I-OIH：受检者可出现出汗、腰痛、重者可能虚脱；应停止注射，给以对症治疗。

（7）$^{89}SrCl_2$ 和 ^{153}Sm-EDTMP：静脉注射数周后可能出现造血组织抑制，包括血小板及白细胞总数下降，典型病例为血小板较用前下降约 20%～30%，但可以恢复。给药后数天内可能出现疼痛加剧，此为暂时性的症状，可服用止痛药减轻。

（8）^{99m}Tc-MDP：偶见皮疹，注射局部红肿、食欲不振、乏力、月经增多，罕见全身水肿；严重时需停药处理。

3. 放射性药物不良反应的防治　注射室和检查室应备有急救箱，其中有血压计、听诊器，处理虚脱的各种药物等，备有氧气袋。对不良反应较多的药物可稍加稀释，使体积稍大，并慢速注入。出现荨麻疹、水肿、瘙痒和胸闷等症状，可用抗过敏药物治疗；热原反应按常规处理；血压明显降低、出现休克时，成人可立即注射 1∶1000 肾上腺素 0.5～1 毫克。严重者可以用生理盐水稀释 10 倍后静脉注入，吸氧，静脉开放，必要时点滴氢化可的松。

（范文博）

十一、核医学显像剂的安全性

核医学是利用放射性药物进行疾病诊断和治疗的一门科学，其在临床医学上的地位日益突显。然而，由于国内对核医学的了解甚少，"谈核色变"仍然是一种普遍现象。提到核医学，尤其是放射性药物，大众的第一反应通常是核辐射，随之则联想到"日本福岛"事件、"切尔诺贝利"核事故等，继而对核医学持有敬而远之的态度。究其原因，主要是人们对放射性药物，尤其是核医学显像剂的安全性存有疑虑。那么，用于疾病诊断的核医学显像剂到底是否安全呢？下面，我们将从其放射性、化学毒性及质量控制的角度来帮助您进行了解。

1. 低剂量的放射性　核医学显像剂作为诊断用的放射性药物，主要通过放射性同位素发出的射线达到显像目的，其射线可对人体产生生物效应。但是诊断用的放射性核素半衰期相对较短，如常见的 ^{99m}Tc 的半衰期大约为 6 个小时，^{18}F 的半衰期为 110 分钟，^{11}C 的半衰期则只有 20 分钟，它们的放射性都会在短时间内大幅衰减。另外，这些核素的射线能量也相对较低，而且由于放射性探测仪器具有较高的灵敏度，诊断所需的放射性显像剂放射性剂量也十分低，相对于核电站事故的辐射剂量来说，完全不可相提并论。所以说，核医学检查的放射性剂量对身体造成的危害往往很小，基本可以忽略不计。

2. 微小的化学量　人们常说"是药三分毒"，核医学显像剂注入到人体内，除了放射性核素的射线外，其中的化学物质也可能对人体产生生物效应，那么其化学毒性如何呢？我们知道，普通药物通常一次用量大多以克来计，最少也在毫克级水平。而核医学显像剂引入的化学量则相对少得多，如常用的 ^{99m}Tc 的化学量仅为 10^{-10}～10^{-9}mol，与其并注射的其他组分也仅为毫克水平。而且，普通药物通常需要连续多次使用，但核医学显像剂大多数为一次性使用，因此几乎不存在体内积蓄而引起化学危害性。

3. 全面的质量控制　核医学显像剂作为放射性药物，虽然相比普通药物具有特殊性，但它也是受国家相关法律法规严格管控的医用药物。因此，医疗单位在原料采购，合成生产，到给病人注射使用这一系列过程中，都需要严格遵照相关的质量控制要求进行运作。特别要说的是，新生产的药物都会根据《中华人民共和国药典》的要求进行质量检测，合格后方能给患者使用。合格的放射性药物注射液均为无菌、无热原的等渗液，pH 值接近血液。而且引入人体的放射性药物及其代谢产物毒性效应小，若有毒性，则临床使用量必须严格控制在未出现明显毒性的范围内。

看了以上的介绍，关于核医学显像剂安全性的问题，相信大家心里已经有了答案。

（李　健）

十二、一杯神奇的"药水"与甲亢的关系

随着社会的进步，生活水平的提高，越来越多的人开始关注自身的健康问题。当身体出现一些前兆的时候就去医院检查检查，例如，有些消瘦，而且怕热、爱出汗，还经常心慌。过了几个月，这些症状更明显了。脖子有些发粗，同时在看报纸或文件上的小字时觉得有些模糊，晚上出门时看东西感觉不那么清楚了。到了医院检查出是甲亢，然后去核医学科喝一杯神奇的"药水"，就解决了。

那么，什么是甲亢呢？又是什么神奇的"药水"能治好这个病呢？今天我们来探索下这个神奇的"药水"与甲亢的关系。

甲状腺功能亢进症简称"甲亢"，是由于甲状腺合成释放过多的甲状腺激素，造成机体代谢亢进和交感神经兴奋，引起心悸、出汗、进食和便次增多及体重减少的病症。多数患者还常常同时有突眼、眼睑水肿、视力减退等症状。甲亢患者长期没有得到合适治疗，会引起消瘦和甲亢性心脏病。患者消瘦常常容易感染急性传染病致残或死亡。甲亢性心脏病可以引起心脏扩大、心律失常、心房纤颤和心力衰竭，患者丧失劳动力，甚至死亡。

而核医学科这杯神奇的药水所含的就是放射性碘-131。碘-131 是一种放射性同位素。它被人体吸收后能特异性地聚集在甲状腺，而发生 β 衰变（发射 99% β 射线和 1% γ 射线），从而对病变的甲状腺进行放射性破坏，达到治疗的目的。

或许有人会问既然碘-131 是通过放射性内照射治疗甲亢，那么它会对人体产生其他的放射性作用么？关于这个问题，我们可以通过对碘-131 的工作原理进行进一步了解来寻求解答。

对于一个甲亢患者来说，病变的甲状腺组织对碘-131 的摄取明显高于正常的甲状腺组织（碘的摄取几乎全部在甲状腺）。而碘-131 发射的 β 射线在组织内的平均射程为 1 毫米，所以 β 粒子的能量几乎全部释放在甲状腺组织内，对甲状腺周围的器官几乎没有影响。由于 β 射线在组织内有一定的射程，可产生"交叉火力"效应，是甲状腺中心部位接受的辐射计量大于腺体边缘部分，如给予适量的碘-131，则可以利用放射性"切除"部分甲状腺组织而又保留一定量的甲状腺组织，达到使甲状腺功能恢复正常的治疗目的。

至今有大量的国内外学者对采用碘-131 治疗甲亢的病人进行了长达半个多世纪的跟踪调查研究，并与一般人群癌症自然发生率相比较，未见白血病、癌症、畸胎的发生率增高，而且甲状腺癌的发生率明显低于一般人群的自然发生率。无论从理论上，还是在实践中都证明：碘-131 治疗甲亢是一种非常安全的治疗方法。

（武兆忠）

十三、碘-131（^{131}I）的"前世今生"

在医院核医学科用于诊断和治疗的诸多放射性药物中，碘-131（^{131}I）是使用最多的药物之一，由于其独特的生物学效应及理化性质，除了在核医学影像诊断、功能测定中使用外，它是核素治疗甲状腺疾病领域中最重要、使用量最大的放射性药物，是其他药物所不可替代的。那么，碘-131 是怎样得到的？它的身世如何？各位读者且听如下讲解。

众所周知，自然界存在着 100 多种化学元素，大多数化学元素都有不同的同位素，大地就是它们的母亲。说到碘，它有 35 种同位素和 8 种同质异能素（核内的质子数和中子数相同而能量状态不同），除碘-127 为稳定同位素外，其余均为放射性同位素，其中就包括碘-131。但它可不是自然界原本就存在的，而是人工产生的核裂变产物，它的母亲就是人类为了获得能量而研究生产出来的核反应堆。

核反应堆，又称为原子反应堆或反应堆，是装配了核燃料以实现大规模可控制核裂变或核聚变链式反应的装置，在反应堆之中，核变的速率可以得到精确的控制，其能量能够以较慢的速度向外释放供人们利用。而核武器爆炸瞬间所发生的则为失控链式反应，可让能量瞬间释放而成为一种威力巨大的武器。核反应堆根据用途可分为几种类型，如为了发电在核电站中使用的发电堆、用于生产核裂变物质的称为生产堆等。用于生产放射性同位素的反应堆中的放射性核燃料在衰变过程中，会转变为多种放射性物质。人们用碲金属或其化合物（如二氧化碲）做靶材料，在反应堆中子的轰击下，通过（n，γ）中子俘获反应生成碲-131，碲-131 再经过 β 衰变即 Te（n，β）TeI 后，一种新的核素——碘 131（^{131}I）就诞生了。它的原子核内有 78 个中子，而碘的稳定性核素原子核内只有 74 个中子。正因为多了 4 个中子，碘-131 与它的兄弟稳定性碘元素相比，性情暴躁，始终处于不稳定的状态，就像一个机器人战将一样，将自身的多余能量转换成两种子弹：β 射线（99%）和 γ 射线（1%）不停地向四面八方发射，其自身也在不停地衰变，衰变的半衰期为 8.02 天，也就是说，随着时间的推移，每过 8.04 天，发射出来的两种子弹（β 射线、γ 射线）的数量就减少了一半。

这两种子弹如果击中人体，将会产生所谓的"辐射生物效应"，在较高的剂量下，严重的"辐射生物效应"会对机体会产生损伤甚至致命。而小剂量可控的射线被医学科学家用来诊断和治疗疾病，成为核医学科医生手中克敌制胜的武器之一。

碘-131 随时间的延长不停地衰变，核内的 53 个质子及 78 个中子在 β 衰变以后放出一个电子，由于电荷守恒，核内变为 54 个质子和 77 个中子，质量数不变。此时碘-131 摇身一变，衰变成另一种核素：氙-131（^{131}Xe），生成的氙-131 处于激发态，还将发生进一步的衰变。

（马　伦）

十四、氨基酸代谢和蛋白质合成显像剂

肿瘤代谢显像的一个特点是肿瘤细胞氨基酸代谢的增加，主要表现在两个方面：一是肿瘤脉管系统氨基酸转运体的表达上调，使氨基酸转运进入肿瘤细胞的速度较快；二是肿瘤细胞增殖加快，对参与蛋白合成的氨基酸利用增加。这样，氨基酸代谢显像剂又可以分为两大类：一是仅依赖于氨基酸转运速度增加的；二是同时以增加氨基酸转运和蛋白合成为基础的，第二类显像剂可以计算蛋白合成率（PSR）。所以通过放射性核素标记的氨基酸类，可以作为肿瘤代谢显像剂，应用于肿瘤的诊断及疗效监测，具有重要的临床意义（图 5-4）。

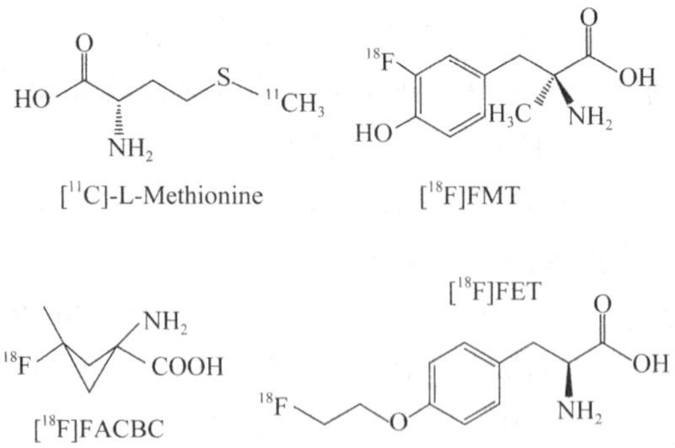

图 5-4   几种常见的氨基酸显像剂

1. ^{11}C 标记的蛋氨酸（[^{11}C]Methionine ）   [Carboxyl-^{11}C]-l-leucine，[^{11}C]-l-methionine 和[^{11}C]-l-tyrosine 都参与了蛋白的合成，在 30 年前就作为显像剂使用。^{11}C-MET 是肿瘤 PET 应用最多的氨基酸类显像剂，主要原因是合成简单，成本低，放射化学合成产量高。^{11}C-MET 作为第一类氨基酸显像剂主要反映氨基酸转运状态。^{11}C-MET 正常可以被唾液腺、泪腺、骨髓及心脏摄取，同时也可以在肝脏、胰腺及肠道聚集。^{11}C-MET PET 显像在鉴别肿瘤的良恶性、肿瘤复发、勾画肿瘤的浸润范围、早期评价治疗效果等方面有其特定的临床价值。另外，^{11}C-MET 图像本底低、图像对比度高。在脑肿瘤的诊断方面要优于[^{18}F]FDG。

2. ^{11}C 标记的酪氨酸（^{11}C-TYR） ^{11}C-MET 的不足之处是蛋氨酸存在着非蛋白质代谢过程，可以产生一定量的非蛋白代谢物（如 ^{11}C 甲基的转移等）从而导致无法计算蛋白合成率。^{11}C 酪氨酸（^{11}C-TYR）仅产生很少的组织代谢产物（其代谢产物二氧化碳很快被排出体外），非常适合量化蛋白合成过程。虽然 ^{11}C-TYR 的合成过程较为复杂，但已研制成功自动化合成系统及计算蛋白合成率（PSR）的代谢模型，这使得大规模 ^{11}C-TYR PET 显像成为可能。酪氨酸是合成儿茶酚胺的前体，有希望用于神经内分泌肿瘤如嗜铬细胞瘤、成神经细胞瘤等的显像。

3. ^{18}F 标记的甲基酪氨酸（[^{18}F]FMT）**及乙基酪氨酸**（[^{18}F]FET）   尽管 ^{11}C 标记氨基酸的过程相对简单，早期的研究主要集中在 ^{11}C 标记的氨基酸上。但因蛋白合成过程中较慢及 ^{18}F 较长的半衰期有利于长途运输，^{18}F 标记氨基酸对于没有配置加速器的 PET 中心更为合适。早期研究的主要有 ^{18}F 标记的酪氨酸（^{18}F-L-tyrosine）、^{18}F 标记的苯丙氨酸（^{18}F-L-phenylalanine），两者由于放化产率极低，临床得到了限制。

甲基酪氨酸和体内的天然氨基酸-酪氨酸遵循同样的摄取途径，研究证明甲基酪氨酸的摄取与肿瘤细胞的增殖指数密切相关而与局部微血管的数量无关。^{18}F 标记的甲基酪氨酸（[^{18}F]FMT）的体内外性能较好。血液清除快，通过肾脏排泄，胰腺、肾脏和膀胱的摄取较高。肿瘤组织与正常组织的放射性比值较高。图像清晰。在结、直肠癌和乳腺癌的浓聚高于 FDG。放化合成时间 45 分钟。产率 20%临床研究表明 FMT 在鉴别病灶的良、恶性及显示脑肿瘤方面高于 FDG。

乙基酪氨酸（[^{18}F]FET），体内稳定性好，能与肿瘤组织快速结合，靶组织/本底比值高，合成时间为 1 小时而放化产率可高达 40%，主要用于脑肿瘤显像。^{18}F-FET 不与蛋白质结合，在骨髓和胰腺摄取低。[^{18}F]FET 与 [^{11}C] MET 检测脑肿瘤的特异性无显著性差异。

4. 其他的氨基酸类显像剂   目前人们研究的还有 1-氨-3-[^{18}F]氟环丁基-1-羧酸

（FACBC），它是一类非天然氨基酸代谢显像剂，动物研究和人体 PET 显像表明其可用于脑肿瘤的诊断。^{18}F-脯氨酸在肿瘤组织中摄取高，肝、胰腺摄取少，标记率可达 40%，目前已用于临床，但不能用于泌尿系统肿瘤显像。^{11}C-色氨酸主要用于神经内分泌肿瘤等。

几乎所有的氨基酸如甘氨酸、丙氨酸、缬氨酸、半胱氨酸等都可以用 ^{11}C 或 ^{18}F 标记。氨基酸类 PET 显像剂在 FDG 显像不足的方面如脑部病变显像或鉴别肿瘤与炎性病灶方面的临床应用价值已得到广泛认可。但是氨基酸类显像剂的非肿瘤摄取依然存在，如脑缺血区、脓肿、放射损伤区及血管瘤等。所以氨基酸类显像剂在肿瘤组织的聚集优于[^{18}F]FDG，但并不完美。

（韩彦江）

十五、胆碱类显像剂

胆碱是正常血液的组成部分，并能穿透细胞膜。胆碱在体内有三种代谢途径：①氧化反应，胆碱在肝和肾内能够转变为三甲铵乙内酯而后又重新释放入血。之后三甲铵乙内酯可以参与不同器官的转甲基反应。②乙酰化反应，胆碱被乙酰化为乙酰胆碱，乙酰胆碱是一种重要的神经递质。③磷酸化反应，胆碱在胆碱激酶的催化下被磷酸化是合成磷脂酰胆碱（卵磷脂）的第一步，再经过几步生化反应即可转变为磷脂酰胆碱，磷脂酰胆碱是细胞膜上的一个主要的磷脂成分。在肿瘤细胞内，胆碱的唯一代谢途径是参于磷脂的合成，大量研究结果表明，大多数恶性肿瘤细胞磷酸胆碱含量高，而相应正常细胞磷酸胆碱含量相当低，甚至无法探测到。此外，因为肿瘤细胞的分裂增生极为旺盛，肿瘤组织内的细胞膜生物合成也同样活跃，所以增生扩散活跃的肿瘤内含有大量的磷脂成分，尤其是磷脂酰胆碱。一旦胆碱在肿瘤细胞内被磷酸化后，它就滞留在细胞中。同时，胆碱本身也参与调节细胞的增殖与分化。所以应用放射性核素标记的胆碱，可以用于恶性肿瘤的诊断及疗效监测，例如，脑肿瘤和前列腺癌，具有重要的临床价值。

^{11}C-胆碱（[^{11}C]Choline，CH）和 [^{18}F]Fluorocholine（FCH）（图 5-5）

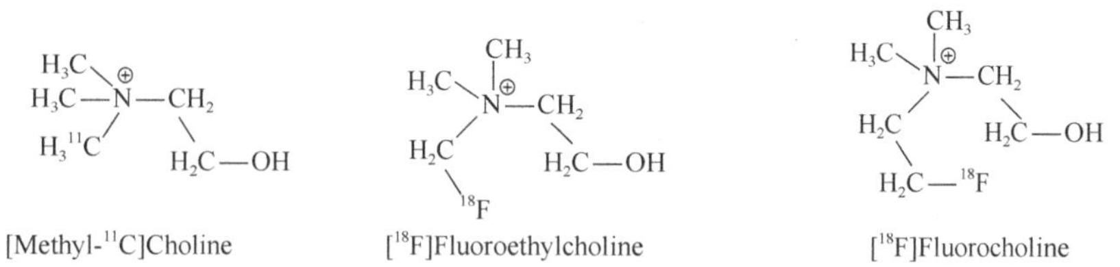

[Methyl-^{11}C]Choline   [^{18}F]Fluoroethylcholine   [^{18}F]Fluorocholine

图 5-5 放射性标记的胆碱衍生物

^{11}C-胆碱从 1997 年开始就被用作脑肿瘤显像剂和前列腺癌的诊断，因其血液清除快，可以得到清晰的脑肿瘤的 PET 图像。^{11}C-胆碱主要经肝胆系统代谢，不经泌尿系统排泄，是较好的泌尿系统肿瘤的显像剂。由于 CH 在体内很容易被氧化，F-氟代甲基胆碱（[^{18}F]Fluoromethylcholine or [^{18}F]Fluorocholine，[^{18}F]FCH）、[^{18}F]F-氟代乙基胆碱（[^{18}F]fluoroethylcholine，[^{18}F]FECH or [^{18}F]FEC）、[^{18}F]F-氟代丙基胆碱（[^{18}F]FPC）及 F-氟代甲乙基胆碱（[^{18}F]FMEC）被开发出来，体外实验表明这些氟标记的胆碱类似物都是胆

碱激酶的底物。体内分布实验表明它们的血液放射性清除快，肝脏、肾脏及胰腺放射性分布高，其他组织器官放射性摄取低。

胆碱代谢 PET 显像在前列腺癌、脑瘤和膀胱癌鉴别诊断方面明显优于 [18]FDG PET，且在其他肿瘤鉴别诊断方面，也是 [18]FDG PET 显像的一种重要补充手段。[11C]choline 已用于各类肿瘤的研究，[18F]FCH 最有应用前景，[18F]FEC 也有一定临床应用价值。由于 [11C] 的短半衰期及 FCH 合成困难，限制了[11C]choline 和[18F]FCH 进一步推广应用。[18F]FEC 合成简便，但在对前列腺癌检查时需要导尿或延迟显像，应用极不方便。因此，用简便方法合成[18F]FCH 是促进将来胆碱代谢 PET 显像发展的关键。

（韩彦江）

十六、乏氧显像剂

乏氧是实体肿瘤普遍存在的现象，可降低放疗及化疗的治疗效果。乏氧显像可以用于肿瘤乏氧的检测并预测疗效。由于多数恶性肿瘤组织实质生长迅速，间质生长相对缓慢，导致肿瘤局部血供与需求失衡，发生缺氧；另外，恶性肿瘤代谢旺盛，消耗大量的氧，导致供氧不足，是肿瘤局部处于乏氧状态。肿瘤病灶中乏氧细胞的存在严重影响放化疗效果，乏氧程度越高，放化疗效果越差。乏氧显像剂（图 5-6）是利用乏氧显像剂进入肿瘤组织后因缺氧而导致显像剂在肿瘤内滞留。比如硝基咪唑类化合物进入细胞后，在硝基还原酶的作用下，有效集团（—NO_2）发生还原，在氧含量正常的细胞中，还原后的集团可重新被还原成原来的有效集团，而当组织细胞乏氧时还原后的集团不能再被氧化，此时还原后的物质与细胞内的物质不可逆结合而滞留在细胞内。研究肿瘤组织乏氧水平，对于预测疗效、判断肿瘤是否复发具有重要的价值。

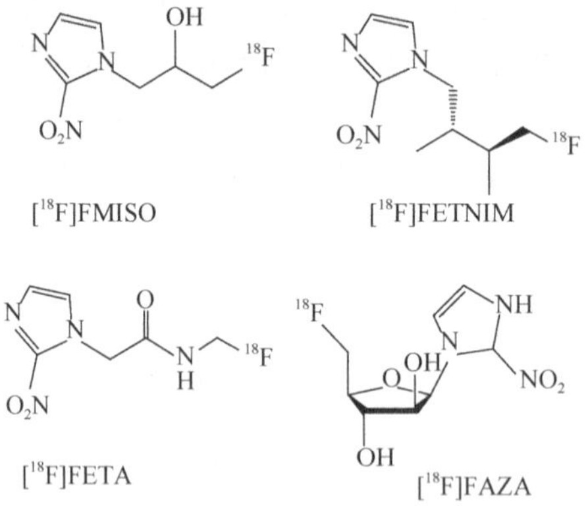

图 5-6 几种常见的乏氧显像剂

目前临床常用的乏氧细胞显像剂为[18F]FMISO，由于该类药物和[18F]FDG 一样标记率高，操作过程简单。肿瘤组织经过放射治疗后由于肿瘤组织肿胀、水肿而导致缺氧，所以[18F]FMISO 对于放射治疗效果的评价具有重要作用。其余的硝基咪唑类化合物有氟 18 标记的[18F]FETNIM、[18F]FAZA、[18F]FETA；碘标记的糖基-硝基咪唑类化合物，如 IAZR、IAZA，IAZP 和 FIAP 等；99mTc 标记化合物，如 99mTc-BATO-硝基咪唑类化合物，99mTc-希夫碱和 99mTc-PnAO 等。非硝基咪唑类主要有 99mTc 标记的 HL91（4，9-氮杂-3，3，10，

10-四甲基十二烷-2，11-二酮二肟二肟，4，9-diaza- 3，3，10，10-tetromethyldodecan-2，11-dione dioxime，BnAO 或 HL91），^{60}Cu 或 ^{62}Cu 标记的 ATSM[diacetyl-*bis*（N4-methylthiosemicarbazone）]。

一般认为，肿瘤乏氧会增强肿瘤组织对各种抗肿瘤治疗方法的抵抗性，从而削弱抗肿瘤治疗的效果。在临床中若能观察到肿瘤的乏氧状态，对进一步采取有效的治疗方法和判断预后很有帮助。核医学乏氧显像能够检测到肿瘤乏氧状态，有助于恶性肿瘤的鉴别诊断及对放化疗疗效做出预测，还可以根据肿瘤的乏氧情况，给予个性化的治疗方案。

（韩彦江）

十七、核酸类显像剂

核酸的合成与代谢可反映细胞分裂增殖状况，而恶性肿瘤细胞的关键特性就是增殖，其生长速度非常快，并且不规则。衡量细胞增殖的手段就是 DNA 的合成速度。DNA 的合成需要四个核苷酸，其中胸腺嘧啶核苷是唯一参与 DNA 合成而不参与 RNA 合成的，它在体内参与 DNA 的合成路径如下所示，由胸腺嘧啶核苷激酶-1（TK-1）催化依次发生磷酸化，形成胸腺嘧啶核苷的一磷酸盐（TMP）、二磷酸盐（TDP）、三磷酸盐（TTP）。几个胸腺嘧啶核苷的类似物已经经过标记用以衡量 DNA 的合成和肿瘤细胞的增殖。

^{11}C-thymidine（TdR）是反映细胞 DNA 合成的重要指标，早在 20 世纪 50 年代，[^{3}H]Thymidine 就已被使用。1972 年，[^{11}C]thymidine 被合成出来用以测量细胞增值率。然而由于它在体内代谢很快，[^{11}C]thymidine 并不适合用作 PET 显像探针。

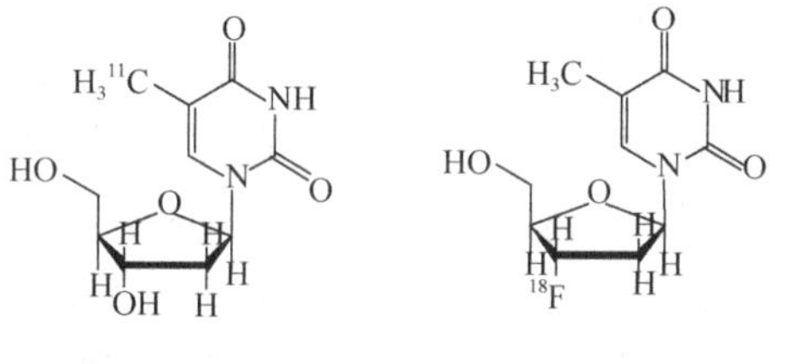

[^{11}C]Thymidine　　　　[^{18}F]Fluorothymidine

图 5-7　^{11}C 和 ^{18}F 标记的胸腺嘧啶

3'-脱氧-3'-^{18}F-氟代胸苷（3'-deoxy-3'- [^{18}F]fluorothymidine，^{18}F-FLT）是 1996 年开发的最好的核酸类显像剂（图 5-7）。与 Thymidine 类似，FLT 在体内由 TK1 催化发生磷酸化，但 FLT 的磷酸盐不能穿过细胞膜，并且不易发生降解，不能参与到 DNA 的合成，因此被滞留在细胞内。上述机制提示 ^{18}F-FLT 浓聚程度反映着 TK1 的活性，而 TK1 的活性反映了细胞增殖水平（图 5-8）。因此 ^{18}F-FLT 对肿瘤的诊断、分期及治疗后疗效的评价有至关重要的作用。Vesselle 等最先报道了 ^{18}F-FLT 摄取与 Ki-67 免疫染色测定的细胞增殖指数明显相关（r=0.92，$P<0.001$），且明显高于 ^{18}F-FDG（r=0.72，$P<0.001$），该结果也得到 Yap 等的证实，表明 ^{18}F-FLT 摄取与细胞增殖水平相关。

5-^{18}F-氟尿苷和 5-^{18}F-氟脱氧尿苷参与 DNA 和 RNA 的合成，两者可用于脑胶质瘤、肝癌、结肠癌、和乳腺癌的诊断，但由于体内迅速降解，清除半衰期只有 8 和 10 分钟，现已很少用。^{18}F-氟代甲基阿糖呋喃尿嘧啶（FMAU）也可用于核酸代谢研究，有动物实验表明肿瘤 DNA 内的 FMAU 比胸腺嘧啶高 45%，是 FAU 的 3 倍，因此 ^{18}F-FMAU 可能是一种好肿瘤显像剂，缺点是其在体内降解。

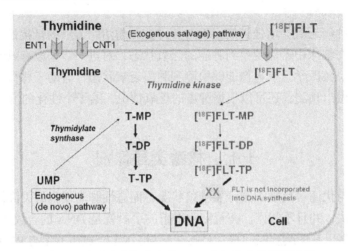

图 5-8　胸腺嘧啶核苷和 ^{18}F-FLT 在细胞内的代谢路径

（韩彦江）

十八、"特洛伊木马"——感染显像的新模式？

感染（infection）是细菌、病毒、真菌、寄生虫等病原体依附于体表或侵入人体组织或细胞，通过增殖或产生细胞毒素，造成人体局部组织损伤或者全身性炎症反应。病原体感染严重威胁人类的生命健康，尤其是对免疫功能低下的病人，如肿瘤患者、手术后病人、器官移植病人等，病原体感染引起的并发症是造成病人死亡的一大原因。临床上对病原体感染诊断常用的技术包括生物标志物及血液检测、传统的影像技术如电子计算机断层扫描（CT）和磁共振成像（MRI）。生物标志物和血液检测只有在感染已在体内扩散的情况下才是有效的。CT 和 MRI 等主要显示器官发生了器质性变化之后的情形，仅能用于具有解剖学改变的疾病检测，无法对感染进行早期诊断。与传统的医学影像技术（X 线、CT、MRI、超声等）相比，分子影像技术尤其是核医学分子影像技术由于具有"看得早"的特点，且有很高的灵敏度和空间分辨率，其在感染诊断中的应用受到越来越多的重视。

核医学影像技术的基础是具有靶向性的生物活性分子，即分子探针。分子探针与放射性核素结合后，利用自身的物理化学性质或者特异性的性质，靶向的富集在目标部位（target site），通过外部的影像成像技术，观察靶部位生命代谢活动的情况，从而达到诊断的目的。

目前临床上用于病原体感染诊断的核医学探针主要有 ^{18}F-脱氧葡萄糖（^{18}F-FDG）、^{111}In 或 ^{99m}Tc 标记的白细胞（leukocytes）及 ^{67}Ga-citrate 等。这些分子探针主要是基于人体代谢或者人体的自我免疫功能而设计的，而不是直接靶向细菌自身，这使得这些分子探针具有广谱性，无法对病原体引起的感染和人体对抗感染或肿瘤产生的炎症进行准确区分，同时，复杂的标记过程、缓慢的非靶清除及滞后的显像时间使得它们不是理想的感染诊断显像剂。因此开发对病原体感染具有特异性、高灵敏性、适于免疫功能低下病人的放射性显像剂是非常迫切的。在这方面，利用放射性核素 ^{68}Ga 和 Fe 结构的相似性及细菌对铁载体的特异性吸收的性质，放射性核素 ^{68}Ga 标记铁载体用于感染显像成为一种新的思路，这即是本文题目中提到的"特洛伊木马"模式。在周围环境中缺铁时，为了自身的生长繁殖需要，微生物（细菌、真菌等）会在体内合成并分泌到体外一类对铁具有高度亲和力的低分子量物质，即铁载体。铁载体与周围环境中的铁离子结合后通过铁离子运输通道特异的运回微生物体内；微生物通过生物酶的降解或者还原作用把铁离子从铁-铁载体中释放出来，用于自身的生命活动。释放铁离子的铁载体再次被分泌到体外，重复此过程。镓元素与铁元素结构相似，离子半径相近，能够与铁载体牢固结合。正是由于铁和镓的相似性，微生物会把镓元素误认为铁元素而特异性的转运到到体内，这为用放射性核素 ^{68}Ga 标记的铁载体对感染进行诊断提供了条件。利用 ^{68}Ga 标记的铁载体用于感染诊断的优势在于：铁载体转运通道仅存在于病原体内，不存在于人体细胞内，这使得放射性核素标记的铁载体只能被病原体吸收，而不会被人体细胞吸收；铁载体转运通道在感染期间表达增高，同时铁载体转运通道是一个能量依赖性转运通道，有助于铁载体在病原体部位聚集；铁载体分子量较小，亲水性较好，能在人体内快速通过肾系统代谢排出体外，有助于降低病人的辐射剂量并能提高靶部位与本底的比值。另外，^{68}Ga 由锗镓发生器制备，成本低廉；半衰期 68 分钟，对病人的辐射剂量低；可以和铁载体快速结合，标记率高，生产制备简单。利用病原体对铁载体特异吸收的性质，有学者研究评估了多种 ^{68}Ga 标记的铁载体在曲霉属真菌感染诊断中的应用，研究发现 ^{68}Ga-TAFC 和 ^{68}Ga-FOXE 作为诊断剂表现出多种优势：标记简单，在体内高度稳定，非靶部位清除快，而且能够特异的被曲霉属真菌吸收。PET 显像研究表明肺部感染部位放射性摄取明显，且放射性吸收剂量与感染的严重程度正相关，有助于对感染部位进行准确分期。目前，^{68}Ga-TAFC 正在申请临床试验。

人类已知的铁载体有 500 多种，其中 270 多种结构已经得到确证。^{68}Ga 标记铁载体用于感染诊断是一个新生的领域，还有很多工作值得去做，值得去探索。

图 5-9 以 ^{68}Ga-TAFC 为例说明基于"特洛伊木马"原理的感染显像：曲霉属真菌分泌铁载体 TAFC 到体外捕获铁或镓元素生成 Fe/^{68}Ga-TAFC，Fe/^{68}Ga-TAFC 经铁载体转运蛋白 MirB 特异性的进入真菌体内。在真菌体内，Fe/^{68}Ga 经酶水解从铁载体中释放出来，进入真菌体内的 ^{68}Ga 成为诊断感染的放射源。

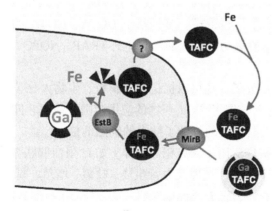

图 5-9　^{68}Ga-TAFC 显像

（翟创彦　何山震）

十九、正电子核素 ^{68}Ga 简介

正电子发射计算机断层显像（PET）在临床诊断中应用越来越广泛。正电子核素 ^{68}Ga 在 PET 显像中的应用仅次于 ^{18}F。^{68}Ga 的广泛应用得益于它优良的核素性质、由 ^{68}Ge-^{68}Ga 锗镓发生器制备、简单的化学标记性质及便于药盒化。^{68}Ga 的半衰期为 68 分钟，正电子衰变率为 89%，适合标记能够在体内快速分布并到达靶点的小分子，并在静脉注射 1 小时左右获得高质量的图像。^{68}Ga 较短的半衰期有效降低了病人承受的辐照剂量，同时也给核医学化学师足够的制备时间。此外，与 ^{18}F 经加速器制备不同，^{68}Ga 通过 ^{68}Ge-^{68}Ga 锗镓发生器制备获得，价廉易得，可以与单光子发射计算机断层显像（SPECT）中应用最为广泛的 ^{99m}Tc 媲美；与 ^{99m}Tc 相比，^{68}Ga 显像具有更高的灵敏度和空间分辨率，且可以定量，因此预计在不久的将来将会取代部分 ^{99m}Tc 药物。^{68}Ga 标记药物的临床应用长期受制于锗镓发生器的 ^{68}Ge 漏穿及淋洗液不纯等问题，近十几年来，多种型号的锗镓发生器被开发出来，2014 年，第一个药物级锗镓发生器获批投入市场，这将有力推动 ^{68}Ga 放射性药物的临床应用。近年来，研究人员又开发了加速器制备 ^{68}Ga 的技术，使得获得高达几个居里的 ^{68}Ga 成为可能，同时也避免了 ^{68}Ge 漏穿及杂质离子的问题。作为路易斯强酸，^{68}Ga^{3+} 倾向于与路易斯强碱（如 N、O 原子）快速结合形成稳定的六配位化合物。简单快速的化学标记反应便利了符合 GMP 要求的自动化合成，而且使得 ^{68}Ga 标记药物药盒化成为可能。

^{68}Ga 能够与生物分子直接结合用于靶向部位的显像，例如，^{68}Ga 直接标记柠檬酸（citrate）用于炎症的显像。更为普遍的是，^{68}Ga 通过双功能螯合剂与生物靶向分子结合形成在体内高度稳定的标记物。双功能螯合剂一方面与 ^{68}Ga 紧密结合，一方面与靶向分子相连，起到桥梁的作用。^{68}Ga 最常用的双功能螯合剂是 DOTA 和 NOTA。DOTA 的 4 个 N 原子和两个 O 原子与 ^{68}Ga 配位结合，形成稳定的标记化合物；^{68}Ga-DOTA 通常需要通过加热或者微波手段实现快速高效率的标记。^{68}Ga-DOTA 的一个优点在于，DOTA 能够用于多种核素例如放射治疗核素 ^{177}Lu 的标记，^{68}Ga/^{177}Lu-DOTA 的联合使用可用于评估肿瘤的治疗效果。NOTA 与 DOTA 相比，具有更小的环，更适于 ^{68}Ga 的标记，它的 3 个 N 原子和 3 个 O 原子能够在常温下快速与 ^{68}Ga 结合形成稳定性优于 ^{68}Ga-NOTA 的标记物，因此被认为是 ^{68}Ga 双功能螯合剂的"金标准"。多种基于 DOTA、NOTA 的双功能螯合剂被开发出来，近几年来，多种新型的双功能螯合剂，如环状 TRAP、NOPO、FSC，链状 HBED-CC、CP256 相继被报道。

^{68}Ga 不仅用于标记小分子，还可以标记纳米颗粒、生物大分子等。^{68}Ga 预靶向成像技术（pre-targeted imaging）扩展了 ^{68}Ga 药物的应用范围，使得它能够用于在体内有较长生物半衰期的抗体显像，同时有效的降低了病人的辐照剂量。

^{68}Ga 放射性药物已被广泛用于研究靶向受体（如 G 蛋白偶联受体、人表皮生长因子受体、叶酸和尿激酶受体等）、酶、抗原及血管生成、缺氧、增殖、凋亡、糖酵解等生命活动。其他如心肌灌注成像及炎症、感染成像也在研究中。^{68}Ga-DOTATOC 已用于日常临床诊断并取得了良好的效果，多种 ^{68}Ga 药物也在临床研究中。^{68}Ga 放射性药物必将在未来取得更大的成就，正如 ^{99m}Tc 在 SPECT 领域已经取得的成就，造福人类。

（瞿创彦　何山震）

二十、第一个人造元素——锝（Tc）

氢氦锂铍硼，碳氮氧氟氖……相信很多朋友在初中的化学课上都背过元素周期表。表中的一百多号元素构成了我们所处的这个世界。而在这上百号化学元素当中，有一部分最初并不是在自然界中发现的。科学家们通过人工核反应合成并鉴定出了它们，我们称其为人造元素。1937年，美国加州大学伯克利分校物理学家欧内斯特·劳伦斯，使用回旋加速器加速氘原子核去"轰击"42号元素钼，制得了43号新元素。然后送给两位意大利化学家佩里埃和西格雷进行鉴定，并由他们将其命名为"锝（Tc）"。这第43号元素"锝"就是第一个人造的元素，而"锝"的希腊文原意就是"人工制造的"。

1. 锝的"大家族"　锝有一个大家族，包括21种同位素，还有许多的同质异能素。虽然它们的质子数都是43，但是由于中子数及能态的不同，各自的性质都有一定差异。比如，家族里的所有成员都具有放射性，但是它们的放射性半衰期从几秒钟到几百万年不等，衰变的方式与能量也不尽相同。利用它们的衰变性质，人们可以做很多有意义的事情，比如，常见的同位素 ^{97}Tc，其半衰期为260万年，可以用来制备β射线标准源。另外，家族里 ^{99}Tc 和 ^{99m}Tc 这两兄弟在医疗界也为人类做出了卓越的贡献，下文会为大家做详细的介绍。

2. 为人类健康服务的 ^{99}Tc 与 ^{99m}Tc　相信很多患有类风湿性关节炎的朋友都对"云克"这种药物十分熟悉，其实"云克"的主要成分就是 ^{99}Tc 与亚甲基二膦酸（MDP）的螯合物。除了治疗类风湿性关节炎外，它还适用于甲亢伴浸润性突眼、强直性脊柱炎、肩周炎、银屑病性关节炎，以及防止和治疗骨质疏松。此外，它对癌症骨转移也有很好的镇痛作用。^{99}Tc 作为治疗药物为人们做出了卓越贡献，而它的好兄弟 ^{99m}Tc，则在影像医学界大有作为，为各类疑难杂症的诊断工作付出了自己的力量。^{99m}Tc 的半衰期为6.02个小时，衰变发出纯γ射线，能量为141 keV，十分适合用于核医学成像。而且它的制备比较简便，医疗单位通过购买商品化的钼锝发生器就能非常方便地获得高活度的 ^{99m}Tc-高锝酸钠溶液。^{99m}Tc-高锝酸钠溶液就可以直接用于甲状腺的显像。而将其用亚锡还原，再与各种特异性配体进行络合，就得到了多种临床应用的核医学显像剂。例如，^{99m}Tc-DTPA 可用于肾功能显像；^{99m}Tc-EHIDA 可用于肝胆功能显像；^{99m}Tc-MIBI 可用于心肌灌注显像；^{99m}Tc-DMSA 可用于肿瘤显像，等等。

相信在不久的将来，人们还会开发出更多锝的用武之地，让它更好地为我们的生活服务。

（李　健）

二十一、^{99m}Tc-DTPA 简介

日常生活中人们经常会谈到某某人肾虚，或某某人有肾结石，等等。无论是肾虚，还是肾结石，在西医看来均意味着某人的肾脏功能可能出现了问题。但又如何准确地评价肾脏功能？通常来说评价肾功能有：血肌酐法和以 ^{99m}Tc-DTPA 为代表的 SPECT 法。目前医学界公认，因血肌酐基本不受饮食和高代谢等肾外因素的影响，所以血肌酐结合年龄和体重等因素是评价肾小球功能最准确的指标。而血肌酐水平与肾小球滤过率之间呈平方双曲线关系，也就是说肾小球滤过率下降在70%以下时，血肌酐水平仍可在正常范围内，只有

肾小滤过率水平下降超过 70% 时，血肌酐水平才会迅速升高。也就是说肾小球滤过率法比血肌酐法能更早地反应肾功能的改变。

^{99m}Tc-DTPA，即 ^{99m}Tc-二乙三胺五乙酸，是一种能测量肾小球滤过率水平首选的放射性药物，属肾小球滤过型药物，通常采用静脉给药。经静脉给药后，仅有少量的 ^{99m}Tc-DTPA（大约在 5% 左右）与血浆蛋白结合，而 90% 以上的 ^{99m}Tc-DTPA 随尿液从肾小球滤过，经过肾小管、肾盂、输尿管到达膀胱汇集。给药 30 分钟左右时约有 70% 以上的 ^{99m}Tc-DTPA 随尿液快速从血浆中清除经膀胱及下尿道排出体外。^{99m}Tc-DTPA 主要用于评估双肾的血流灌注和以双肾肾小球滤过率为主要指标的肾功能。当机体出现病症影响肾功能时，此时肾小球滤过会先于血肌酐出现异常。通常能影响肾功能的疾病：以各种类型的急慢性肾炎为代表的肾实质病变、以肾结石为代表的尿路梗阻性疾病、肾动脉狭窄、移植肾等均可观察到肾小球滤过水平的变化。对于正常人来说，肾小球滤过率随着年龄的增加而有所下降，相同年龄的男女之间的差异很小，其推荐的正常参考值，男性 125±15ml/min，女性 115±15ml/min。

另外，判断肾功能还有一类显像剂，即肾小管分泌型显像剂。这类显像主要被用来衡量以肾有效血浆流量为主要指标的肾功能情况，其代表性显像剂为 ^{99m}Tc-MAG3 和 ^{131}I—OIH。

总的来看，评价肾功能最准确的指标是：血肌酐和以 ^{99m}Tc-DTPA 为代表的 SPECT 的测定，但也要结合临床和其他相关的检查，才能正确地判断肾脏功能。

（武兆忠）

二十二、高锝[^{99m}Tc]酸钠的作用

说到高锝[^{99m}Tc]酸钠，对于了解核医学的人来说，是一点都不陌生，它可是核医学药物中的一个"大明星"，撑起了核医学单光子显像的一片天地，是单光子显像中使用最多的一种放射性核素，它不仅自己可以用于多种疾病的诊断，还可以和多种的化合物连接，用于更多疾病的诊断，所以说它是核医学的"一枝花"一点都不为过。

也许有人要问，这么好的药物，它是怎么来的呢？在回答这个问题以前，我们有必要了解一下锝，锝是第一个人工合成的放射性金属元素，而锝[^{99m}Tc]是锝的一种同位素，在自然界中它是不存在的，所以只能通过人工的方法获得，目前主要是由钼（Mo）99-锝（Tc）99m 发生器（也就是俗称的"奶牛"）获得，每当需要使用的时候，用生理盐水淋洗发生器，就获得了我们需要的高锝[^{99m}Tc]酸钠。锝[^{99m}Tc]的物理半衰期只有 6.02 个小时，释放出 140KeV 的较低能量的 γ 射线，非常适合于 SPECT 单光子显像，所以在可能的情况下，都尽量使用锝[^{99m}Tc]去标记化合物用于临床疾病的诊断。

高锝[^{99m}Tc]酸钠的作用有两个方面，一是直接用于某些疾病的诊断，比如静脉注射高锝[^{99m}Tc]酸钠以后，能被甲状腺摄取和浓聚，从而使有功能的甲状腺组织显影，用于判断甲状腺的位置、形态、大小、重量以及功能等；同时注射以后还可被异位胃黏膜的黏液细胞快速摄取，然后分泌入胃肠道，用于特异性诊断美克尔憩室，在小儿消化道出血定位及定性诊断中具有重要的价值；同时唾液腺的小叶上皮细胞能从血液中摄取、浓缩并分泌高锝[^{99m}Tc]酸钠，可获得唾液腺位置、大小、形态、摄取和分泌功能及导管通畅情况。另一

个作用是高锝[^{99m}Tc]酸钠中的高价态锝[^{99m}Tc]能被氯化亚锡等还原成低价态[^{99m}Tc]，然后标记多种配套化合物药盒，用于脑、心肌、肿瘤、甲状腺、肝、肺、脾、骨等的显像中，这是高锝[^{99m}Tc]酸钠最主要的一种作用；比如标记亚甲基二膦酸盐（MDP），广泛用于骨显像诊断骨骼疾病，特别是早期诊断恶性肿瘤骨转移等，具有非常重要的临床价值；再比如高锝[^{99m}Tc]酸钠标记的二乙撑三胺五乙酸（DTPA），用于分肾肾小球滤过功能的测定，是目前唯一提供分肾功能的检查方法。

总之，高锝[^{99m}Tc]酸钠就像是水浒传中的宋江，以它为核心，标记形成了一大批的放射性药物，用于各个系统疾病的诊断。

（黄占文）

二十三、能产生医用放射性核素的"奶牛"

放射性药物指含有放射性核素供医学诊断和治疗用的一类特殊药物，包括有诊断性放射性药物和治疗性放射性药物两大类。放射性药物除与一般药物一样必须具有无菌、无热原、化学毒性小等符合《药典》要求，同时其采用的医用放射性核素的物理性能，如发射的核射线种类、能量和半衰期也必须满足诊疗过程的需要。医用放射性核素主要通过核反应堆生产、加速器生产、从裂变产物中提取和放射性核素发生器淋洗获得。而核反应堆是生产医用放射性核素的主要方式，可产生多种放射性核素。事实上，放射性核素发生器的母体核素多半是用反应堆制备的。反应堆则以 ^{235}U 和 ^{239}Pu 为核燃料，用这些核燃料在裂变过程中产生的中子（n）流轰击靶物，引起（n，γ）、（n，p）、（n，α）、（n，2n）等核反应，再将经中子辐照后的靶物质进行化学处理，即可产生出医用放射性核素。

放射性核素发生器是一种以长半衰期母体核素和短半衰期子体核素的"衰变-生长"关系为基本原理的、生产放射性核素的特殊装置，它可以商品化供应，使医院或实验室能够方便地自己"生产"医用放射性核素。在发生器中，由反应堆生产的较长半衰期的母体核素，自身不断衰变并生成较短半衰期的子体核素（即所需的医用放射性核素），直至达到"衰变-生长"的放射性平衡。发生器中的母体和子体核素通常不是同位素，可选择合适的化学分离法，使母体核素留在发生器中，而子体核素被分离出发生器。母体核素不断衰变，子体核素不断产生，同时又不断衰变，当子体核素的放射性与母体放射性相等的瞬间，子体放射性强度达到最大值，此时分离子体放射性核素可得相对最大活度。当子体核素达到相对最大活度时，此时若不分离子体，子体核素的放射性强度将会按母体的半衰期衰减而减少；当子体核素被分离出来之后，它将会以自身的半衰期进行衰减，而发生器中母体核素又衰变产生新的子体，经过相同时间子体又增长到相对最大值，在这个过程中，母体核素的放射性活度因自身不断衰变而减少的。分离过程可重复进行，直到母体核素衰变结束而终结。这一现象恰似从母牛身上挤奶，故放射性核素发生器俗称为"母牛"。"母牛"可"挤奶"的总次数（"母牛"的使用期）取决于母体核素的半衰期。

而目前最常见的医用放射性核素发生器是 ^{99}Mo-^{99m}TC 是柱色谱发生器，目前我国使用较多的是裂变型 ^{99}Mo-^{99m}TC 发生器，它是将 ^{99}Mo 吸附于氧化铝（Al_2O_3）色谱柱上，Al_2O_3 对 $Na^{99m}TcO_4$ 的吸附能力很弱，用生理盐水很容易将 $Na^{99m}TcO_4$ 洗脱下来。裂变型 ^{99}Mo-^{99m}TC 发生器需在无水的条件下衰变，方能得到高产率，故裂变型 ^{99}Mo-^{99m}Tc 又称"干柱"体系。其他的医用放射性核素发生器还有：^{81}Rb-^{81m}Kr 发生器、^{113}In-^{111m}In 发生器、^{188}W-^{188}Re 发生器、^{82}Sr-^{82}Rb 发生器、^{87}Y-^{87m}Sr 发生器等。

（武兆忠）

二十四、帕金森病诊断用的正电子显像药物

帕金森综合征（Parkinson's Disease）是主要表现为动作迟缓、四肢或身体震颤、肌僵直、姿势平衡障碍等一组临床症候群。帕金森综合征最常见的病因就是原发性帕金森病。帕金森病是中老年人最常见的中枢神经系统变性疾病，对患者的生活质量造成严重的影响。目前医疗技术尚未能完全治愈，因此应该尽早诊断和治疗，延缓病情的进展。

核医学诊断的一个重要的特点就是通过放射性药物来反映组织和器官的功能，通过不同的药物、不同的机制，从不同的角度对疾病进行诊断和评估。在正电子显像中，针对该疾病特点，可以选择使用非特异性和特异性两大类正电子放射性药物来对其进行诊断。

第一类非特异性的正电子药物。在帕金森病的不同进展期间，患者脑内的葡萄糖代谢呈现不同的代谢水平，注射 ^{18}F-FDG（一种放射性核素 ^{18}F 标记的葡萄糖类似物）后，核医学医师通过分析其脑内的葡萄糖代谢情况，可以对帕金森病的病程变化、鉴别诊断和治疗疗效进行一定评估。

第二类特异性的正电子药物。所谓的特异性，指显像的原理与疾病的发病机制具有密切的关系，影像图像中放射性药物摄取增加、减少、分布的变化直接体现了发病机制中特异性物质（如递质、蛋白、酶、受体等）的变化情况（如数量、功能、分布等改变），这些变化是疾病进展程度、严重程度、治疗的效果等的重要指标。帕金森病的主要病理原因是：黑质纹状体通路多巴胺能神经功能受损，多巴胺释放减少从而引起纹状体多巴胺含量显著降低。正常人纹状体内的运动抑制性递质多巴胺与运动兴奋性递质乙酰胆碱是相互平衡的，对机体的运动功能起到调节作用。在发生帕金森病时，多巴胺含量降低，使这两种递质的平衡失调，进而引起了帕金森病的临床症状。因此可以通过不同的正电子药物，反映这一机制中不同环节的情况，对帕金森病进行诊断。①体现多巴胺代谢情况的药物，如 ^{18}F-DOPA。当突触前的多巴脱羧酶活性正常时，可以将 ^{18}F-DOPA 转化为 ^{18}F-多巴胺。病发时，多巴脱羧酶功能异常，^{18}F-DOPA 不能有效转化为 ^{18}F-多巴胺从而通过其他途径被代谢从脑中被清除，导致纹状体放射性减少。②体现多巴胺受体情况的药物。如多巴胺受体显像剂 ^{11}C-raclopride。多巴胺受体功能异常是帕金森病的发病原因之一。多巴胺受体显像剂可与多巴胺受体特异性结合，放射性药物（多巴胺受体显像剂）摄取的结果体现了多巴胺受体的功能情况。③体现多巴胺调节情况的药物。如多巴胺转运蛋白显像剂 ^{11}C-CFT。多巴胺转运蛋白位于神经元突触前膜，主要起着调控多巴胺水平的功能，帕金森病发病时，多巴胺转运蛋白数量及功能显著下降。多巴胺转运蛋白显像剂与多巴胺转运蛋白具有很高的亲和力，因此该药物（多巴胺转运蛋白显像剂）摄取的情况体现了多巴胺转运蛋白的数量。

除了以上提到的正电子药物外，还有其他正电子药物如 ^{18}F-Fallypride、^{11}C-FP-CIT，以及体现胆碱能系统功能的正电子药物如 ^{11}C-MP4A、^{18}F-MFM 等。在实际的临床工作中，由于药物供应和管理方面的原因，目前最常用到的还是 ^{18}F-FDG，在部分可以自行制备正

电子药物的医疗机构，才可以有较多的药物选择。

（劳业兴）

二十五、^{18}F-FMISO 显像及其在放疗中的应用

　　近年来肿瘤在居民死亡原因中所占比例越来越高。对于肿瘤的治疗，据统计，外科手术贡献率为 49%，放疗贡献率为 40%，化疗贡献率为 11%。研究表明：肿瘤组织氧分压的高低能直接地影响肿瘤对放射治疗的敏感性，且乏氧与肿瘤的基因、表型、生长方式及转移与否等生物学特点密切相关，因此了解乏氧与否及其程度不仅具有诊断意义，还能评价肿瘤对治疗的反应及预后情况。有鉴于此，据统计，70% 以上恶性肿瘤患者在治疗过程中接受过放射治疗。

　　经过多年的研究，人们发现，乏氧现象在恶性实体肿瘤中是普遍存在的。其产生的原因主要是无效的血管生成或非正常的血管结构导致肿瘤乏氧。乏氧与肿瘤细胞的增殖、凋亡、死亡及转移等有诸多联系，也是肿瘤复发的重要影响因素，乏氧也会导致放疗抗拒及化疗的低敏感性和耐受。许多研究证明乏氧是一个影响预后的独立因素，与肿瘤的分级、手术、放化疗等治疗方式无关。全面了解乏氧，研究乏氧的机制、检测方法及应对措施，对提高肿瘤的治愈率和患者的生存率有积极意义。

　　随着对乏氧影响肿瘤治疗和预后的不断深入研究，在其形成的原因和机制被人们所了解后，其检测方法也开始被关注。目前实验室已经能够对肿瘤乏氧进行较精确的测定，特别是随着影像新技术的发展，包括正电子发射体层摄影（PET）、单光子发射体层摄影（SPECT）、磁共振波谱（MRS）、功能性磁共振成像（fMRI）等显像技术已可以无创伤、从分子水平对肿瘤进行乏氧评价。而且，除能获得肿瘤解剖学信息及病理学基础信息外，还能进一步提供病变的某些生物学信息。

　　PET 是目前核医学最前沿的显像技术。它利用一些人工放射性核素如 ^{18}F、^{11}C 等标记的乏氧组织显影剂进行 PET 显影，在活体内用影像的方式显示肿瘤乏氧区域，检测肿瘤的乏氧程度的变化，可以对乏氧进行定性和定量的检测，为临床提供肿瘤的氧态信息，因而用于肿瘤的诊断和判断肿瘤的分期，为制订最佳治疗方案，或在发现病灶残留或复发时可以及时、恰当地再次治疗提供准确的依据。

　　当前临床常用的乏氧组织显像剂大致可分为两类：硝基咪唑类和非硝基咪唑类。^{18}F-FMISO 是 PET 最常用的乏氧硝基咪唑类显像剂，^{18}F-FMISO PET/CT 乏氧显像作为一种无创的检测方法，能够实时地检测肿瘤的乏氧状况，而且可重复、可量化、能为临床放射治疗方案的制订及靶区勾画提供依据，有着良好的应用前景。

　　1. ^{18}F-FMISO　PET/CT 乏氧显像引导调强放疗　肿瘤乏氧是放射治疗效果差、肿瘤复发及转移的重要影响因素，克服肿瘤乏氧的方法之一是给予肿瘤区更高的放射剂量，很多实验证明增加肿瘤剂量能提高肿瘤控制率，但以往强调靶区剂量均匀性，这种要求导致正常组织剂量过大、并发症高。PET/CT ^{18}F-FMISO 影像的应用，可以准确诊断和勾画靶区，可以看出病变区域乏氧的强度及其分布方式的差异，从而进行不同方式的线性剂量推量。结合其他的新的生物影像技术，可以对同一肿瘤能够根据实际需要划分不同区域，做到更明确的生物靶区的细化，并确定对放射治疗不同敏感程度的区域，制订个体化的放射治疗

方案。因此，PET/CT ^{18}F-FMISO 乏氧显像引导的调强放疗能够在不影响正常组织的情况下有目的地增加乏氧组织的放疗剂量，提高质量效果。

2. ^{18}F-FMISO   PET/乏氧显像对放疗预后的评价作用   乏氧是肿瘤发生发展过程中特有的生物学表现，其增加了对放化疗的抵抗力，放疗前不同的乏氧程度对放射治疗的抗拒程度不同，乏氧程度高的患者，放射治疗效果差。乏氧程度在放射治疗前后的变化趋势不同，其治疗效果也不相同，放射治疗后乏氧程度减低或不变的患者，放射治疗效果好于乏氧程度增加的患者。

3. 乏氧显像与在氧合   实体肿瘤中乏氧细胞的存在增加了肿瘤对放射治疗的抗拒性，而照射后即刻的乏氧分数会接近不能仅满足于对肿瘤靶区进行均匀的照射，而应着重于生物靶区的构建，即根据肿瘤内放射敏感性的 100%，然后逐渐下降并接近初始值，即为再氧合。不同类型的肿瘤再氧合的速度变化范围很大，从几个小时到几天时间不等，因此根据不同肿瘤的再氧合程度进行分割照射的调整，可提高放疗的疗效，而乏氧显像可动态监测肿瘤的再氧合状态。

乏氧显像是医学影像学中的一个新兴领域，在功能显像中有重要地位，将乏氧显像与放射治疗精密结合能够实现放射治疗过程的优化，其在肿瘤靶区的勾画方面比传统的解剖学影像更准确，且更具优势。通过对乏氧靶区的确定，能够预测放射治疗的敏感性，对放疗不敏感的组织给予较高的剂量，改变以往剂量均匀性的概念，达到更合理的与肿瘤生物学行为相一致的剂量分配方式，真正达到放射治疗的效果。

（何山震）

二十六、"看见"你的骨头（^{99m}Tc-MDP）

人体的骨骼起着支撑身体、保护内部器官等作用，是人体运动系统的一部分。成人有 206 块骨头，形态各异，有着复杂的内在和外在结构。因此人体骨骼的病变也是复杂多样的，如骨肿瘤、骨髓炎、疲劳性骨折、缺血性坏死及各类癌症的骨转移等。而人体骨骼都包裹在皮肤和肌肉之中，所以医生在对复杂骨病进行诊断时有一定的难度。如果能够刨除皮肤和肌肉，让全身的骨头直接呈现在眼前，各类骨病的诊断难题也就迎刃而解了。当然，为了做骨病的诊断而直接动刀解剖是不现实的，那还有其他办法么？答案是肯定的，利用放射性药物进行核医学骨显像就是非常好的选择。它不仅能够显示骨骼的形态，同时能够反映骨骼和病变的局部血流、代谢情况，给人以直接的视觉感观，因此在疾病的早期诊断方面具有很独到的优势。

锝[^{99m}Tc]亚甲基二膦酸盐注射液（^{99m}Tc-MDP）已被 FDA 和 CFDA 批准用于临床全身骨显像以及癌症骨转移显像，是目前公认最常用的骨显像剂。下面就让我们一起来看看，它是如何做到不动刀就能让全身骨骼及骨骼的血流、代谢情况直接呈现于眼前的吧。

1. 布满全身骨骼的 ^{99m}Tc-MDP   骨骼组织中无机物的主要成分是羟基磷灰石晶体 [$Ca_{10}(PO_4)_6(OH)_{12}$]，因此骨骼的代谢更新需要通过从体液中获得磷酸盐及其他元素来完成。而 ^{99m}Tc-MDP 中的膦酸基团正是骨骼代谢所需要的。静脉注射 ^{99m}Tc-MDP 后，血液循环将其带至全身各处，并在代谢过程中通过离子交换等方式沉积于全身的骨骼组织，而其余部位的 ^{99m}Tc-MDP 则很快从血液中清除。利用其在骨骼组织中浓聚，而在其他脏器组织不聚集的性质，人体骨骼的形态就通过 ^{99m}Tc-MDP 突显了出来。再由 γ 相机、SPECT 等仪器进行放射性信号采集和处理，就实现了全身的骨骼显像。

2. 骨骼的病变与 ^{99m}Tc-MDP 的摄取　发生病变的骨骼组织与正常骨骼组织在 ^{99m}Tc-MDP 的摄取量上是有差异的。当有恶性肿瘤、创伤及炎性病变时，骨的局部血流灌注量和无机盐的代谢更新速度增加，病灶处的 ^{99m}Tc-MDP 浓聚就会明显高于正常组织；而当出现骨囊肿、梗死、多发性骨髓瘤等病变时，则可能呈现局部组织供血减少或发生溶骨性改变，从而使得病灶处的放射性分布较正常组织明显减低或缺失。因此，通过观察全身骨骼的 99mmTcm-MDP 显像，可以对骨骼的病变进行判断。

需要提醒您的是，该项检查在静脉注射 ^{99m}Tc-MDP 后 2～3 小时进行图像采集，在这段时间内，患者应该多饮水多排尿，以帮助骨骼以外的其他组织尽快将 ^{99m}Tc-MDP 代谢排泄出去，降低背景的干扰。核医学骨显像就是通过以上方式"看见"你的全身骨骼的情况。

（李　健）

二十七、^{18}F 让你的骨病"原形毕露"

正常成人骨骼由 206 块骨头构成，约占人体总重量的 20%，它是人体的支架，我们的身体和脏器全靠它来支撑和保护。在人的一生中，几乎所有人都有可能遭遇不同疾病的侵袭，我们的骨骼也同样无法幸免，无论是因为运动不慎导致的骨折，还是中老年人生理性退化导致的骨质增生，又或是恶性肿瘤骨转移，这些疾病都需要去医院进行诊断治疗，而核医学正好有一双让骨病无所遁形的"眼睛"——氟-18（^{18}F）。

氟是自然界中广泛分布的元素之一，原子序数 9，在元素周期表中位于第二周期，自然界中已知的氟同位素共有 18 个，按中子数从低到高，氟家兄弟姐妹的名字从 ^{14}F 取到了 ^{31}F，其中自然界大量存在且稳定的同位素仅有 ^{19}F，而其余成员均属于不安分守己的类型，它们的存在时间从 10^{-24} 秒到几小时不等，而且在衰变成其他原子的过程中，还不断地向外发射出 α、β、γ 射线来彰显自己的存在，而这恰恰是核医学诊断显像的基础所在，试想一下，在漆黑的夜晚里，远方的灯光总是会第一时间引起我们的注意，同样的道理，我们将不安的放射性核素引入人体，通过体外探测设备对其衰变过程中的射线进行监测，这样我们就能很清楚的知道这些放射性核素的准确位置。当然，氟家族中并不是每一个成员都是合格的医用放射性核素，这需要它拥有一个适合的半衰期，适合的射线类型和能量及较小的毒性，经过层层筛选，^{18}F 成为了这个幸运儿，它发射的正电子，通过湮灭辐射产生一对方向相反的能量皆为 511KeV 的光子，产生的光子对被体外正电子发射断层显像/X 线计算机体层成像仪（PET/CT）捕获，最后通过计算机处理，最后得到我们肉眼可见的图像，成为医生诊断疾病的依据。

然而另一个问题也随之而来，我们如何让这些放射性核素去它们该去的地方，也就是我们想了解的病变处呢？一般来说，我们会把它们标记到一些具有靶向性的底物上去，这就好比我们把一台 GPS 定位仪放到一艘有目的地的货轮上去，当货轮到港的时候，也就是我们的放射性核素到了该到的地方的时候。当然，万事也有特例，有的核素自身就是一艘目的地明确的货轮，它在体内只会被一些特定的组织和（或）器官所摄取，比如说几乎只被甲状腺摄取的碘元素（I），还有就是本文的主角氟元素被骨骼摄取。我们人体中 90%的氟分布在骨骼和牙齿，当我们静脉注射含有 ^{18}F 的生理盐水注射液进入人体内时，^{18}F 会随着血液在体内分布，它可以取代骨骼组织中部分羟基磷灰石的羟基而留在骨骼上，这样我们在 PET/CT 上就可以看到一副完整 3D 骨骼结构图。说了这么多，细心的读者可能会想到这样一个问题：我们知道了 ^{18}F 能够在骨骼组织上交换取代，但是还是没有解释它为什么能够发现骨病啊？其实这个问题很简单，当人体发生骨病的时候，人体自身机制会做出应答，大多数会出现一个成骨细胞活跃的情况，这就导致在病患处 ^{18}F 与骨骼组织的结合会比跟正常骨骼结合得更多，这样在图像上，我们就会看到一个 ^{18}F 浓聚的影像，提示我们这里的骨骼出问题了，需要相应的治疗来处理。

^{18}F 的 PET/CT 显像对骨病进行诊断，是当前骨病诊断一个重要的检查项目，它以其高灵敏性、无创性等特征，必然会为无数骨病患者带来福音。

（万　强　黄占文）

二十八、^{18}F-FDG——能发现肿瘤的"葡萄糖"

现代科技文明的飞速发展给人们带来了诸多便利，但与此同时，也使得人们的生活方式在快节奏、高压力的环境中逐渐偏离了健康的轨道。肿瘤的高发病率已经在人们的耳边敲响了警钟，例如，苹果公司总裁乔布斯、央视《新闻联播》著名主持人罗京、香港著名艺人梅艳芳等，都由于身患恶性肿瘤而英年早逝。虽然肿瘤治疗技术发展日新月异，但只有尽早地、准确地发现肿瘤，才能对症用药把病情控制住，甚至治愈。目前，基于 ^{18}F-FDG 的 PET 以其高灵敏度、高准确性的特点，已经成为临床肿瘤诊断不可或缺的影像检查手段。那么，^{18}F-FDG 是什么呢？它究竟有什么神奇的力量可以发现隐藏在人体内的肿瘤细胞？下面，就让我们一起来揭开它神秘的面纱。

1. ^{18}F-FDG 为何物？　^{18}F-FDG 其实是由放射性同位素 ^{18}F 标记的脱氧葡萄糖，是一种与葡萄糖结构类似的具有放射性的化合物（图 5-10 所示），

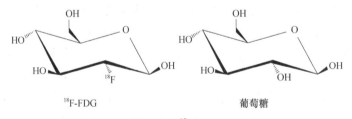

图 5-10　^{18}F-FDG

可以将其理解为一种具有放射性的"葡萄糖"。我们知道，人体细胞通过摄取葡萄糖进行代谢，为人体的生命过程提供动力能源。由于 ^{18}F-FDG 与葡萄糖结构类似，细胞在葡萄糖的摄取过程中无法将两者区分开来，于是 ^{18}F-FDG 也"混进"了细胞内部。然而，在后续的代谢过程中有特异性极高的生物酶参与作用，虽然 ^{18}F-FDG 与葡萄糖结构相似，但这微小的差别也足以被区分开来。于是"混进"细胞内的 ^{18}F-FDG 由于无法进行完整的代谢过程而被滞留在细胞内部。伴随着代谢的不断进行，滞留在细胞内的 ^{18}F-FDG 持续累积，也就给细胞贴上了放射性的标签。

2. ^{18}F-FDG 让肿瘤细胞无处藏身　在疾病的早期，细胞的代谢调控已经出现异常，而

肿瘤组织具有无限增殖的特性，绝大多数恶性肿瘤细胞的葡萄糖代谢速率都远高于正常组织细胞。因此，肿瘤细胞内积累的 ^{18}F-FDG 要远多于正常细胞。通过探测体内肿瘤摄取的 ^{18}F-FDG 所发出的放射线，体内的肿瘤细胞便无处藏身了。而且，肿瘤细胞的原发灶与转移灶具有相似的代谢特点，通过一次注射 ^{18}F-FDG 进行全身显像，就可以对肿瘤及其转移灶的全身累及范围进行检查。此外，肿瘤病灶处 ^{18}F-FDG 摄取的旺盛程度与肿瘤的分化、大小和所处肿瘤增殖周期的不同阶段密切相关，所以通过 ^{18}F-FDG 的显像还可以帮助对恶性肿瘤进行诊断、分期及治疗监测。

需要注意的是，由于 ^{18}F-FDG 的显像基于细胞的糖代谢原理，所以，需要进行该项检查的朋友必须要控制血糖浓度在正常水平（非糖尿病患者在 6.1 mmol/L 以下，糖尿病患者原则上应低于 11.1 mmol/L），以免造成干扰。

（李　健）

二十九、为什么说分子核"导弹"是肿瘤的克星

说起导弹，人们首先想到的是军事上各种各样的导弹，这些导弹均有一个共同的特征，即精确的定位能力。所谓的"生物导弹"是对生物靶向药物的形象称呼，常见的生物靶向药物主要有以下几类：以特定组织或细胞表达的抗原为靶的单克隆抗体类生物靶向药物；以特定组织或细胞表达的信息 RNA 为靶的反义寡聚核苷酸类生物靶向药物；以特定组织或细胞表达的生物分子为靶的小分子肽类生物靶向药物；以特定组织或细胞表达的受体为靶的生物配体类生物靶向药物。这些生物靶向药物具有与生物组织或细胞所表达的特定的生物分子专一的结合能力，能识别细胞表面抗原和受体，以及细胞和组织内各种生物信号分子，如信息 RNA 等，能精准地定位和捕获靶细胞，特异地与靶细胞或靶组织内的靶分子结合并发生反应，因此被冠以"生物导弹"之称。目前，生物导弹类靶向药物正越来越受到人们的重视，尤其是在各类肿瘤的诊断与治疗中正发挥着其他常规药物无法达到的效果。

所谓的"生物核导弹"是分子靶向药物与放射性核素相结合，即将放射性核素通过一定的方式标记到各种生物分子靶向药物上。由于生物分子靶向药物具有识别并与生物靶分子结合的能力，这样放射性核素也就可能被各种生物分子靶向药物携带并定位于特定的组织或细胞中发挥作用，目前这方面的研究与应用已经取得了巨大进展，部分已经应用于临床。例如，放射性核素 ^{131}I 标记的 MIBG（间位碘代苄胍），MIBG 结构上类似于去甲肾上腺素，因此其能被具有肾上腺素神经元的所有肿瘤，如嗜铬细胞瘤、神经母细胞瘤等肿瘤所摄取，同时也能聚集在类癌和甲状腺髓样癌组织中。由于 ^{131}I—MIBG 在靶肿瘤组织中的高度聚集性，其在肿瘤与肝的放射性比活度比值可达 680：1，所以其可以用于肿瘤的放射性分子靶向治疗。另一种常见的肿瘤分子靶向治疗方法是放射性核素免疫治疗。这类方法是用放射性核素标记相关抗原的特异性抗体，以抗体为载体，与肿瘤相应抗原结合，使肿瘤组织内浓聚大量的放射性核素，并滞留一定的时间。放射性核素衰变过程中通过发射射线的辐射作用而破坏肿瘤细胞的细胞结构，从而达到杀伤或杀死肿瘤细胞的作用。

总之，"生物核导弹"是分子生物学与核医学技术相结合的产物。经过 60 多年的发展，随着现代生物学和核技术的不断进步，以放射性核素分子靶向治疗为主要手段的肿瘤内照

射治疗必将为人类最终战胜肿瘤性疾病发挥越来越大的作用。

（武兆忠）

三十、氯化镭-223——伴骨转移前列腺癌患者的新福音

前列腺癌是老年男性最常见的恶性肿瘤之一。在我国大多数初诊前列腺癌患者已为晚期，此类患者经内分泌治疗后多数进展为转移性去势抵抗性前列腺癌（mCRPC），即肿瘤出现抗药性不再受药物控制。约 90% mCRPC 患者存在骨转移，而此类患者 5 年生存率仅为 25%。针对 mCRPC 骨转移的最新放射性药物——氯化镭-223 为患者带来了新的希望。

氯化镭-223 是第一种含有放射性物质"镭"的抗癌药物。镭-223 能模仿钙盐与骨矿物质羟基磷灰石结合形成复合物，通过发射 α 粒子（具有＜100 μm 的超短波）靶向作用于骨转移部位和周围新骨生长区域。α 粒子的高线性能量传递能够使肿瘤细胞的双链 DNA 断裂，这种作用可以导致含有转移性癌细胞的靶区域产生高度局域化的抗肿瘤作用，而且其短渗性可以最大限度地减少对周围正常组织的伤害。

氯化镭-223 主要适用于有症状骨转移且无已知内脏转移的 CRPC 患者。氯化镭-223 不仅有利于缓解骨痛，更重要的是能够有效减少骨相关事件的发生，大大提高生存率及生活质量。国际权威杂志发表的临床研究结果表明氯化镭-223 可使骨转移 mCRPC 患者的总生存延长近 4 个月并使死亡风险降低 30%。

氯化镭-223 放射性半衰期为 11.4 天，静脉注射后，放射性物质能迅速从血液清除，并且分布于骨和肠道。氯化镭-223 排泄主要是通过粪便排泄，少部分通过尿液排泄。氯化镭-223 在辐射方面的安全性相当高，药物对骨髓和其他正常组织影响较低，避免影响造血功能。同时，药物主要经由消化道而非肾脏排泄，进一步降低辐射污染的机会。对于周围群众，主要是家人及照顾者，α 粒子辐射只需一张纸即可挡住，因此该药不需要专门的放射防护。使用氯化镭-223 不良反应少、程度轻，主要包括胃肠道（便秘、可控的腹泻、恶心与呕吐）、血液学（中性粒细胞数一过性减低、轻至中度骨髓抑制及血小板减少症）。

氯化镭-223 使用简便，在门诊注射 1 次只需要 5 分钟，注射 6 针便能达到应有的疗效。美国食品药品监督管理局批准该药物的用法及用量为＞1 分钟的缓慢静脉注射 50 kBq/kg，每 4 周 1 次，共 6 次，并且在注射前后需要用生理盐水进行冲洗。

总之，氯化镭 223 是一种安全有效的放射性药物，是治疗伴骨转移前列腺癌患者的新福音。

（侯　鹏）